献立らくらく

無理なく続ける

腎臓病の食事

監修
木村健二郎
JCHO東京高輪病院 院長

食事指導・料理
高村晴美
国際医療福祉大学成田病院 管理栄養士

NHK出版

はじめに

腎臓病の食事療法が必要といわれると、「味のない料理になる」「おいしいものが食べられなくなる」というイメージが浮かんで気落ちした人や、「いったい何を食べればよいの」と不安になった人もいるかもしれません。

たしかに、腎臓が障害されている人や腎臓の働きが低下している人は、腎臓の状態により、塩分やたんぱく質などを制限する食事療法が必要となる場合があります。しかし、腎臓病の食事として本に載っているものをむやみに食べればよいというものでもありません。目指すべき食事は、患者さんによって一人ひとり異なります。なぜ、そのような食事が必要かを理解したうえで、それぞれ自分に合った食事療法を行う必要があります。そして、それを継続させることが何より重要です。そのためには、無理のない方法で行うことが必要です。

なかには、たんぱく質の制限が必要といわれると、極端にたんぱく質を避ける人もいます。しかし、栄養不足で体調が悪くなったり、元気がなくなって食べられなくなったりするようでは、よい治療にはなりません。かえって腎臓にもよくないし、脳や心臓の血管障害を起こす危険性を増大させることもあります。

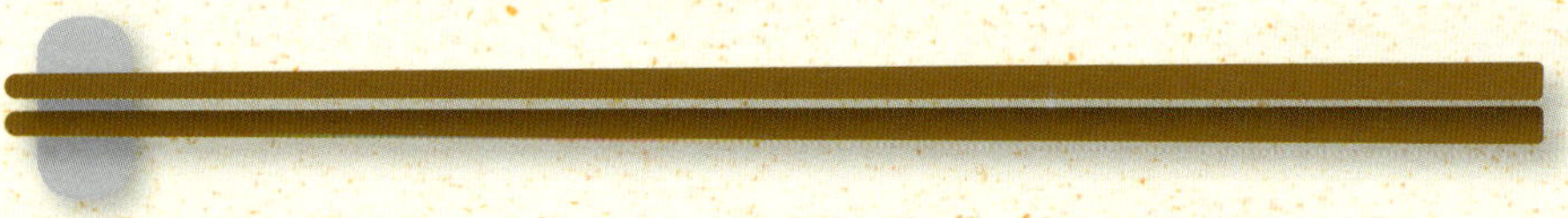

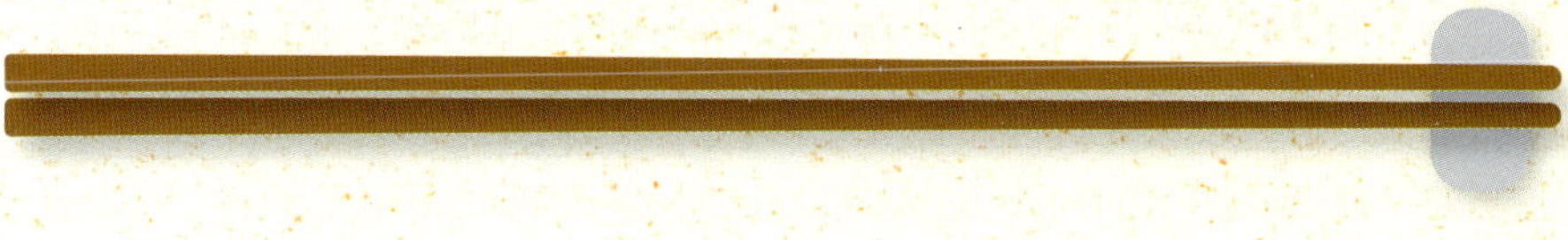

食事療法を始めるときは、自分だけで判断するのではなく、医師や管理栄養士の指示のもとに行うのが基本です。また、同じ患者さんでも、病状が変化すれば、適切な食事も変わる可能性があります。食事療法を始めてからも、必要に応じてやり方を修正することもあります。

私は病院で腎臓病の患者さんのためにつくられた治療食をときどき食べます。工夫すればこれほどおいしくつくれるのかと、いつも感心しています。本書では、塩分やたんぱく質などを抑えてもおいしく食べられる工夫をした料理を紹介しています。まずはつくって食べてみれば、きっと皆さんもそう感じていただけるのではないかと思います。管理栄養士が患者さんのために提案しているさまざまな工夫を、ふだんの家庭での食事づくりに取り入れて、おいしく食べながら腎臓にやさしい食事を目指していただきたいと思います。コツをつかんで習慣にしてしまえば、難しいことではありません。本書で紹介している食事は、ＪＣＨＯ東京高輪病院の栄養管理室長（肩書きは当時）・高村晴美がレシピをつくり、スタッフとともに実際に調理したものです。

併せて本書では、病気や治療を理解するための基本的な知識もやさしく解説しました。病気を上手にコントロールしていくために役立てていただければ幸いです。

独立行政法人
地域医療機能推進機構（ＪＣＨＯ）
東京高輪病院　院長　木村健二郎

目次

この本の使い方と注意

- この本で使用している計量カップは200mℓ、計量スプーンは大さじ1＝15mℓ、小さじ1＝5mℓ、食塩用のミニスプーン1＝1.2g、1mℓ＝1ccです。
- 本書で使用する「塩」は特にことわりのないかぎり、食塩です。そのほか、特にことわりのないかぎり、「砂糖」は上白糖、「しょうゆ」は濃口しょうゆ、「みそ」は好みのみそ、「小麦粉」は薄力粉を表します。みそは商品により塩分が異なるので、加減して使用してください。
- 本書で使用している「だし」は特にことわりのないかぎり、昆布とかつお風味のだしです。市販のだしの素《もと》などを使う場合は、容器の表示で割合や塩分量を確認してください。
- 電子レンジにかける時間は目安で、600Wのものです。700Wの場合は約0.8倍、500Wの場合は約1.2倍にしてください。
- 電子レンジは、金属および金属製の部分がある容器や非耐熱ガラスの容器、漆器、木・竹・紙製品、耐熱温度が120℃未満の樹脂製容器などを使うと、故障や事故の原因になることがありますのでご注意ください。
- 栄養成分はすべて文部科学省の「日本食品標準成分表2015年版（七訂）」をもとにしています。

※本書は「NHKきょうの健康」テキスト2015年4月号～2016年3月号に掲載された料理をもとに、新しい料理を加え再編集したものです。

PART 1

腎臓にやさしい食事を習慣にするために

食事療法は、毎日同じ薬をのむような単純な繰り返しでは済みません。
基本を知り、日々さまざまに応用していく必要があります。
本書では腎臓病の人のための食事の例を紹介していますが、
治療食といっても特別な料理ではありません。
腎臓の状態に合った食べ方を知り、それを習慣にしていけばよいのです。
まずは、そのためのポイントを知っておきましょう。

国際医療福祉大学成田病院 管理栄養士
高村晴美

腎臓病の食事療法の基本 ―3つのポイントを覚えておこう

腎臓病の人が目指す食事3つのポイント

ポイント1 減塩

塩分のとりすぎは、高血圧を招いて腎機能の低下につながる。食塩は1日6g未満3g以上に抑える。

ポイント2 低たんぱく質

たんぱく質を多くとると腎臓に負担がかかる。腎臓の働きに応じて、たんぱく質の摂取量を抑える。

ポイント3 適正エネルギー

エネルギーをとりすぎて肥満になると腎臓病を進行させやすいが、たんぱく質制限を行うときには必要なエネルギー量の確保が重要。

病状によっては

腎機能の低下が進むと血中のカリウム濃度が高くなることがあり（高カリウム血症）、その場合は食事からのカリウム摂取の制限も必要になる。また、同様にリンが高くなれば、リンの摂取も控える。

腎臓に負担をかけない バランスのよい食事に

腎臓病の食事療法では、「減塩」「低たんぱく質」「適正エネルギー」の3つが大きな柱となります。塩分をとりすぎると、血圧が上がって腎機能を障害することにつながります。腎機能の低下に伴い、たんぱく質をとりすぎると、腎臓に負担をかけ、さらにダメージを与えます。また、食事からとるエネルギーは多すぎても少なすぎても腎臓によくありません。そのため、食事からの摂取量を調節することで腎臓にかかる負担を減らすのです。これらに気をつけて食べることが食事療法の基本といえます。

最初に行うのが、減塩です。腎機能の低下が進むと、たんぱく質制限が加わります。これは、必要なエネルギーを確保しながら行うことが大切です。病状によっては、さらにカリウムやリンの摂取も抑えることがあります。同時に、必要な栄養が不足しないように、バランスよく食べることが大切

無理なく続けるための５つのコツ

コツ 1

塩分を減らしてもおいしく食べる

うまみや酸味などを上手に生かし、味がもの足りなくならないようにする。

コツ 2

たんぱく質を抑えても満足感のある食事に

肉や魚を減らしても、食べごたえや見た目がさびしくならないようにする。

コツ 3

身近な食材でつくる家庭料理を基本に

手に入りやすい身近な食材で手軽につくれる料理で、家族みんなのお総菜にも。

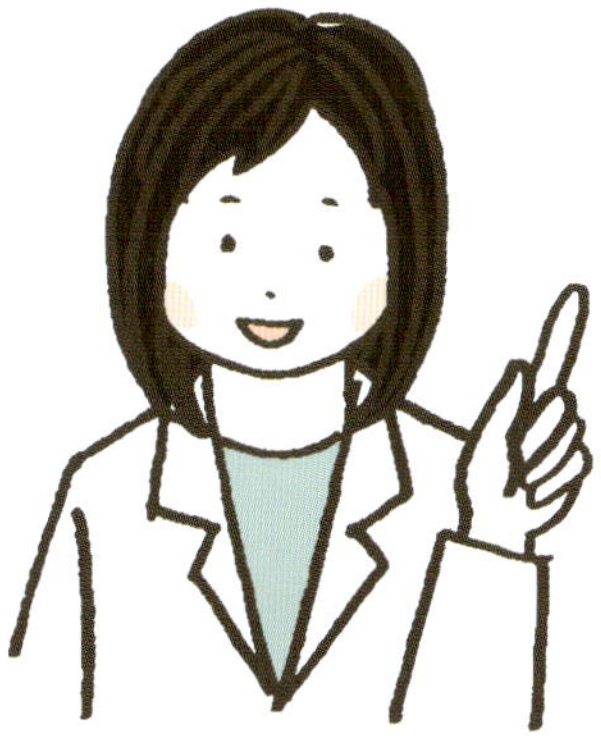

コツ 4

制限が厳しくなったら、治療用特殊食品を活用

低たんぱくご飯などを主食に取り入れると、その分おかずの自由度が増す。

コツ 5

食べる楽しみもあきらめず、1日の献立のなかで調整する

1食分のたんぱく質量では難しい好物も、1日分のなかで工夫すれば食べられる。

です。

「無理なく、おいしく」が長続きのコツ

食事療法は、毎日3食のことですから、無理して頑張ったり我慢するばかりではとても長続きしません。できる限りいつものおかずのように簡単につくれて、今までどおりにおいしく食べられることが大切です。

本書では、1日の献立例と応用に役立つ料理を紹介しています。まずは献立例を見ると、大体こんな感じで食べていけばよいのだというイメージをつかめると思います。おかずはどれも近所のスーパーで手に入るような、身近な食材でつくれるものばかりです。レシピどおりにつくってみて、塩分を控えた料理の味を覚えましょう。また、たんぱく質制限が加わっても、少ない肉や魚でもおいしく食べる工夫をしていきます。病状によっては、医師や管理栄養士に相談して、治療用の低たんぱくご飯などを活用すると、その分おかずのたんぱく質を減らさずに済みます。無理なく、おいしく、減塩・低たんぱく食を習慣にすることが、食事療法のコツといえます。

ふだん食べている食品の塩分量を知る

調味料の塩分量

食品名	大さじ1（15mℓ）あたり	小さじ1（5mℓ）あたり
食塩	18g	6g
しょうゆ	2.6g	0.9g
みそ	2.2g	0.7g
ウスターソース	1.5g	0.5g
トマトケチャップ	0.5g	0.2g
マヨネーズ	0.2g	0.1g
豆板醤（トーバンジャン）	3.6g	1.2g

「日本食品標準成分表2015年版（七訂）」による

気をつけたい塩分の多い食べ物

ラーメン

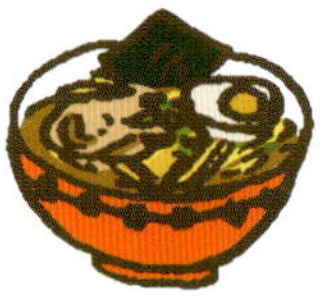

1杯
塩分5～6g

みそ汁

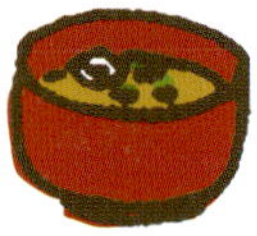

1杯（150mℓ）
塩分1.2～1.5g

肉加工品

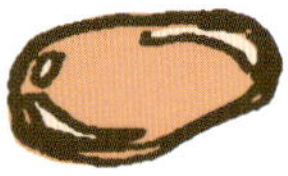

ロースハム
1枚（20g）
塩分0.5g

練り物

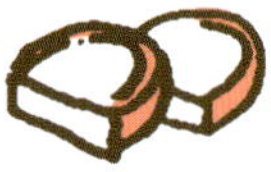

かまぼこ1cm厚さ2切れ（30g）
塩分0.8g

漬物

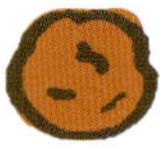

梅干し中1コ（正味10g）
塩分2.2g

加工食品は成分表示をチェック

「塩分」とは、調味料と食材に含まれる食塩相当量を指しています。市販の加工食品の製品パッケージに記載されている栄養成分表示には、塩分がナトリウム量で表示されている場合があるので注意が必要です。ナトリウムは食塩の一部で、ナトリウム量＝塩分量ではありません。食塩相当量が併記されていない場合は、下記の式で計算できます。

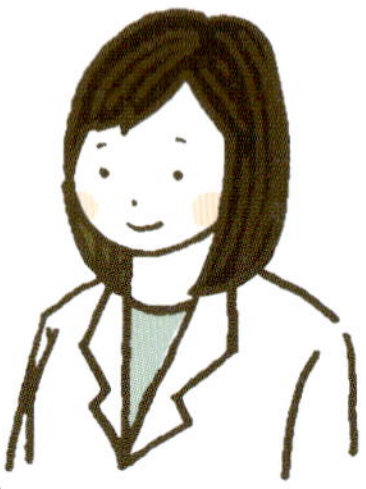

例

ビーフカレー（レトルト）	
栄養成分表示（100gあたり）	
熱量	118kcal
たんぱく質	3.3g
脂質	7.3g
炭水化物	9.8g
ナトリウム	510mg

換算）ナトリウム510mg
×2.54÷1000
＝食塩約1.3g

ナトリウム量からの換算法

ナトリウム □ mg ×2.54 ÷1000 ＝ 食塩相当量 □ g

「ナトリウム400mgがおおよそ食塩1gに相当する」と覚えておくと便利。

食品に含まれる塩分量を知り、加工食品は成分表示を見て選ぶ

塩分のとりすぎが高血圧の大きな原因であることは、知っている人も多いでしょう。高血圧は脳卒中や心臓病を招くばかりでなく、腎臓に負担をかけて腎臓病を悪化させることにもつながります。腎臓病とわかったら減塩に努めることが大切です。

腎臓病の食事療法では、1日の塩分摂取量を6g未満に抑えることが共通の目標にされています。塩分は全くとらないほうがよいというものでもないので、1日3g以上とされています。

現在、日本人は平均的には1日10gほどの塩分をとっています。まずはふだん食べているものの塩分量を知ることが大切です。塩分が多いものは、とる回数を減らしたり量を減らしたりすることから始めましょう。例えば、毎食みそ汁を飲んでいる人は1日1回にする、漬物は量を減らすなどすれば、それだけでもかなり減塩になります。また、

上手に減塩するためのコツ

調味料は減塩タイプ、だしは塩分無添加のものを選ぶ

しょうゆやたれは「かける」より「つける」

麺類の汁は飲まずに残す

漬物は食べる量を減らす

塩分を減らしてもおいしく食べる

うまみを利用する
かつおだし、昆布だし、だしパックなど

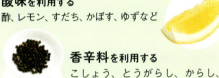

酸味を利用する
酢、レモン、すだち、かぼす、ゆずなど

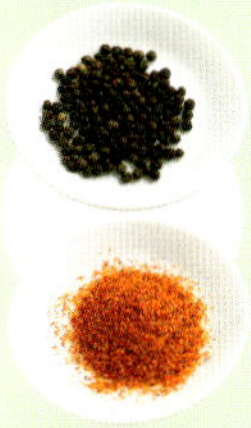

香辛料を利用する
こしょう、とうがらし、からし、わさび、さんしょう、カレー粉など

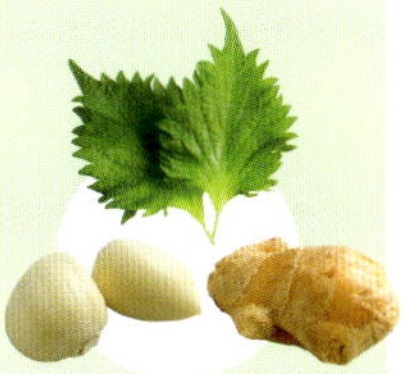

香味野菜を利用する
しょうが、にんにく、青じそ、ねぎ、みょうが、パセリなど

調味料や食材は計量して使う

計量のしかた

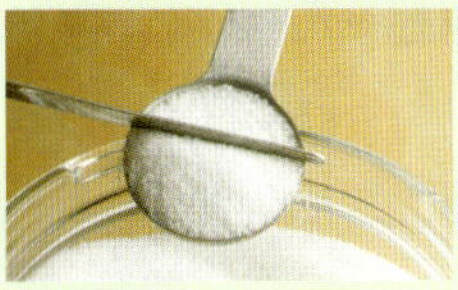

塩小さじ1
平らなものですりきる。

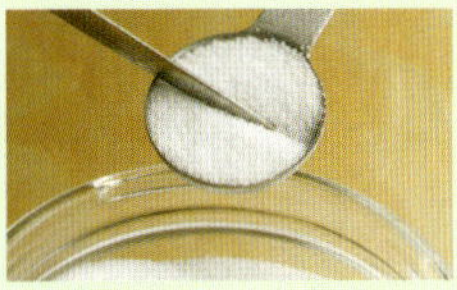

塩小さじ1/2
半分のところに線を引いて、片側を落とす。

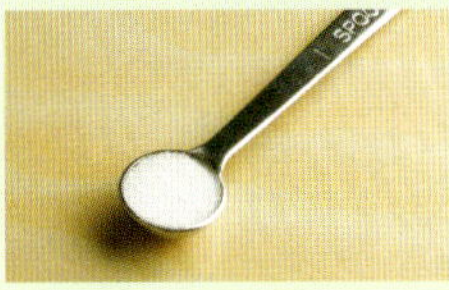

塩ミニスプーン1
すりきりで小さじ1/5。

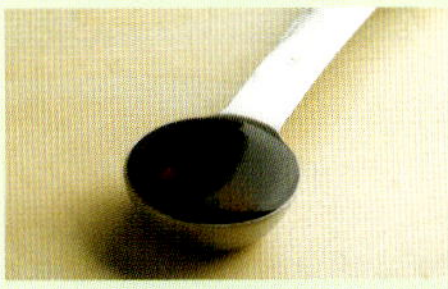

しょうゆ小さじ1
表面張力で盛り上がるまで。

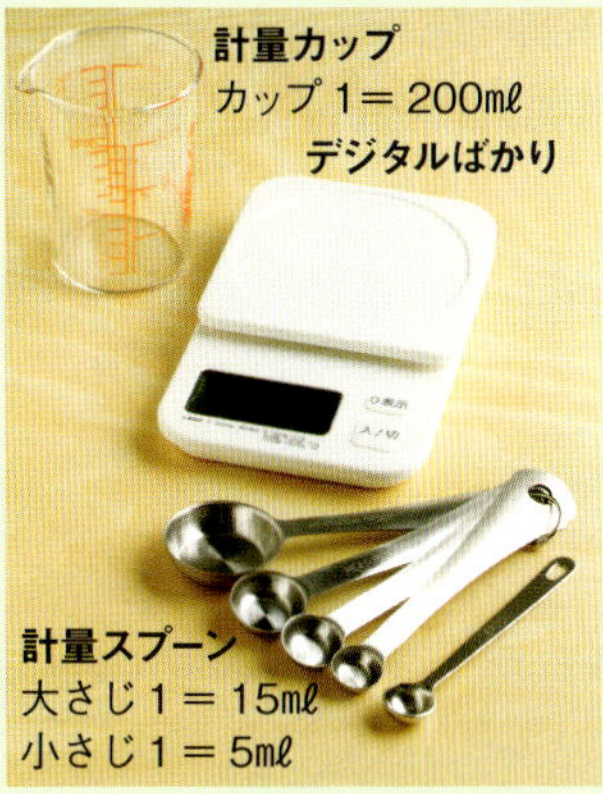

計量スプーンは「小さじ1/2」や「小さじ1/4」、1/5にあたる「ミニスプーン」があると便利。少量を小分けした塩も市販されている。

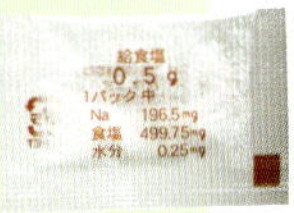

食塩の計量

小さじ1	6g
小さじ1/2	3g
小さじ1/4	1.5g
ミニスプーン1	1.2g
ミニスプーン1/2	0.6g
ミニスプーン1/3	0.4g
ミニスプーン1/4	0.3g

ラーメンは汁まで飲むと、それだけで1日分の塩分をとってしまいます。麺類は汁を残す、味つきのご飯は減らすといった工夫も減塩に効果的です。

　ちくわやかまぼこなどの練り物、ハムやソーセージなどの肉加工品なども意外に塩分が多いので、食べすぎないように注意します。市販の加工食品を買うときは、成分表示を見て選ぶ習慣をつけましょう。

調味料や食材は計量して使い、うす味でもおいしく食べる工夫を

　料理をつくるときに〝目分量〟〝手加減〟では、調味料を使いすぎやすいものです。調味料や食材は、「計量スプーンやはかりできちんと計量して使う」ことが食事療法の基本です。

　塩分を抑えても、「うまみや酸味を生かす」「香辛料や香味野菜を取り入れる」といった工夫でおいしく食べられます。煮物などは、表面に味をからめると、調味料の量を抑えても味がしっかり感じられます。

　うす味の料理は、最初は少しもの足りなく思えるかもしれませんが、慣れるとむしろ食材の味が豊かに感じられるものです。

ポイント❷ 低たんぱく質 ―1日にとってよい量を知ろう

たんぱく質を多く含む食品

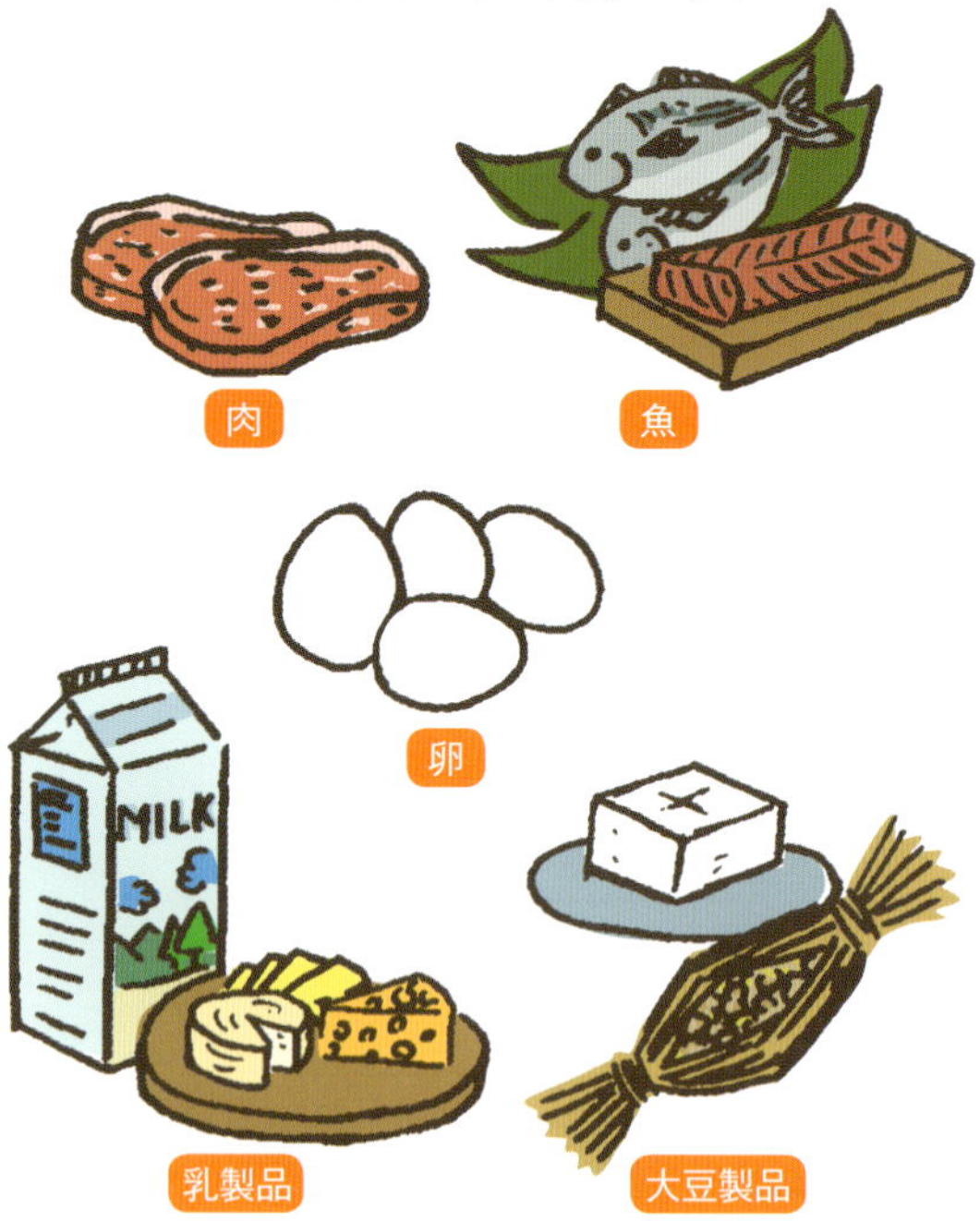

たんぱく質の摂取量を減らすポイント

①
肉や魚は、今まで食べていたより量を減らす

②
主菜はたんぱく質の多い食品を減らすが、野菜などを組み合わせて満足感が得られる工夫を

③
たんぱく質制限が厳しくなったら、主食に低たんぱくの治療用特殊食品を利用する
(医師や管理栄養士と相談のうえ)

1日に摂取するたんぱく質量の目安

標準体重(14ページ参照) [　　] kg × 標準体重1kgあたりの1日のたんぱく質摂取量 (ステージG3aでは **0.8〜1.0g** ／ ステージG3b・G4・G5では **0.6〜0.8g**) ＝ 1日のたんぱく質摂取量 [　　] g

例 身長170cmで標準体重64kg、ステージG4の人の場合
64(kg)×0.6〜0.8(g)＝38〜51(g)
1日のたんぱく質摂取量は、病状に応じて、通常「40g」または「50g」と指示される。

病気の状態に合わせてたんぱく質を制限する

腎臓病の食事療法で特徴的なのが、たんぱく質制限でしょう。腎機能が低下すると、たんぱく質をとることによって生じる老廃物が尿中に出にくくなって体内にたまったり、腎臓にダメージを与えたりします。そのため、たんぱく質の摂取を制限することで、腎臓の負担を軽くするのです。

「たんぱく質を抑える」といわれても、そもそもどんな食べ物を控えるのか、ピンとこない人もいるかもしれません。私たちがたんぱく質をとっている代表的な食品には、肉や魚、卵、乳製品、大豆製品などがあります。まずは、今まで食べていた肉や魚の量を減らすこと(1切れを2/3にするなど)から始めるとよいでしょう。

腎臓病の食事療法では、上の式のようにして算出された値をもとに、それぞれの患者さんの腎機能や併せもつ病気の状態などを考慮して、例えば「たんぱく質は1日40

ふだん食べている食品のたんぱく質量を知る

肉類

		たんぱく質
牛ヒレ肉	ステーキ1枚(100g)	19.1g
豚ロース肉・赤身	薄切り3枚(60g)	13.6g
豚バラ肉	薄切り3枚(60g)	8.0g
鶏もも肉・皮付き	100g	17.3g
合いびき肉	100g	17.4g

魚介類

		たんぱく質
まぐろ・赤身	刺身5切れ(60g)	15.8g
鮭《さけ》	1切れ(80g)	15.7g
あじ	1匹(70g)	13.8g
えび(ブラックタイガー)	大3匹(60g)	11.0g
かき	3～4コ(60g)	4.0g

卵・乳製品

		たんぱく質
卵	M1コ(50g)	6.2g
牛乳	200㎖(210g)	6.9g
ヨーグルト(無糖)	100g	3.6g
プロセスチーズ	1コ(20g)	4.5g
アイスクリーム(高脂肪)	1コ(100g)	3.5g

大豆製品

		たんぱく質
絹ごし豆腐	1/3丁(100g)	4.9g
木綿豆腐	1/3丁(100g)	6.6g
納豆	1パック(40g)	6.6g
厚揚げ	1/2枚(60g)	6.4g
油揚げ	1枚(20g)	4.7g

野菜

		たんぱく質
枝豆	30さや(50g)	5.9g
たけのこ	50g	1.8g
ほうれんそう	50g	1.1g
キャベツ	50g	0.7g
大根	50g	0.3g

穀類

		たんぱく質
ご飯	茶碗《わん》1杯(180g)	4.5g
食パン	6枚切り1枚(60g)	5.6g
うどん(乾)	100g	8.5g
そば(乾)	100g	14.0g
スパゲッティ(乾)	100g	12.2g

※たんぱく質は野菜や主食の穀類にも含まれている。

「日本食品標準成分表2015年版（七訂）」による

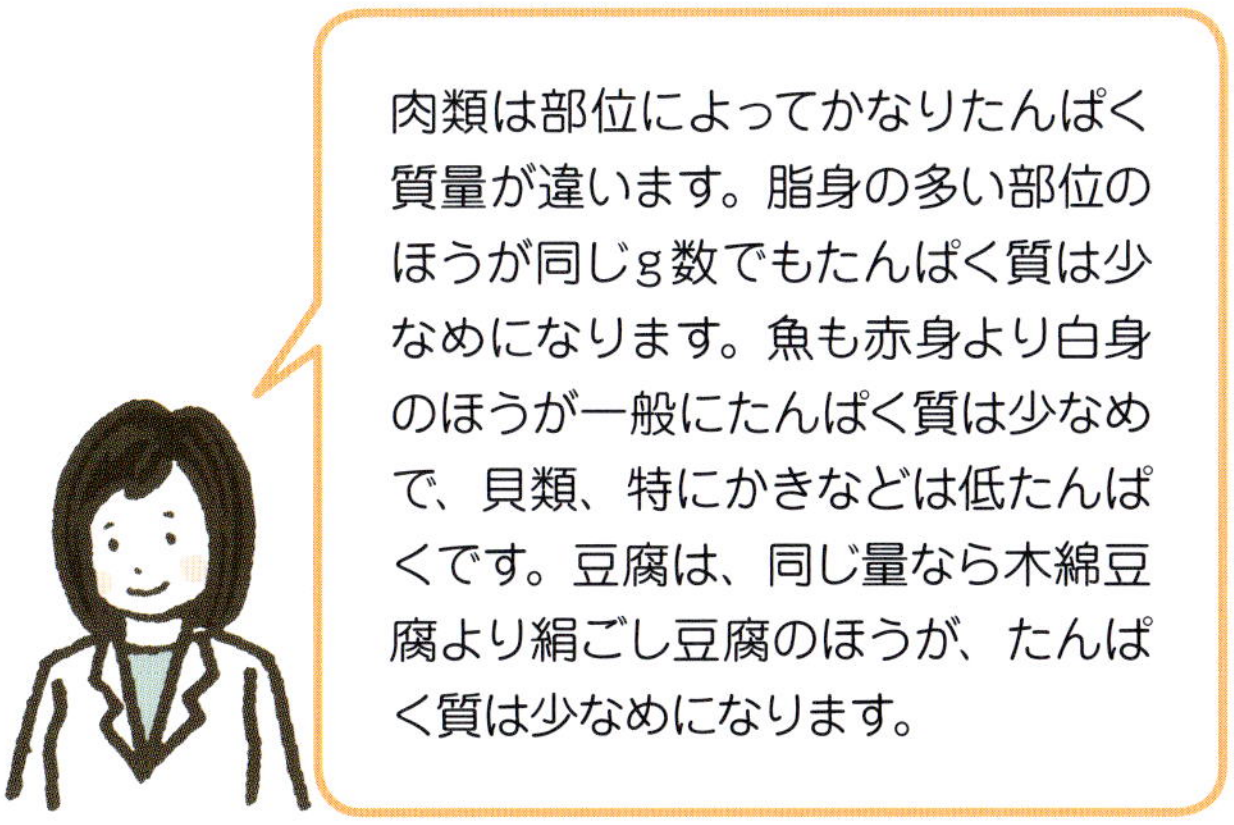
肉類は部位によってかなりたんぱく質量が違います。脂身の多い部位のほうが同じg数でもたんぱく質は少なめになります。魚も赤身より白身のほうが一般にたんぱく質は少なめで、貝類、特にかきなどは低たんぱくです。豆腐は、同じ量なら木綿豆腐より絹ごし豆腐のほうが、たんぱく質は少なめになります。

ご飯3食分のたんぱく質量

（「たんぱく質1日40g」で、ご飯180g×3食の場合）

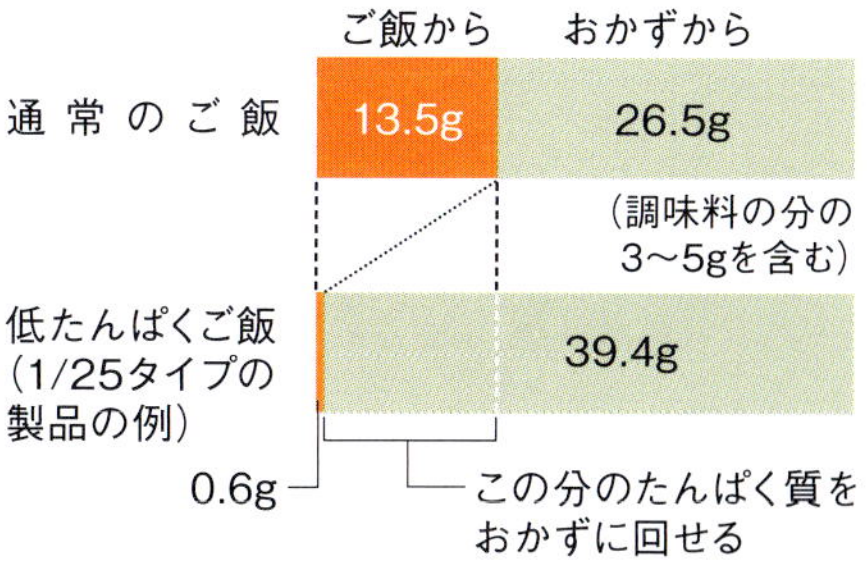
ご飯から
おかずから
通常のご飯
13.5g
26.5g
（調味料の分の3～5gを含む）
低たんぱくご飯（1/25タイプの製品の例）
39.4g
0.6g
この分のたんぱく質をおかずに回せる

g」といった目安が医師から指示されます。病気が進行すれば、たんぱく質はより厳しい制限が必要になります。腎臓への負担の軽い食事を心がけ、進行をなるべく遅らせましょう。

ふだん食べているもののたんぱく質量を知っておこう

食事療法で指示される、たんぱく質摂取量の「1日40g」とは、食品に含まれるたんぱく質だけの重量で、肉や魚などが40gという意味ではありません。肉や魚の種類や部位によっても、含まれるたんぱく質の量は違います。まずは、ふだん食べている食品のたんぱく質量を知っておきましょう。

ただし、たんぱく質はおかずばかりでなく、主食のご飯やパン、麺類にも含まれており、1日3食の主食だけで10g以上になります。腎臓病の食事療法では、主食にも注意が必要です。

たんぱく質制限が厳しくなったら、低たんぱくに調整された「治療用特殊食品」を主食に使うと、その分、献立が組み立てやすく、おかずの肉や魚などの良質なたんぱく質を減らさずに済みます。

ポイント❸ 適正エネルギー――多すぎても少なすぎても腎臓に負担がかかる

自分の適正エネルギーを知る

1日に必要なエネルギー量の目安

標準体重 [　　　] kg ⇐ 身長 [　　　] m × 身長 [　　　] m × 22

「22」はBMIと呼ばれる体格指数で、この値になるとき統計学的に最も病気になりにくいとされていることから、標準体重の算出に用いられる。

×

身体活動量に応じて [　　　] kcal

標準体重1kgあたり、低い身体活動量（デスクワークなど）の場合は25～30kcal、適度の身体活動量の場合は30～35kcalなどと、日常の身体活動量に応じて決められる。
注）糖尿病や脂質異常症がある場合は、
基本的に25～30kcal

＝

適正エネルギーの目安 [　　　] kcal

適正エネルギーは人によって異なるため、実際の食事療法では、この目安をもとに患者さんそれぞれに医師から1日にとるエネルギーが指示される（指示エネルギー）。

肥満がある人は生活習慣の見直しを

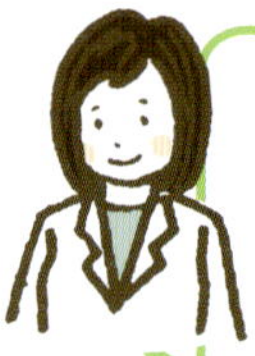

BMI＝体重(kg)÷身長(m)÷身長(m)
BMI 25以上が肥満
肥満がある場合は、3か月で現在の体重の5%減を目指して減量をはかり、最終的にはBMI 25未満を目標にします。肥満の解消には、摂取エネルギー量を適正にするとともに、生活習慣の見直しが大切です。食事記録をつけると、問題点の発見に役立ちます。

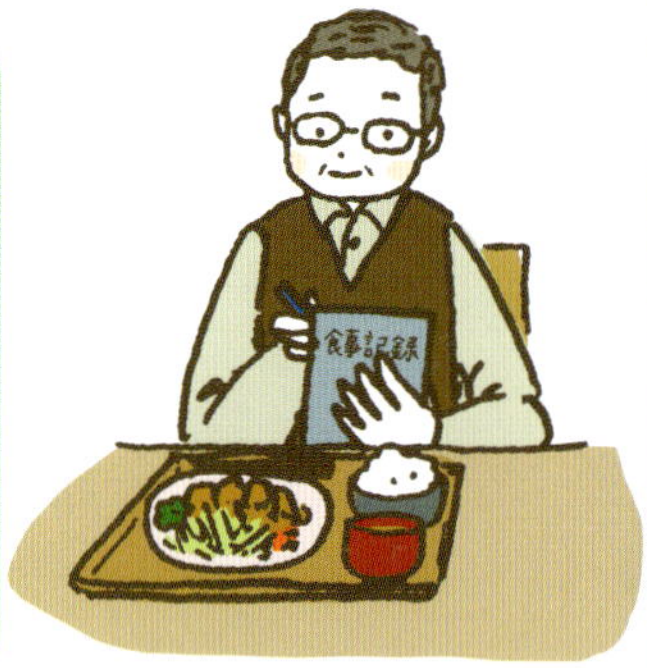

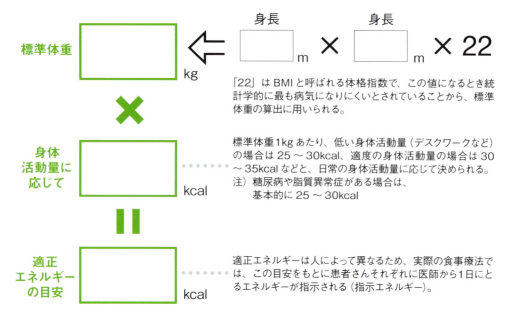

標準体重と身体活動量からエネルギー量の目安がわかる

現在、日本の慢性腎臓病の多くは糖尿病や高血圧などの生活習慣病がもとになって起こっています。エネルギーをとりすぎれば肥満につながり、生活習慣病を悪化させて、腎臓にも悪い影響が及びます。

必要な摂取エネルギーは、体格と身体活動による消費エネルギー量を考慮して、目安が算出されます（上の式参照）。腎臓病の食事療法でも、基本は健康な人と同程度とされていますが、標準体重1kgあたり25〜35kcalと幅があり、肥満や糖尿病があるかどうかなど、それぞれの患者さんの併せもつ要因も考え合わせて、指示エネルギー量が決められています。

実際には、そうして決められた指示エネルギー量で食事療法を行ってみて、その結果、体重や病状がどう変わっていくか、経過をみながら、必要に応じて調整していくことになります。

たんぱく質を増やさずにエネルギーを増やすヒント

料理に使う油を増やす

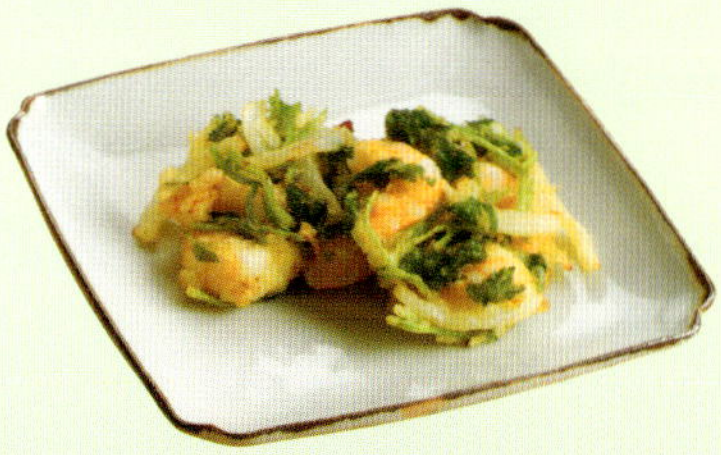

- 「揚げる」「炒める」調理法を活用する
- ドレッシングやマヨネーズを取り入れる
- 使う油は、オリーブオイルや MCT（中鎖脂肪酸）オイルが特にお勧め

料理に使う糖質を増やす

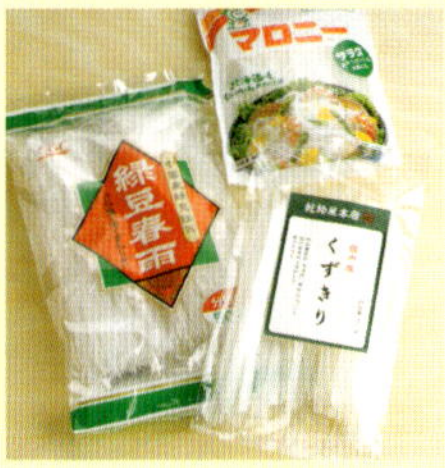

- でんぷん主体の食品（春雨、くずきりなど）でボリュームアップ
- かたくり粉、コーンスターチでとろみをつける
- 砂糖やはちみつ、みりん、粉《こな》飴《あめ》（治療用特殊食品）などで甘みを加える

主食にも油や糖分をプラス

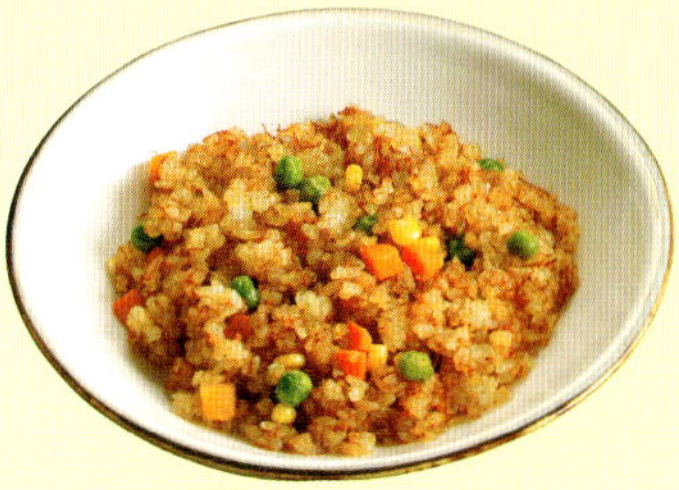

- ご飯をチャーハンにする
- 麺類も、焼きうどん、焼きそば、パスタなどにして油を使う
- パンやパンケーキにバターやジャム、メープルシロップを添える

エネルギー補給のための間食や、もう一品を

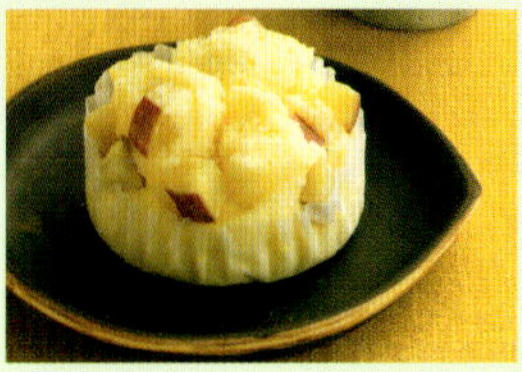

- 炭水化物が主体のおやつで不足を補う
- 手軽なデザートをプラスして献立のエネルギー量を調整
- 飲料で手軽に補給。例えば、紅茶に砂糖を入れたり、飲み物にはちみつを使う

たんぱく質を制限するとエネルギー不足に注意が必要

腎臓病の食事療法で、たんぱく質を抑えるために肉や魚などを単純に減らすと、その分摂取エネルギーも減ります。私たちの体は、食事からのエネルギー供給が不足すると、筋肉などの組織を取り壊して使ってしまいます。摂取エネルギー量が少なすぎても、腎臓には負担がかかるのです。

たんぱく質制限を行うときは、エネルギーが十分にとれることが前提になります。たんぱく質を減らしながらエネルギーを減らさないというのは、なんだか矛盾しているように思えるかもしれません。そこにはちょっとした工夫が必要になります。料理に油を使う、でんぷん食品を取り入れるなどして、必要なエネルギーをしっかりとりましょう。特に高齢者では、もともと食が細くなって低栄養になっていることもあるので、たんぱく質制限には注意が必要です。

エネルギーが不足しているようなら、デザートなどを加えたり、間食で補ったりするとよいでしょう。手軽にエネルギー補給ができる治療用特殊食品などもあります。

ポイント④ カリウム、リンを抑える ―病状によって必要になる

覚えておきたい カリウムの多い食品・少ない食品

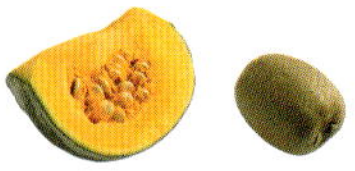

カリウムを多く含む食品

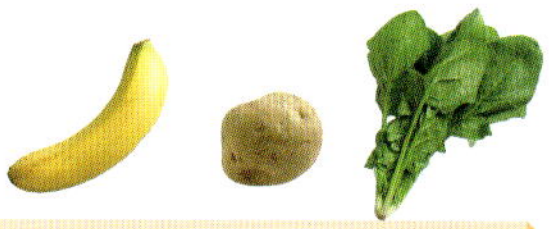

	食品	目安量	カリウム
野菜類	ほうれんそう	50g	345mg
野菜類	小松菜	50g	250mg
野菜類	たけのこ	50g	260mg
野菜類	かぼちゃ	50g	225mg
野菜類	切り干し大根（乾）	10g	350mg
いも類	じゃがいも	中1コ（100g）	410mg
いも類	さつまいも	中1/2本（100g）	380mg
いも類	里いも	中2コ（100g）	640mg

	食品	目安量	カリウム
果物	バナナ	中1本（100g）	360mg
果物	メロン	中1/8切れ（100g）	340mg
果物	キウイフルーツ	中1コ（100g）	290mg
豆類	納豆	1パック（40g）	264mg
豆類	ゆで大豆	大さじ1（14g）	74mg
豆類	ゆで小豆（缶詰・砂糖入り）	大さじ1（20g）	32mg

肉や魚にもカリウムは多く含まれるが、たんぱく質を制限すればカリウムの摂取量も抑えられる。
果物やいも類、野菜（特に青菜など、色の濃い野菜）、豆類などは、食べる量や頻度に注意が必要。

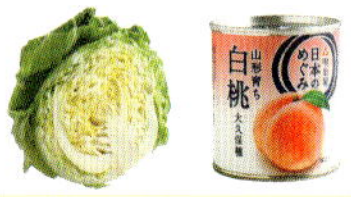

カリウムが少なめの野菜・果物

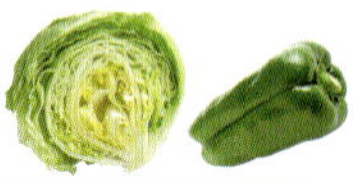

	食品	目安量	カリウム
野菜	もやし	カップ1（50g）	35mg
野菜	キャベツ	50g	100mg
野菜	たまねぎ	50g	75mg
野菜	ピーマン	1コ（30g）	57mg
野菜	レタス	2枚（50g）	100mg
果物	もも缶詰	2切れ（100g）	80mg
果物	りんご	1/2コ（100g）	120mg

	食品	目安量	カリウム
果物	すいか	100g	120mg
果物	ぶどう	デラウエア2/3房（100g）	130mg
果物	なし	1/2コ（100g）	140mg
果物	グレープフルーツ	1/2コ（100g）	140mg
果物	オレンジ	2/3コ（100g）	140mg
果物	みかん	小1コ（100g）	150mg

果物は、生より缶詰のほうがカリウムは少なめ。ただし、シロップは使わない。

※表のカリウム量は特に断りのないかぎり生の食材の値。

「日本食品標準成分表2015年版（七訂）」による

カリウムの値が高いといわれたら カリウムの摂取を減らす

血液中のカリウムの濃度（血清カリウム値）は、腎臓の働きによって一定の範囲に保たれています。腎臓の働きが低下すると、このカリウムの調節も十分にできなくなって、濃度が高くなりすぎることがあります（高カリウム血症）。高カリウム血症になっても、普通、自覚症状はありませんが、重症になると、筋力の低下や麻《ま》痺《ひ》が起こったり、さらには心臓の拍動のリズムが乱れる「不整脈」が起こったりすることがあります。不整脈のなかには命にかかわる重大なものもあるので、侮れません。

一般に、腎臓の働きが30％未満に低下すると要注意です。たんぱく質制限をきちんと行っていれば、普通はあまりカリウムのとりすぎにはならないのですが、血液検査でカリウムの値が高くなったら、食事からとるカリウムをさらに抑えるように医師から指示されることがあります。

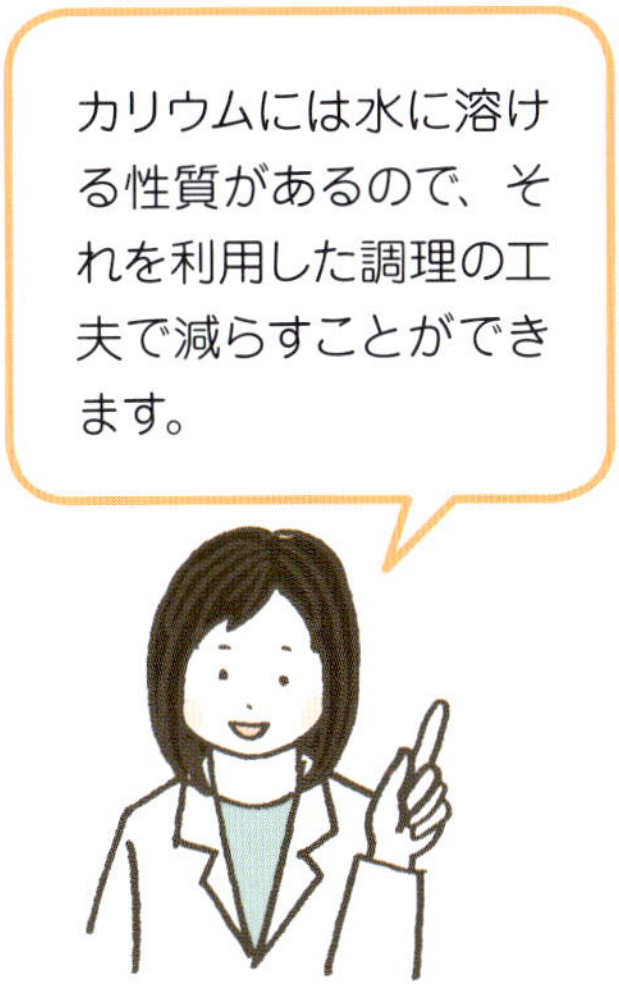
カリウムには水に溶ける性質があるので、それを利用した調理の工夫で減らすことができます。

カリウムを減らす調理の工夫

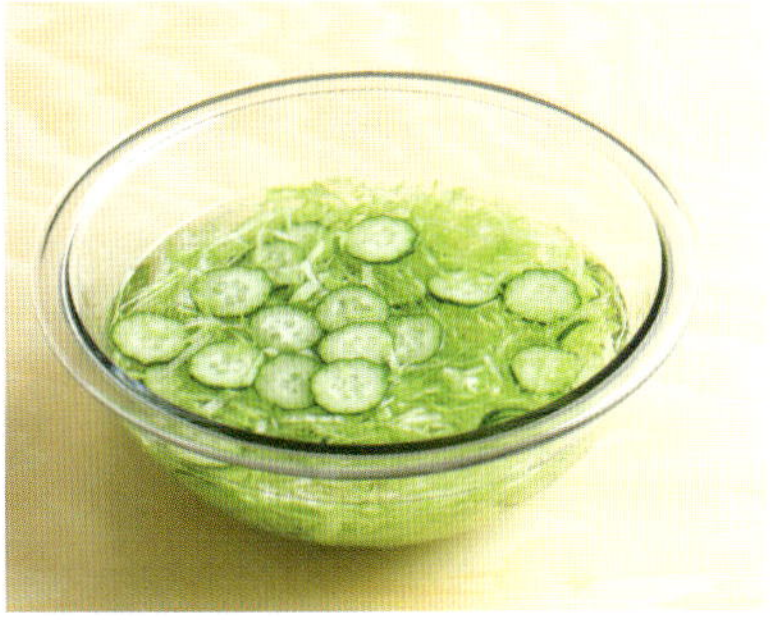

水にさらす

生で食べる野菜は小さめに切ってから水にさらす。

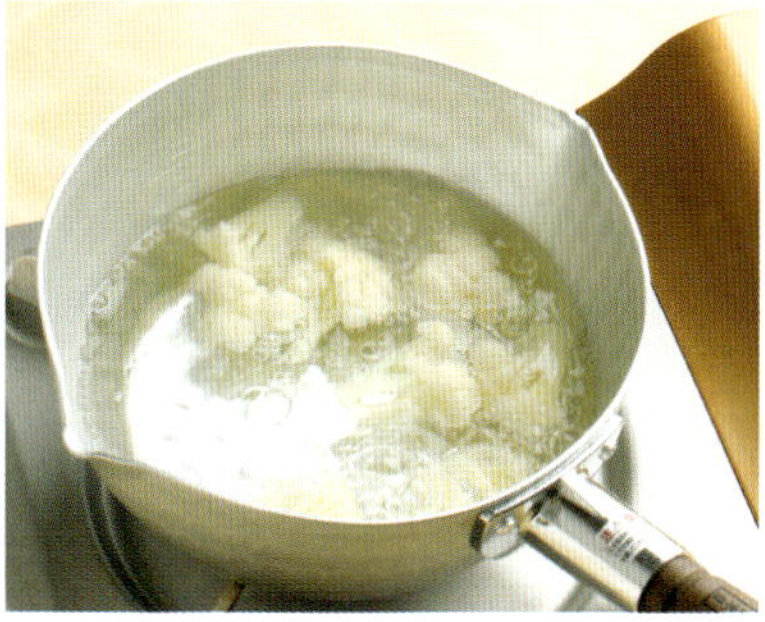

ゆでこぼす

いも類や野菜などはゆでこぼしてから使う。

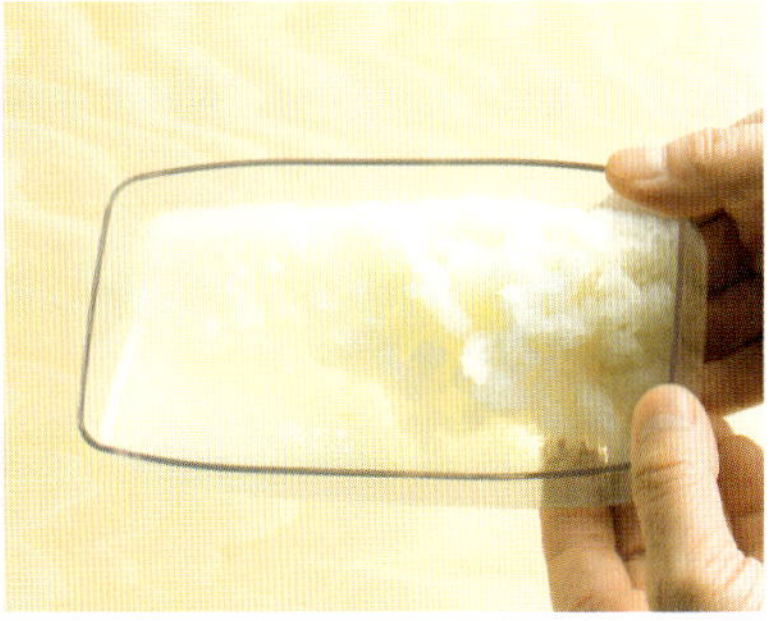

大根おろしは汁けをきる

カリウムはおろし汁のほうに多く出ている。

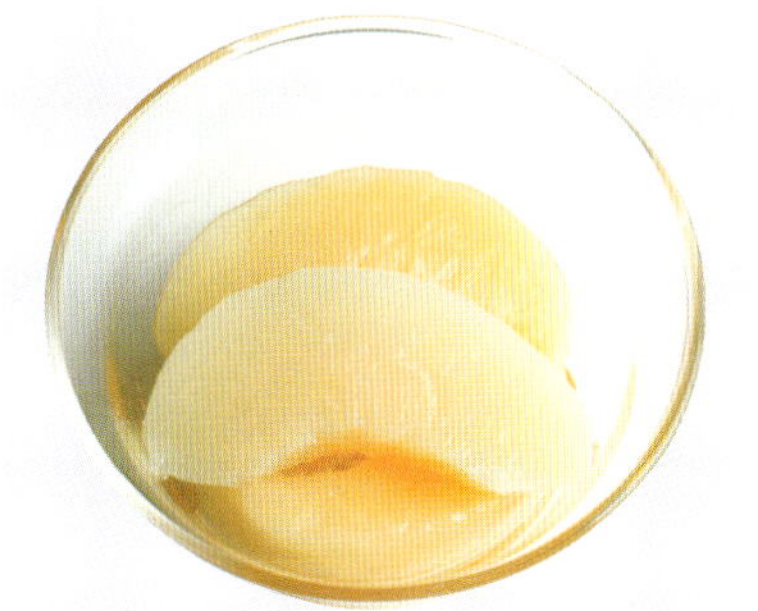

果物はコンポートに

缶詰を利用するのもよい。シロップにはカリウムが溶け出ているので使わない。

煮汁は残す　煮物などでは煮汁にカリウムが溶け出ているので、食べるときは煮汁を残すようにする。

リンのとりすぎを防ぐには

加工食品には吸収率の高いリンが多く含まれるので、食べる量や頻度をなるべく減らす。

インスタント食品

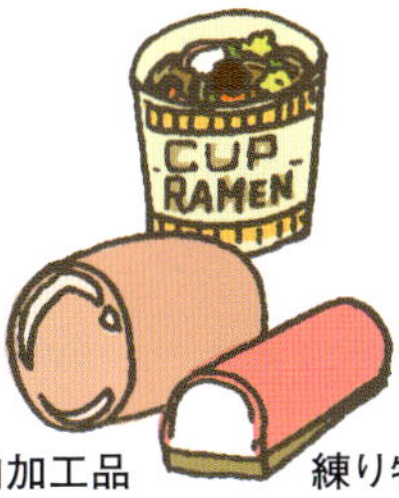

肉加工品　練り物

カリウムは、肉や魚ばかりでなく、野菜や果物など大抵の食品に含まれているので、摂取量を減らすには、特に多く含む食品を知って、食べる量を控えめにするか、頻度を減らすことが大切です。また、カリウムは水に溶ける性質があるので、調理の際に水にさらしたりゆでこぼしたりする工夫で減らすことができます。

カリウムの値が急に上がったときは、何か原因があるものです。たくさん食べたものがないかなど振り返り、原因と考えられるものがあればそれを控えるようにします。

進行すると、リンに注意が必要になることもある

腎機能の低下が進むと、血液中のリンが多くなりすぎることもあります。その場合は食事でとるリンにも注意が必要になります。特に注意したいのが加工食品です。自然食品に含まれる有機リンに比べ、加工食品の保存料として使われている無機リン（リン酸塩）は吸収率が非常に高いことが知られています。血液検査でリンの値が高いといわれたら、加工食品はなるべく控えましょう。

献立の考え方—構成の基本がわかれば難しくない

献立の基本構成を覚えておこう

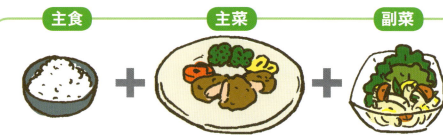

主食

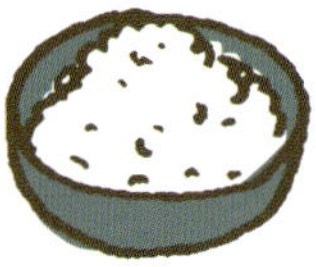

ご飯、パン、麺など、主にエネルギー源となるもの。

＋

主菜

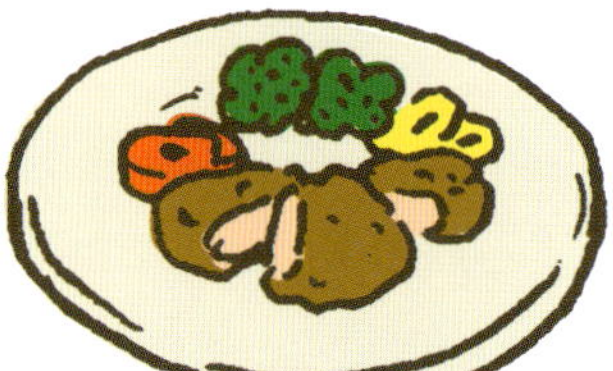

肉、魚介、卵、大豆製品など、たんぱく質源になる食品を中心とするおかず。

＋

副菜

野菜をはじめ、きのこ、海藻などを使った、ビタミンやミネラル、食物繊維源となる小さなおかず。

＋

もう一品

- 副菜
- 汁物
- デザート
- 間食 など

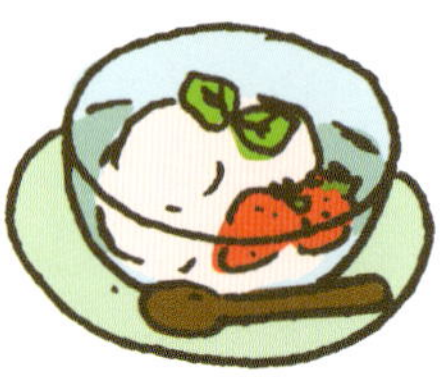

塩分やたんぱく質をあまり含まず、エネルギーがとれるもの、不足する栄養素を補うものなど。

献立づくりのコツ

- 主食に低たんぱくの「治療用特殊食品」を取り入れると、その分おかずの種類や量を増やせる
- 肉や魚などの量を抑えた主菜は、野菜やきのこなどを組み合わせて、ボリュームを出し、食べたときの満足感を得やすい工夫を。見た目がさびしくならないことも大切
- 野菜は 1 日 250 ～ 300 g を目安にし、そのうち 1/3 を緑黄色野菜に
- 摂取エネルギーが不足しないように、「もう一品」で上手に補給する

基本は「主食＋主菜＋副菜」、不足分は「もう一品」で補う

食事療法で指示されるエネルギー量やたんぱく質量は、1日の食事でとる総量です。その指示量のもとで、できるだけバランスよく栄養がとれるように、1日3食の献立を考えていくことになります。

献立は、ご飯やパン、麺類など、主にエネルギー源となる「主食」、肉や魚など、主にたんぱく質源となる食品を使った「主菜」、野菜を中心とした「副菜」を基本に、不足するものを「もう一品」で補うと考えるとわかりやすいでしょう。本書で紹介している献立もおおよそこうした構成になっています。

19ページの写真は、「総エネルギー1800kcal、たんぱく質40g」と指示された人が、1日にとる基本的な食品構成の例です。これらを3食に振り分けて、朝食・昼食・夕食の献立を考えていくわけです。

まずは、本書の27ページから紹介してい

1日分の食材（食品構成）の例
―1800kcal・たんぱく質40gの場合―

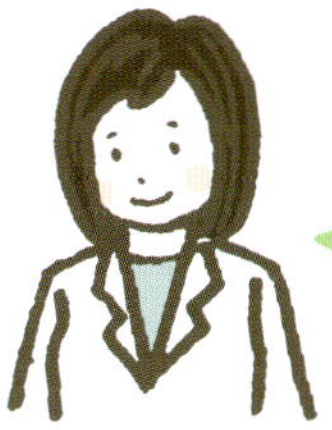

写真は、「総エネルギー1800kcal・たんぱく質40g」と指示された場合の、栄養バランスを考えた1日分の食材の例（調味料は別）です。2杯のご飯とパンを主食として、おかずは、肉・魚・卵・大豆製品を3食に振り分け、合計300gほどの野菜をそれぞれに組み合わせる、と考えるとわかりやすいでしょう。

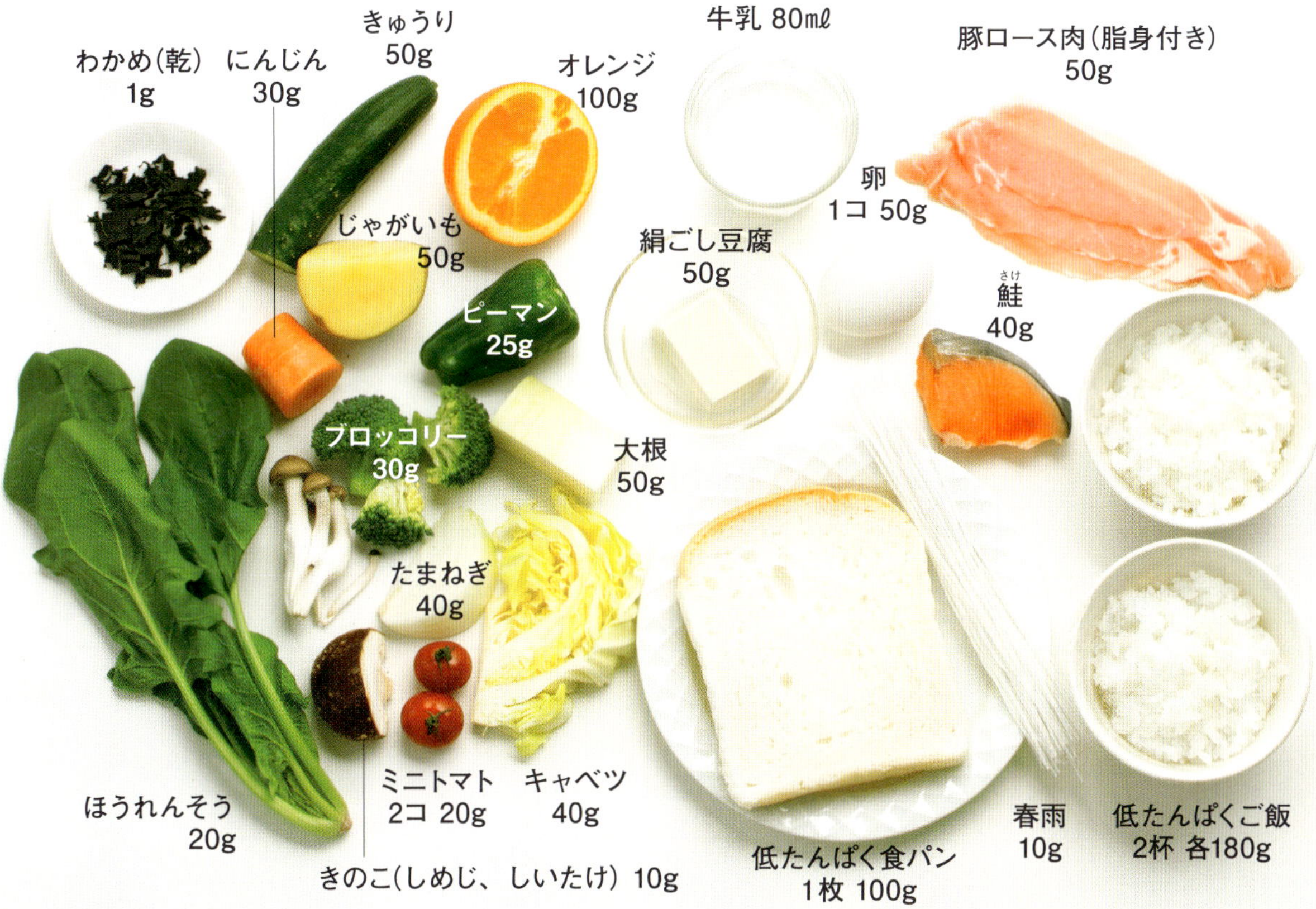
わかめ（乾） 1g
にんじん 30g
きゅうり 50g
オレンジ 100g
牛乳 80mℓ
豚ロース肉（脂身付き） 50g
卵 1コ 50g
じゃがいも 50g
絹ごし豆腐 50g
鮭《さけ》 40g
ピーマン 25g
ブロッコリー 30g
大根 50g
たまねぎ 40g
ほうれんそう 20g
ミニトマト 2コ 20g
キャベツ 40g
きのこ（しめじ、しいたけ） 10g
低たんぱく食パン 1枚 100g
春雨 10g
低たんぱくご飯 2杯 各180g

る献立をもとに、自分の指示された1日の目安値に合わせてつくってみると、どういうものを、どのくらいとったらよいかが、つかみやすいでしょう（20ページ参照）。

慣れたら、77ページからの単品料理に差し替えたり、組み合わせを変えたりしてバリエーションを広げることもできます。「主菜」「副菜」「もう一品」のそれぞれで、エネルギー量やたんぱく質量の近いものに差し替えれば、そう大きくは外れません。

1日分で考えれば献立に変化もつけやすい

1日3食の配分は基本的にはほぼ均等でよいのですが、制限のあるたんぱく質まで均等にしようとすると、主菜の選択肢が少なくなってしまいます。一般に、献立の品数は朝食が少なめで夕食が多めなので、たんぱく質摂取量も大抵は夕食のほうが多めになっているでしょう。外食の場合も、大抵、たんぱく質が多めになります。

昼か夜が外食になる日は、残りの2食でたんぱく質を控えめにするなど、1日のなかで調整を考えると、献立にも変化がつけやすいでしょう。

本書の使い方―自分の指示量に合わせるには

献立で実践！ 基本を知って毎日の食事づくりに生かす

本書PART2の献立例の目標値（基本）

- 塩分：1日6g未満3g以上
- エネルギー：1日1800kcal
- たんぱく質：1日40g…主食に低たんぱくの治療用特殊食品を使うのが前提（主食に通常食品を使った、おおよそエネルギー1600Kcal、たんぱく質50gの場合のデータも併記）

あなたが1日にとるエネルギー・たんぱく質の量は？

指示されたエネルギー＿＿＿＿kcal、たんぱく質＿＿＿＿g

※指示量が上記の基本と異なる人は、自分の数値に合わせて調整します（21ページ参照）

こうして活用！

減塩・低たんぱくでも「おいしい」を実感

本書で紹介している献立例は、どれも低塩分、低たんぱくでおいしく食べられるようになっています。「味気ない」「もの足りない」のが腎臓病食ではありません。

バラエティー豊かな季節の献立例で基本がわかる

まずは献立例をもとに、指示されたエネルギー、たんぱく質量に合わせてつくってみると、減塩料理の味を覚え、自分に適した食事を体験することができます。

料理の差し替えでバリエーションを広げる

献立例の主菜・副菜・もう一品（デザートや汁物）などをそれぞれPART３の単品料理に差し替えたり、ほかの献立例の料理と組み合わせを変えてみることで、献立のバリエーションが広がります。

食材や調理法を変更して応用力をつける

献立例のページの「Memo」を活用して食材や調理法を変更すれば、エネルギーや栄養素を調整したり、別の味を楽しんだりといった応用もできます。

自分がとるべき量との違いを確認して、調整する

本書の27ページから紹介している献立は、「塩分1日6g未満、エネルギー1800kcal、たんぱく質40g」を目安とした例です。医師から指示された1日のエネルギーやたんぱく質の量がこれより少ない人、多い人は調整が必要になります。

例えば、指示エネルギー量が1600kcal、1400kcalという人は、献立例の主食の量を減らすのが基本です。一方、指示エネルギー量が2000kcalの人は、計200kcal分を目安に、塩分やたんぱく質をあまり含まずエネルギーがとれる副菜やデザート、間食を加えます。低たんぱくご飯なら、主食を増やすという方法もとれます。

たんぱく質については、指示された摂取量の目安が1日40gの人が、主食に低たんぱくの治療用特殊食品を使う場合を基本にしています。1日50gの人は、主食を通常の食品にしても量を減らせば、献立例のお

自分の指示量に合わせるための調整・応用ヒント

ご飯
エネルギー量の増減は、主に主食の量で調節。例えばおにぎりの低たんぱくご飯 180 g を 130g にすれば約 80kcal 減（通常ご飯 130g なら 74Kcal 減）に。1 食 180g の場合のたんぱく質量は、低たんぱくご飯*なら約 0.2g（1/25 タイプの例）、通常のご飯だと 4.5g。

＊低たんぱくご飯には、たんぱく質をさまざまな割合に調整した製品があるので、使う製品のたんぱく質量を確認することが大切。

朝

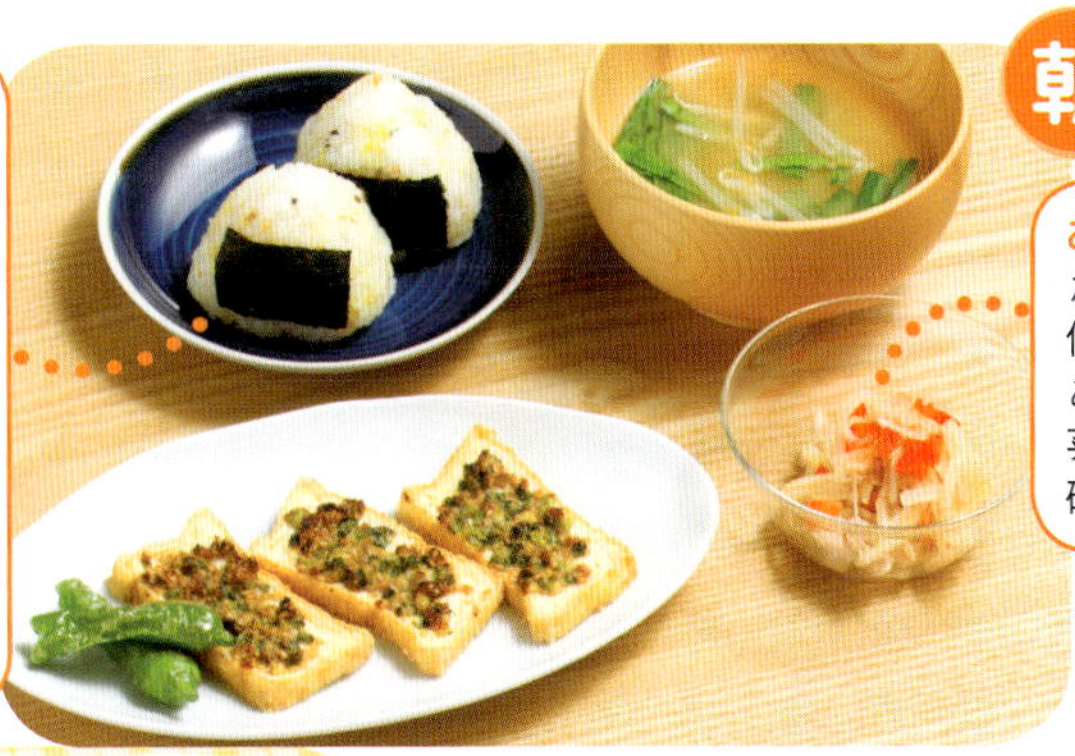

あえ物
たんぱく質を減らすには、例えば「たまねぎのツナあえ」のツナをやめて野菜だけに。エネルギーを確保するには油を使う。

昼

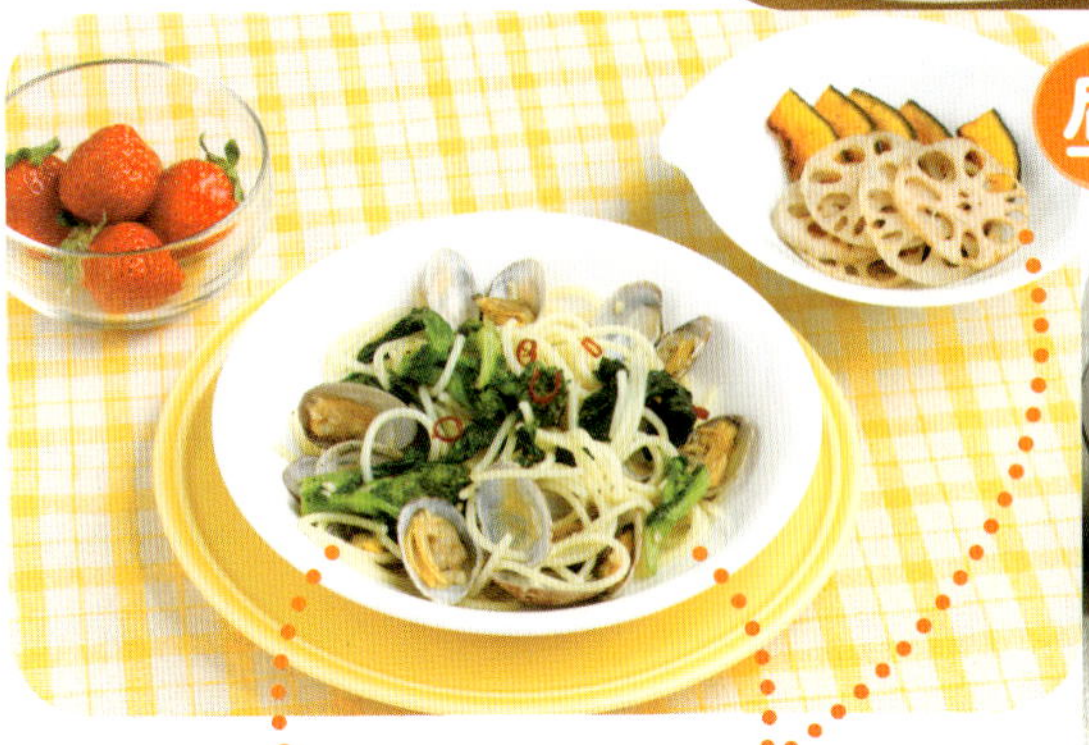

夜

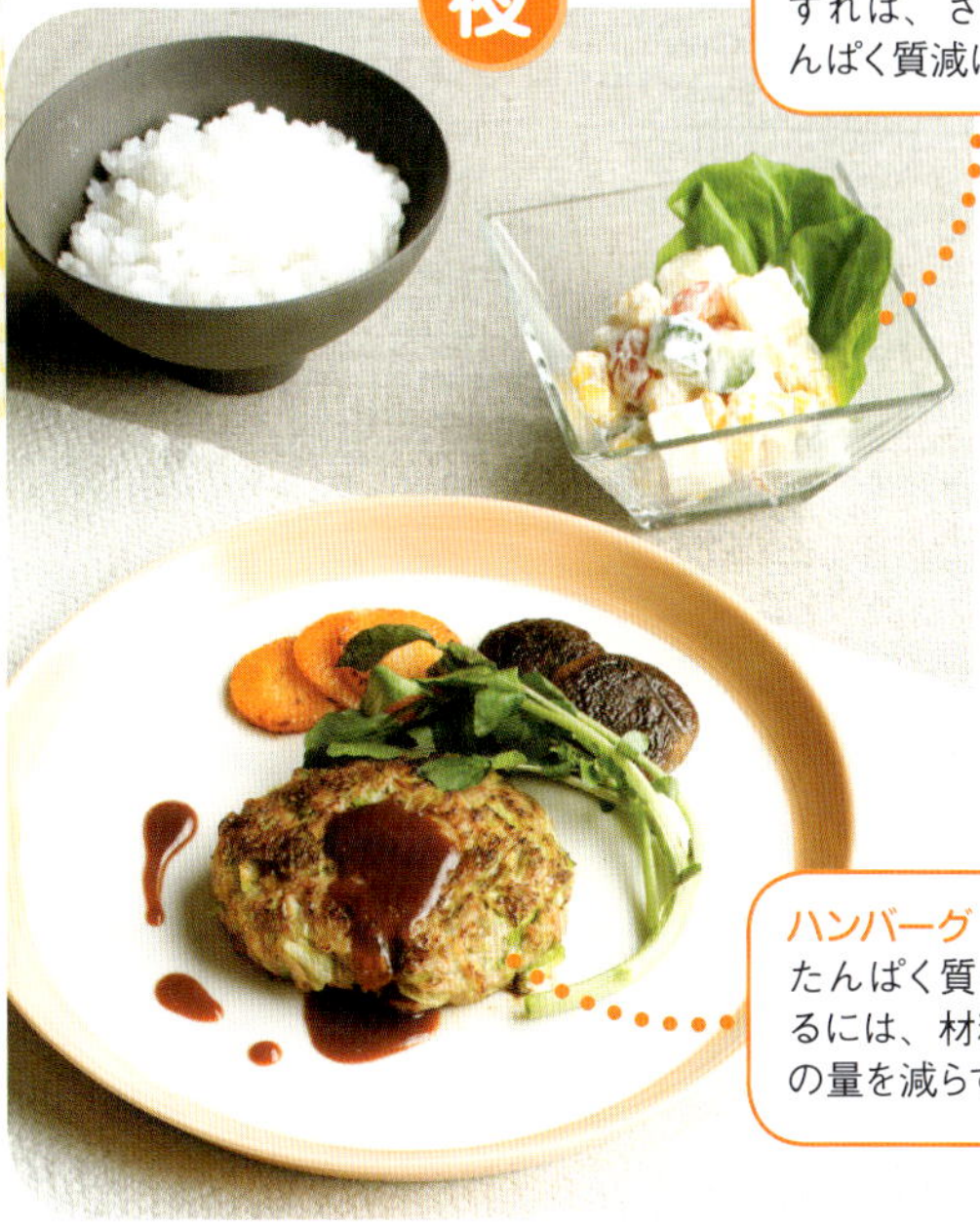

サラダ
例えばヨーグルトあえはフレンチドレッシングに変更すれば、さらにたんぱく質減に。

パスタ
低たんぱくスパゲッティ（乾）なら 80g でたんぱく質約 0.3g、通常スパゲッティ（乾）なら 9.8g。通常スパゲッティを使う場合は、その量や 1 日のたんぱく質量のなかで調整。

カリウム制限がある人は
野菜を水にさらす、ゆでこぼすなどの調理の工夫を取り入れるほか、特にカリウムが多い食材を変更して、カリウム減に。

ハンバーグ
たんぱく質を抑えるには、材料の肉の量を減らす。

調整や応用には献立例のページの「Memo」も参考に。

かずが食べられます。よりたんぱく質制限が厳しく、1日30gと指示されたら、低たんぱくの主食にしたうえで、おかずの肉や魚を少なくするなど、たんぱく質を多く含む食品を減らします。朝食をたんぱく質の多い食品抜きにするといった方法も考えられます。

カリウムやリンについては、摂取量を厳密に計算するのは難しいので、血液検査で値が高いといわれたら、減らす工夫を取り入れればよいでしょう（16ページ参照）。

適切な食事ができているかどうかは、検査値で確認

同じように食べても、それを体に取り入れ、利用する過程には個人差があります。行っている食事療法が適切かどうかは、何をどれだけ食べたかだけでなく、目指す治療効果が得られたかどうかまでみて判断していくことになります。エネルギーやたんぱく質の摂取量を厳密に守ることばかりにとらわれるよりも、検査で経過をチェックし、医師や管理栄養士と相談して、必要に応じて調整しながら、自分の体に合った食べ方を身につけていくことが大切です。

治療用特殊食品を上手に利用する

パン

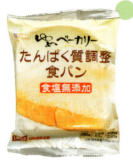

食パン
ゆめベーカリー
たんぱく質調整食パン Ⓐ
1枚約100g／たんぱく質0.5g

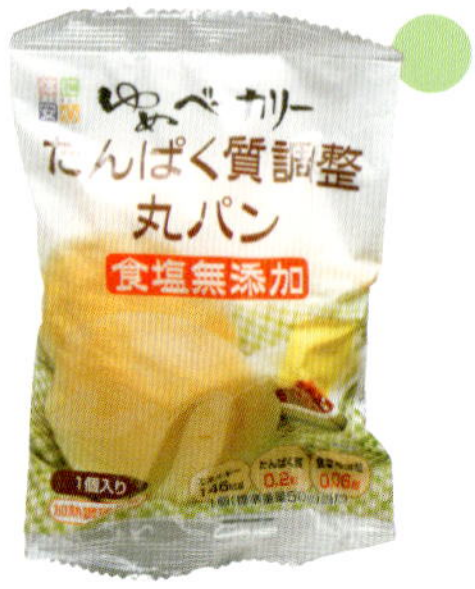

丸パン
ゆめベーカリー
たんぱく質調整丸パン Ⓐ
1コ約50g／たんぱく質0.2g

ご飯

1食180 gで通常のご飯ならたんぱく質4.5g。
低たんぱくご飯（1/25タイプの例）なら
たんぱく質約0.2g

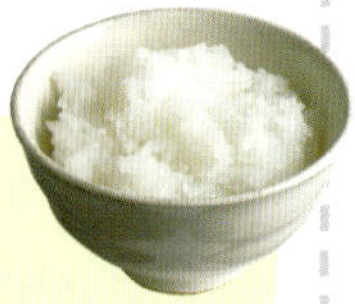

1食分ずつパックされて電子レンジで温めるトレータイプの低たんぱくご飯と、炊飯する低たんぱく米がある。

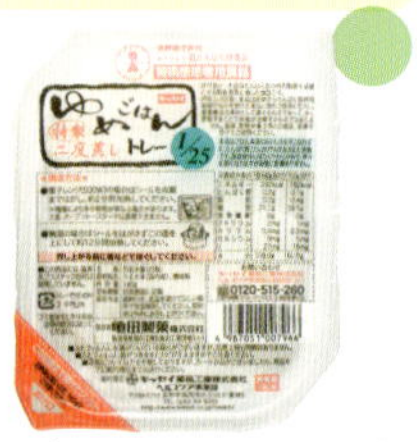

ゆめごはん1/25トレー Ⓐ
180g／たんぱく質0.2g

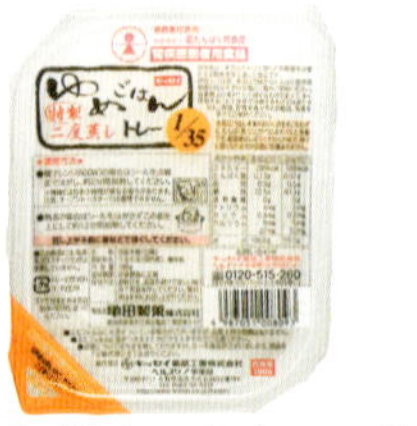

ゆめごはん1/35トレー Ⓐ
180g／たんぱく質0.13g

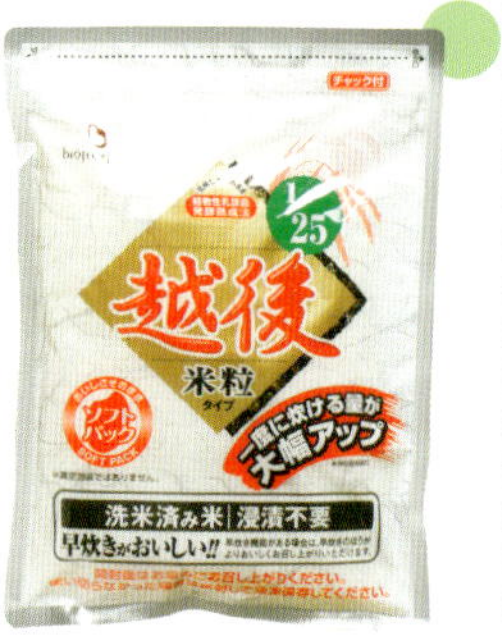

1/25越後米粒タイプ Ⓑ
1kg／たんぱく質(炊飯後)
100gあたり0.1g

低たんぱく米のおいしい炊き方

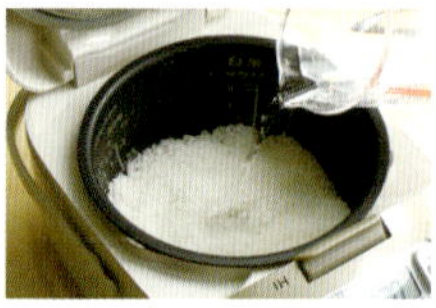

❶米と水を計量して内釜に入れる。洗米や浸漬は不要。

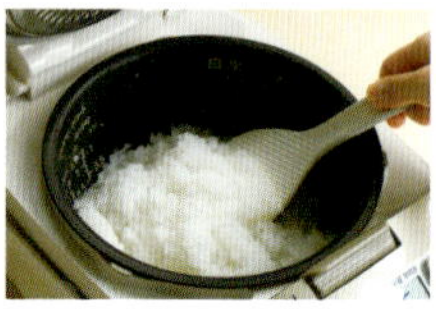

❷早炊きモードで炊飯し、炊きあがったらさっくりと混ぜ、15分間ほど蒸らす。
※電子レンジで炊く方法もある。

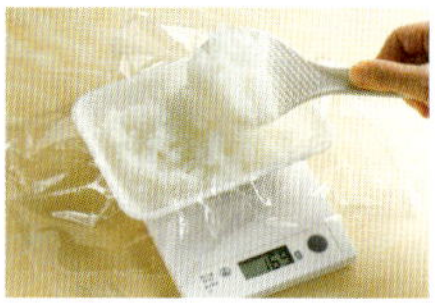

❸1食分ずつ計量し、小分けして冷凍保存しておくと便利。食べるときは電子レンジにかける。

●は本書のなかで使用

低たんぱく質の主食を活用して おかずを充実させる

たんぱく質制限が厳しくなってくると、通常の食品ではおかずがさびしくなったり、主食も含めて食事量全体が減ってエネルギーや栄養不足になりがちです。ご飯やパン、麺類などの主食に低たんぱくの治療用特殊食品を取り入れると、3食で10g以上のたんぱく質摂取量を抑えることもでき、その分をおかずに回せます。

また、私たちは、体にとって欠かせない必須アミノ酸を食事からとる必要があり、それをバランスよく含むものが良質なたんぱく質とされています。その良質なたんぱく質を多く含むのが、肉や魚、卵などの動物性食品です。1日のたんぱく質量のなかで、主食からとるたんぱく質を減らせば、良質なたんぱく質がとりやすくなります。

特にご飯は、電子レンジで温めるだけで食べられるトレータイプと、炊飯する低たんぱく米があり、それぞれにたんぱく質含

注）治療用特殊食品は病院の栄養科などに相談して購入してください。専門店のほか、インターネットでも購入できます。

有量の異なる種類もあるので、自分に合ったものを選べます。

塩分やたんぱく質を抑えながら 不足を補う助けになる食品も

制限のある食事では、エネルギーや、ビタミン、ミネラルなどの微量栄養素の不足に注意が必要です。主食以外にも、塩分やたんぱく質、カリウム、リンなどを抑えながら、不足する栄養素を補えるように調整した治療用特殊食品がいろいろあります。医師や管理栄養士と相談のうえ、上手に活用すると、手軽に栄養バランスを整える助けになるでしょう。

おかず

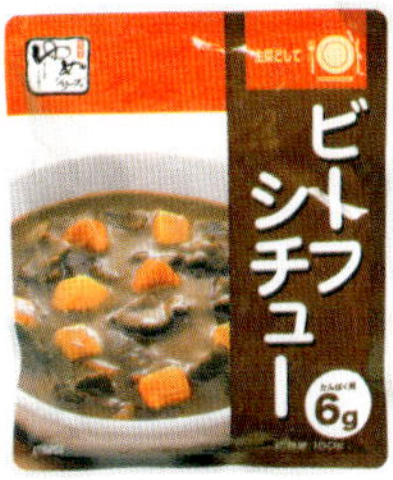

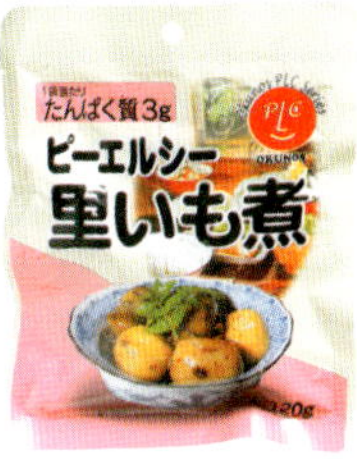

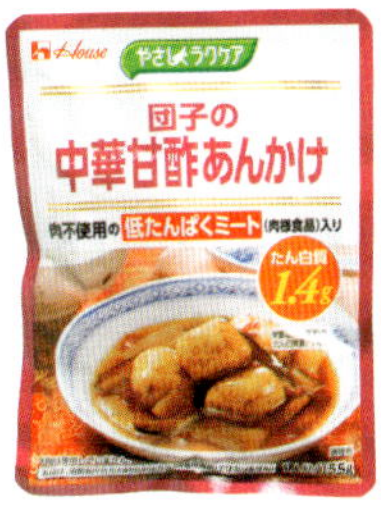

低たんぱく質、低塩分のレトルトおかずも種類が豊富。

調味料

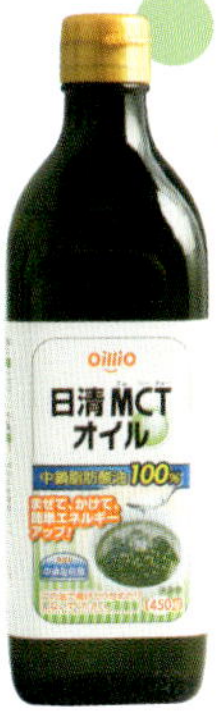

MCT オイル
中鎖脂肪酸油100％で、味やにおいが少なく透明な油。料理にかけたり飲み物に混ぜるだけで簡単にエネルギーアップできる。揚げ物、炒め物など加熱するときには使えない。
日清MCTオイル Ⓕ 450g／たんぱく質0g

粉飴《こなあめ》
砂糖と比べて甘みが少ないため、料理や飲み物に無理なく多量に使えて、エネルギー補給に役立つ。
粉飴 Ⓖ 13g × 40包
1包50kcalの小分けタイプ／たんぱく質0g

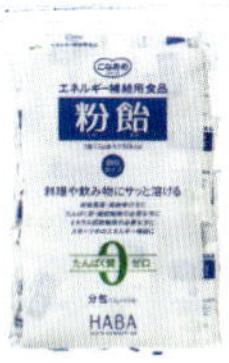

お菓子・デザート

エネルギー補給に役立つたんぱく質を調整したでんぷん菓子や、カリウムやリンを抑えたもの、カルシウムや鉄を配合したものなど、目的に応じて選べる。

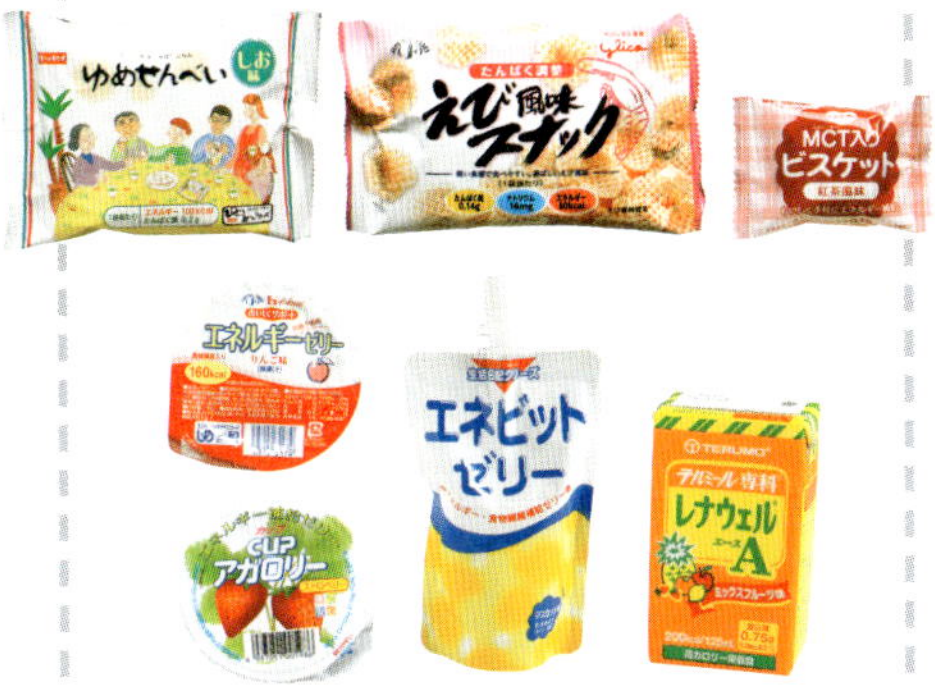

もち

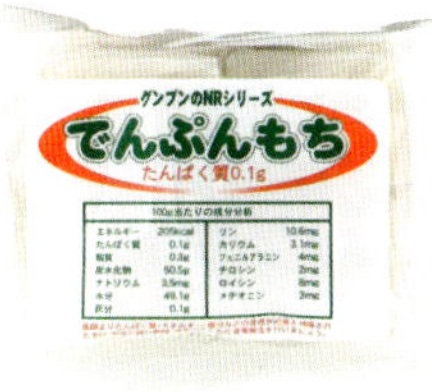

でんぷんもち Ⓓ
45g × 12コ入り
1コ（45g）あたりたんぱく質0.05g

ホットケーキミックス

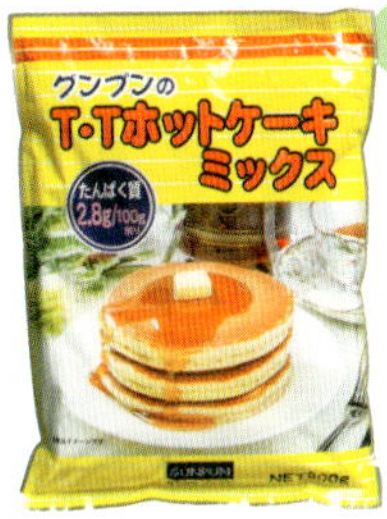

T・Tホットケーキミックス Ⓓ
500g
100gあたりたんぱく質2.8g

ふりかけ

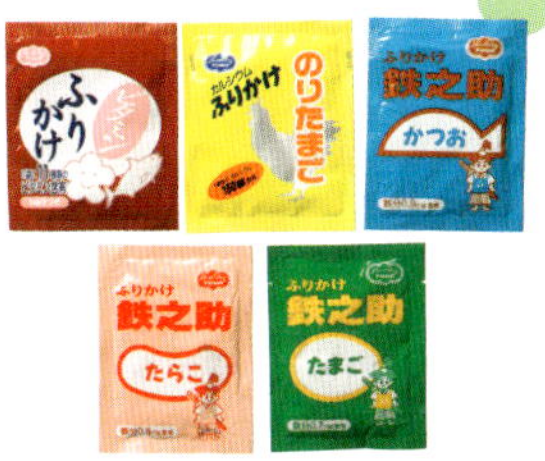

不足しがちな微量栄養素の補給に、ビタミン、鉄分、カルシウムなどを強化した、各種の製品がある。Ⓔ

麺類

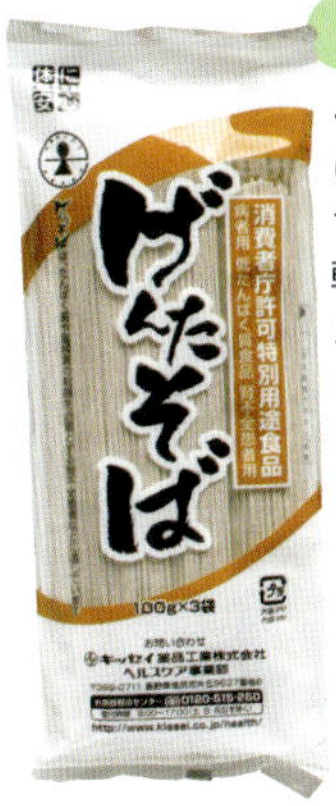

そば
げんたそば Ⓐ
100g × 3袋
乾麺100gあたり
たんぱく質2.4g

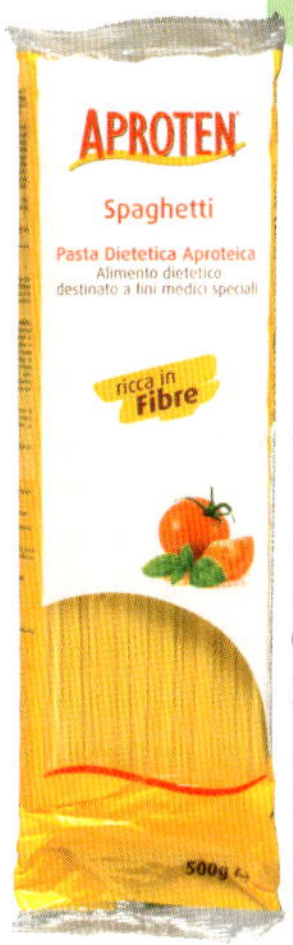

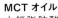

パスタ
アプロテン
たんぱく調整
スパゲティタイプ
Ⓒ 490g
乾麺100gあたり
たんぱく質0.4g
※中華めんタイプもある。

Ⓐキッセイ薬品工業、Ⓑバイオテックジャパン、Ⓒハインツ日本、Ⓓグンプン、Ⓔヘルシーフード、Ⓕ日清オイリオグループ、Ⓖハーバー研究所

Q&A 管理栄養士に聞きたい！

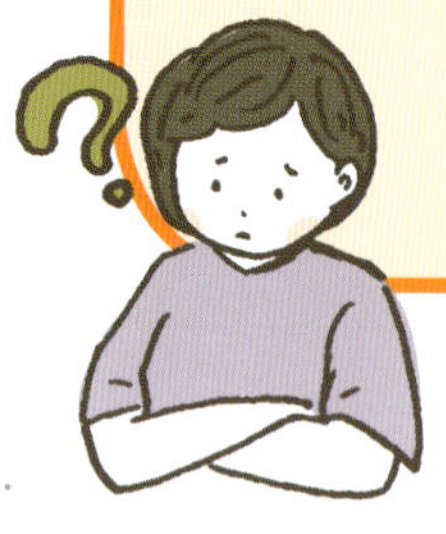

Q 料理はなるべく家族の分と一緒につくりたいのですが……

A 腎臓病の治療食といっても、特別なものではありません。本書で紹介しているレシピは基本的に1人分のつくり方で書かれていますが、人数分に合わせて量を調整すれば、どれも家庭料理として家族も一緒に食べていただけるものです。もちろん、健康な家族には、もう一品たんぱく質をとれる料理を加えるといった方法もあるでしょう。

家族の分もまとめてつくる場合の注意点としては、盛り付けるとき、腎臓病のある人には食べてよい分だけあらかじめ取り分けるようにしてください。腎臓病のある人だけ主食に低たんぱくご飯などを使えば、その分、同じおかずも食べやすくなります。ソースやたれは家族だけ多めにかけて味のメリハリをつけるなどの工夫もできるでしょう。

Q 時には外食もしたいけれど、どうすればよいのでしょう？

A 外食の料理はどうしても塩分やたんぱく質、エネルギーが多くなりがちです。料理を選ぶときは、メインが肉や魚のものはなるべく避けましょう。最近は、メニューにエネルギーや栄養成分の表示がある店も増えています。できればそういう店を利用し、表示を参考にして選ぶとよいでしょう。

また、外食する日は、ほかの食事で調整をはかるようにします。外で食べる機会が多い人は、76ページのコラムも参考にしてください。

Q お酒は飲めますか？どのような注意が必要ですか？

A ほかの病気で医師から禁止されていなければ、腎臓病があるからといって、お酒を全く飲んではいけないというものでもありません。適量とされる範囲であれば、飲酒も楽しめます。

種類としては、たんぱく質が含まれていないという点で蒸留酒のほうが適しているかもしれません。飲みすぎを避けるには、外で飲む場合も、なるべく自分のペースで飲めるお酒を選ぶほうがよいでしょう。

ただし、一般的な酒の肴《さかな》には塩分が多く、高たんぱく、高エネルギーのものが少なくありません。野菜を中心に、うす味で食べられるものを選ぶようにしてください。また、お酒が入るとつい食べすぎる人も多いので、食べる量にも注意が必要です。

お酒の1日の適量の目安

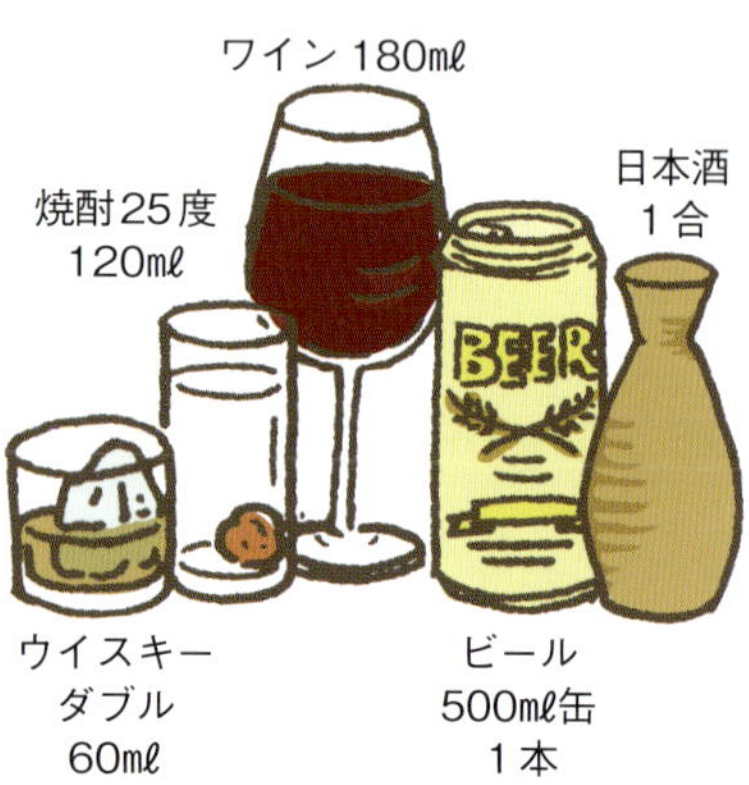
ワイン 180mℓ
焼酎25度
120mℓ
日本酒
1合
BEER
ウイスキー
ダブル
60mℓ
ビール
500mℓ缶
1本

男性の場合この量までに。
女性はこの半量程度。

Q コーヒーや紅茶、お茶は飲んでよい？お菓子は食べても大丈夫？

A コーヒーやお茶類は飲めますが、インスタントコーヒーや抹茶はカリウムが多いので、カリウム制限のある人は避けるようにします。

お菓子も、制限のあるたんぱく質などに気をつければ食べられます。エネルギーが不足がちな人は、間食のお菓子がエネルギー補給にも役立ちます。例えば生クリームはエネルギーがとれて低たんぱくなので、うまく取り入れるとよいでしょう。みたらしだんごなども手づくりすれば、市販品より低塩・低たんぱくでエネルギーがとれます（100ページ参照）。

Q 糖尿病がありますが、腎臓病が出たら、食事療法はどうなるの？

A 糖尿病の食事療法では、決められた1日の総エネルギー量のなかでバランスよく食べることが求められますが、基本的にはエネルギーと糖質の割合に注意すれば比較的自由に食べられます。しかし、糖尿病性腎症を合併したら、原則として腎臓病の食事療法が優先になります。これまで糖尿病の食事療法に慣れてきた人にはとまどう点もあるでしょうが、切り替えが必要です。

ただし、「腎臓病の食事療法では摂取エネルギーを多くするもの」と思い込む人がいますが、糖尿病でなくなったわけではないので、摂取エネルギーの指示は守ってください。併せて、たんぱく質制限などを行うことになります。これまでの食事療法で肥満のなかった人は、単純にたんぱく質を減らすとエネルギー不足になることもあるので注意が必要です。糖尿病のある人の場合、エネルギー補給には、砂糖などの甘い糖類よりも油を使うことが勧められます。

Q コレステロール値が高いといわれていますが、調整が必要なことは？

A 脂質異常症（高脂血症）で、悪玉といわれるLDLコレステロールが高いといわれた人も、まずは適正なエネルギーの摂取を目指し、肥満のある人は減量しましょう。

コレステロールは肉の脂肪や卵黄、乳製品に多く含まれるので、これらのとりすぎに注意して、動脈硬化予防に効果のある大豆製品やn-3系多価不飽和脂肪酸を含む魚を利用しましょう。

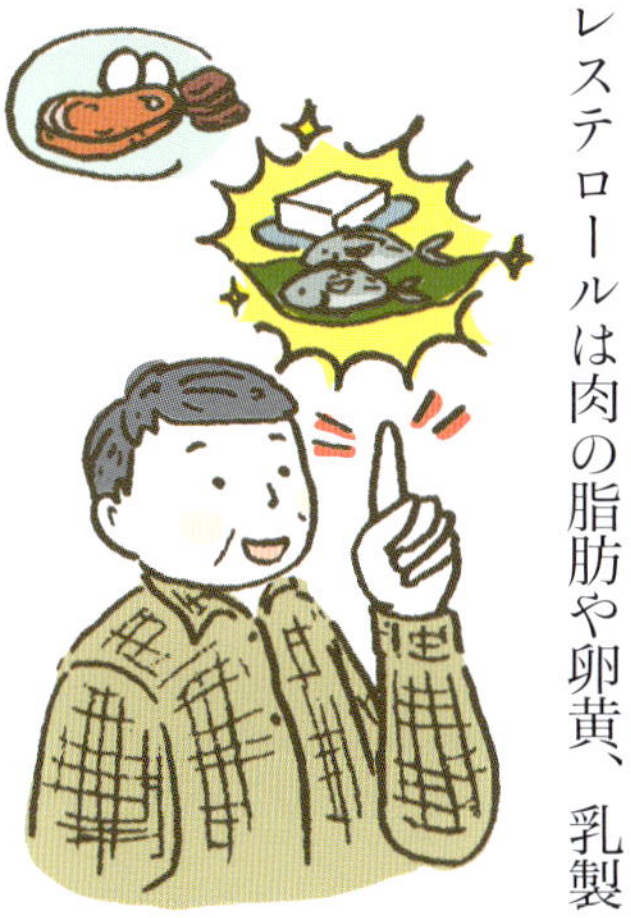

Q カリウム制限が必要になり、果物や豆は控えるようにいわれました。デザートや間食では、どんなものをとればよいの？

A カリウムの摂取を抑える場合には、果物や豆類の食べすぎに注意が必要ですが、全く食べてはいけないわけではありません。

デザートや間食のお菓子では果物が使われることが多く、一般にはヘルシーといわれている和菓子も多くに豆類が使われています。果物や豆をすべて避けようとすれば、かなり選択肢は限られてしまいます。しかし、カリウムが少なめの果物を選んだり、食べる量を守るようにすれば、あれもこれも食べられないと諦めることはありません。

本書でもカリウムが少なめのデザートやおやつを紹介していますし、治療用特殊食品ではカリウムを抑えたフルーツゼリーなどもあるので、そうしたものを利用するのもよいでしょう。

簡易食品成分表

（可食部100gあたり）

	食品	エネルギー(kcal)	塩分(g)	たんぱく質(g)	カリウム(mg)
穀類・でんぷん製品	ご飯	168	0	2.5	29
	食パン	264	1.3	9.3	97
	ロールパン	316	1.2	10.1	110
	うどん（乾）	348	4.3	8.5	130
	そば（乾）	344	2.2	14.0	260
	スパゲッティ（乾）	379	0	12.2	200
	ビーフン	377	0	7.0	33
	春雨（乾）	350	0	0	14
肉類	牛ロース肉（脂身付き）	411	0.1	13.8	210
	牛もも肉（脂身付き）	259	0.1	19.2	320
	牛ひき肉	272	0.2	17.1	260
	豚ロース肉（脂身付き）	263	0.1	19.3	310
	豚バラ肉（脂身付き）	434	0.1	13.4	220
	豚ひき肉	236	0.1	17.7	290
	鶏もも肉（皮付き）	253	0.1	17.3	160
	鶏ひき肉	186	0.1	17.5	250
	ロースハム	196	2.5	16.5	260
	コンビーフ（缶詰）	203	1.8	19.8	110
魚介類	まぐろ（赤身）	125	0.1	26.4	380
	鮭（銀鮭）	204	0.1	19.6	350
	あじ	126	0.3	19.7	360
	さんま	297	0.3	17.6	190
	いわし	169	0.2	19.2	270
	たい	177	0.1	20.9	450
	銀だら	232	0.2	13.6	340
	いか（するめいか）	83	0.5	17.9	300
	えび（ブラックタイガー）	82	0.4	18.4	230
	あさり	30	2.2	6.0	140
	かき	60	1.3	6.6	190
	うなぎ（かば焼き）	293	1.3	23.0	300
	ツナ（缶詰・油漬け）	288	0.9	18.8	190
	桜えび（素干し）	312	3.0	64.9	1200
卵・乳製品	卵	151	0.4	12.3	130
	牛乳	67	0.1	3.3	150
	ヨーグルト（全脂無糖）	62	0.1	3.6	170
	プロセスチーズ	339	2.8	22.7	60
豆類・大豆製品	絹ごし豆腐	56	0	4.9	150
	木綿豆腐	72	0.1	6.6	140
	納豆	200	0	16.5	660
	厚揚げ	150	0	10.7	120
	油揚げ	410	0	23.4	86
	豆乳	46	0	3.6	190

	食品	エネルギー(kcal)	塩分(g)	たんぱく質(g)	カリウム(mg)
いも類	じゃがいも	76	0	1.6	410
	さつまいも	140	0.1	0.9	380
	里いも	58	0	1.5	640
野菜	ほうれんそう	20	0	2.2	690
	小松菜	14	0	1.5	500
	菜の花	33	0	4.4	390
	にら	21	0	1.7	510
	チンゲンサイ	9	0.1	0.6	260
	ブロッコリー	33	0.1	4.3	360
	アスパラガス	22	0	2.6	270
	ピーマン	22	0	0.9	190
	パプリカ（黄）	27	0	0.8	200
	トマト	19	0	0.7	210
	にんじん	39	0.1	0.7	300
	かぼちゃ	91	0	1.9	450
	たけのこ	26	0	3.6	520
	れんこん	66	0.1	1.9	440
	キャベツ	23	0	1.3	200
	白菜	14	0	0.8	220
	カリフラワー	27	0	3.0	410
	きゅうり	14	0	1.0	200
	なす	22	0	1.1	220
	たまねぎ	37	0	1.0	150
	ねぎ	34	0	1.4	200
	もやし	14	0	1.7	69
	レタス	12	0	0.6	200
	とうがん	16	0	0.5	200
	大根	18	0	0.5	230
	切り干し大根（乾）	301	0.5	9.7	3500
きのこ・海藻	しいたけ	19	0	3.0	280
	しめじ（ぶなしめじ）	18	0	2.7	380
	えのきだけ	22	0	2.7	340
	わかめ（素干し）	117	16.8	13.6	5200
	のり（干し）	173	1.5	39.4	3100
果物	りんご（皮むき）	57	0	0.1	120
	いちご	34	0	0.9	170
	みかん	45	0	0.7	150
	オレンジ	39	0	1.0	140
	グレープフルーツ	38	0	0.9	140
	ぶどう	59	0	0.4	130
	キウイフルーツ	53	0	1.0	290
	もも缶詰	85	0	0.5	80

※表の数値は特に断りのないかぎり生の食材です。調理後、実際に人の口に入る栄養成分とは異なることもあり、目安として考えましょう。

「日本食品標準成分表2015年版（七訂）」による

PART 2

減塩・低たんぱく質の腎臓病の献立

腎臓病の食事で大切なのは、〝無理なく続ける〟ことです。減塩・低たんぱく質・適正エネルギーを意識した食事に慣れるため、まずは、朝・昼・夜の献立を実際につくってみてください。

- 「1日の総エネルギー1800kcal　たんぱく質量40g」と医師から指示された人向けの献立です。
- 栄養成分は、エネルギー、塩分、たんぱく質（㋟）、カリウム（㋕）の順に記載しています。
- 主食は主に「治療用特殊食品」を使っています。
- 主食を「通常ご飯」などに変更する場合の参考に、おおよそ「1日の総エネルギー1600Kcal　たんぱく質量50g」となるよう調整した主食の量と栄養成分を併記しています。
- 治療用特殊食品はメーカーにより栄養成分が異なります。本書で使用した治療用特殊食品については22ページも参照してください。
- 材料は基本1人分です。栄養成分も1人分の数値です。2人分でつくる場合は、倍を目安に材料を増やしますが、腎臓病のある人に盛り分ける量はきちんと守りましょう。
- 塩の計量にはミニスプーンをよく使います。本書では家庭で使いやすいように、「ミニスプーン¼弱＝0.2g」として計算しています。
- Memoは、食材を変更したり、調理する際の参考にしてください。
- 料理ごとに主菜、副菜などのマークをつけています。77ページからの単品料理と組み合わせる際の目安にしてください。

献立 01

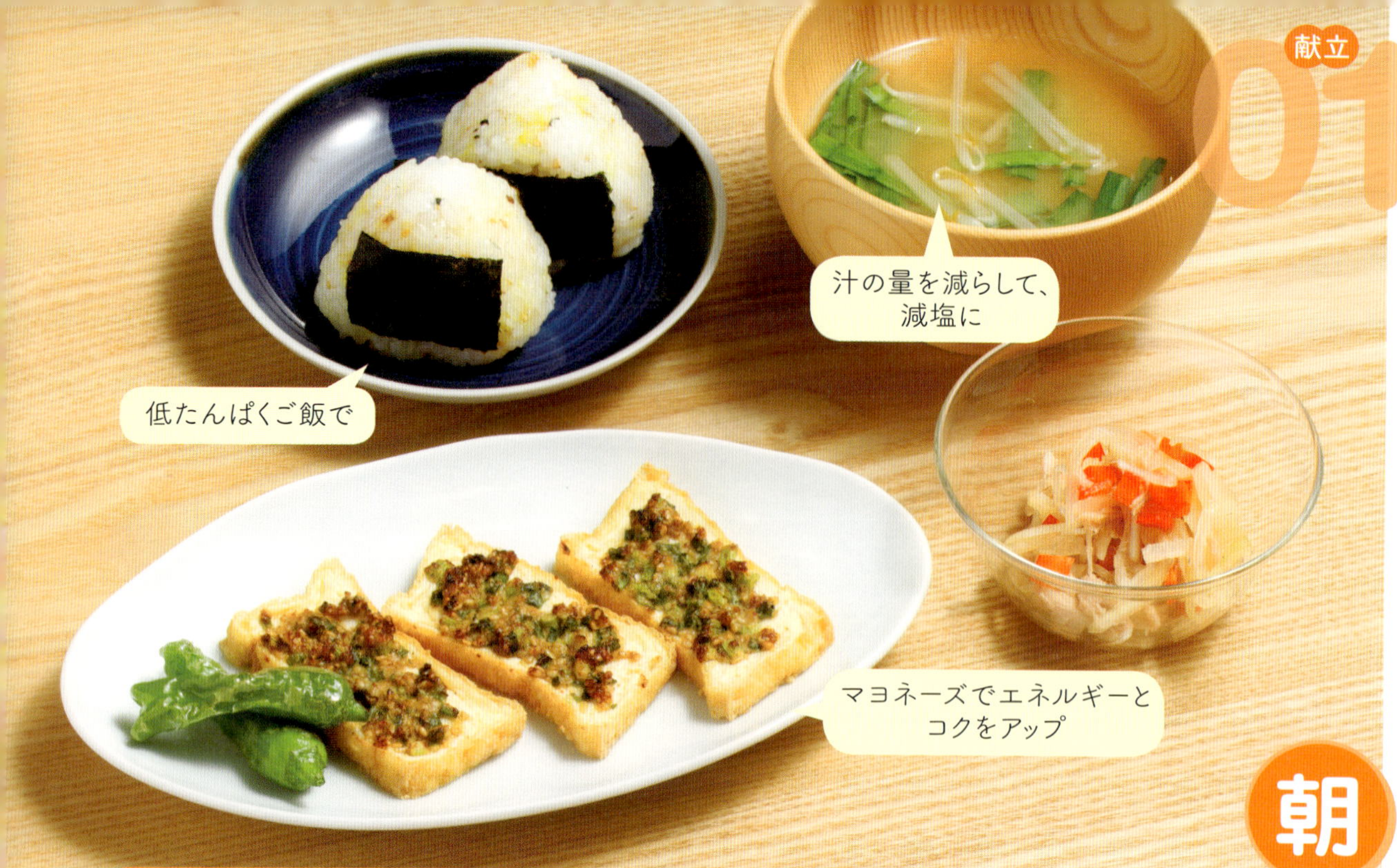
汁の量を減らして、減塩に
低たんぱくご飯で
マヨネーズでエネルギーとコクをアップ

朝

厚揚げのごまマヨ焼き献立

主菜はオーブントースターでつくれるので、忙しい朝でも手軽。

566kcal 塩分1.7g ㋟15.7g ㋕434mg

通常ご飯(130g)の場合
482kcal 塩分1.5g ㋟18.1g ㋕458mg

厚揚げのごまマヨ焼き

171kcal 塩分0.3g ㋟8.9g ㋕157mg

材料(1人分) 主菜

厚揚げ…70g
ししとうがらし…2本(10g)
Ⓐ すりごま(白)…小さじ1強
　マヨネーズ…小さじ1強
　みそ…小さじ1/4
細ねぎ(小口切り)…1本分(5g)

1 厚揚げは3等分に切る。ししとうがらしは切り目を入れる。
2 Ⓐを合わせて混ぜ、細ねぎを加えて混ぜる。
3 オーブントースターの受け皿に厚揚げを並べ、2を等分にのせてならす。ししとうがらしも一緒に受け皿にのせる。軽く焼き色がつくまで2～3分間焼く。

たまねぎのツナあえ

74kcal 塩分0.5g ㋟4.2g ㋕144mg

材料(1人分) 副菜

たまねぎ…40g
ツナ(缶詰/オイル漬け)…20g
パプリカ(赤)…10g
ポン酢しょうゆ…小さじ1

1 たまねぎは薄切りにし、水にさらす。パプリカはみじん切りにする。
2 ボウルに1、軽く缶汁をきったツナ、ポン酢しょうゆを合わせてあえる。

にらともやしのみそ汁

18kcal 塩分0.7g ㋟1.6g ㋕110mg

材料(1人分) 汁物

にら…10g
もやし…20g
だし…100mℓ
みそ…小さじ1弱

1 にらは4cm長さに切る。小鍋にだしを入れて中火で温め、もやしを加える。
2 煮立ったらみそを溶き加え、沸騰する直前ににらを加えて火を止める。

ビタミンふりかけおにぎり

303kcal 塩分0.2g ㋟1.0g ㋕23mg

通常ご飯(130g)+のり
219kcal 塩分0g ㋟3.4g ㋕47mg

材料(1人分) 主食

低たんぱくご飯(1/25。温かいもの)…180g
ビタミン強化ふりかけ*…3g
焼きのり…1/8枚(0.4g)

*11種類のビタミンを配合したふりかけ。

1 低たんぱくご飯にビタミン強化ふりかけを加えて混ぜる。
2 2等分にして好みの形に握り、のりをつける。

Memo ●ビタミン強化ふりかけで低たんぱくご飯が食べやすくなり、制限のある食事で不足しがちなビタミンが補えます。

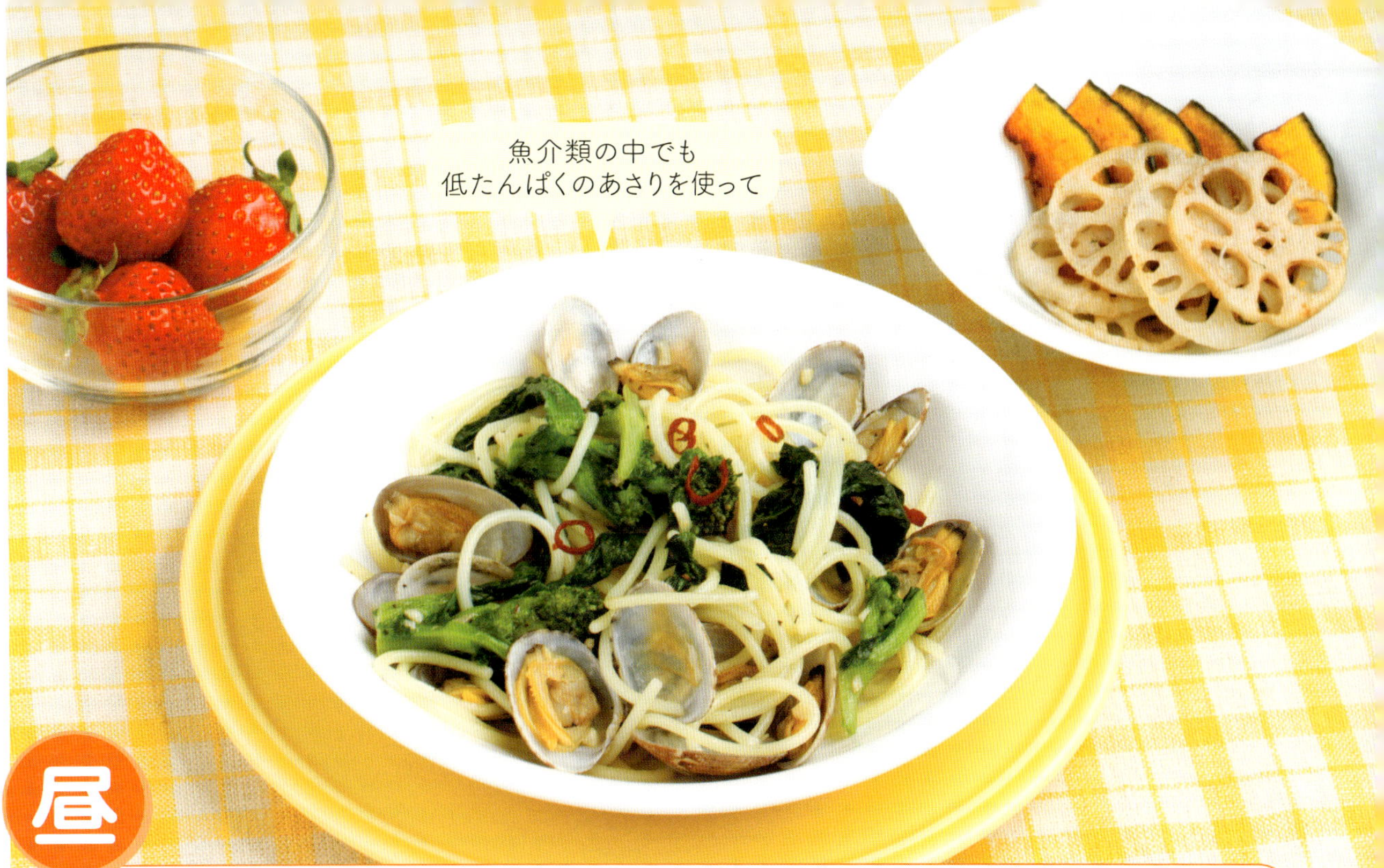
魚介類の中でも
低たんぱくのあさりを使って

昼

献立01

あさりと菜の花のパスタ献立

あさりのうまみと菜の花のほろ苦さがうす味でも食欲をそそる。

606kcal　塩分1.7g　(た)7.7g　(カ)604mg

通常スパゲッティ(60g)の場合
548kcal　塩分1.7g　(た)14.7g　(カ)712mg

あさりと菜の花のパスタ

514kcal　塩分1.4g　(た)6.1g　(カ)260mg

通常スパゲッティ(60g)
456kcal　塩分1.4g　(た)13.1g　(カ)368mg

材料（1人分）　主菜＋主食

低たんぱくスパゲッティ…80g
あさり（殻付き／砂抜きしたもの）…100g
菜の花…40g
オリーブ油…大さじ1½強
にんにく（みじん切り）…1かけ分
赤とうがらし（小口切り）…少々
白ワイン…小さじ2
塩…ミニスプーン⅓
こしょう…少々
粉チーズ…大さじ½

1　菜の花は長さを半分に切り、堅めにゆでる。
2　低たんぱくスパゲッティは袋の表示どおりにゆでる（塩は加えない）。
3　フライパンにオリーブ油、にんにく、赤とうがらしを入れて中火で熱し、香りがたったらあさりと白ワインを加えてふたをし、あさりの殻が開くまで蒸し煮にする。
4　3にゆで上がったスパゲッティと菜の花を加えて手早く混ぜ合わせ、塩、こしょうで味を調える。器に盛り、粉チーズをかける。

野菜チップス

65kcal　塩分0.3g　(た)0.9g　(カ)208mg
※数値は1人分。

材料（2人分）　副菜

れんこん…40g
かぼちゃ…60g
塩…ミニスプーン½
揚げ油…適量

1　れんこん、かぼちゃはそれぞれ薄切りにする。れんこんは水にさらして紙タオルで水けを拭く。
2　揚げ油を180℃に熱し、1を入れて薄く色づくまで揚げる。器に盛り、塩をふる。

いちご

27kcal　塩分0g　(た)0.7g　(カ)136mg

材料（1人分）　デザート

いちご…5粒（80g）

Memo
●主食のたんぱく質もあなどれません。特にパスタはたんぱく質が多めで、通常のスパゲッティを同量使うとたんぱく質が9.4g増になるので、1日のたんぱく質の総量に注意が必要です。
●菜の花やれんこん、かぼちゃは、カリウムが多め。カリウム制限のある人は、例えばパスタの菜の花を春キャベツに、野菜チップスをレタスサラダに替えると、カリウムを減らせます。

※主食を通常食品に変更する場合、主食の分量を減らしているので、調味料なども少し減らしてください。

春キャベツのハンバーグ献立

ひき肉の量を少なくし、たんぱく質を控えたハンバーグに。

628kcal 塩分1.6g ㋟15.8g ㋕678mg

通常ご飯(130g)の場合
554kcal 塩分1.6g ㋟18.9g ㋕716mg

春キャベツのハンバーグ

285kcal 塩分1.1g ㋟13.6g ㋕432mg

材料(1人分)

主菜

合いびき肉…50g
キャベツ…(小)1枚(40g)
Ⓐ
- 溶き卵…¼コ分
- 牛乳…大さじ1
- パン粉…大さじ3
- 塩…ミニスプーン¼
- こしょう…少々
- ナツメグ…少々

生しいたけ…(小)2枚(20g)
にんじん(5mm厚さの輪切り)…20g
サラダ油…大さじ½
Ⓑ
- 赤ワイン…小さじ2
- ケチャップ…小さじ1強
- 中濃ソース…小さじ1弱

クレソン…適宜

1 キャベツは粗みじん切りにする。しいたけは軸を除く。

2 ボウルにひき肉とⒶを入れてよく練り混ぜ、粘りが出たらキャベツを加えて混ぜる。小判形にまとめる。

3 フライパンにサラダ油を中火で熱し、**2**を入れる。空いたところにしいたけとにんじんを加える。焼き色がついたら裏返し、ふたをして弱火で5～6分間焼き、器に盛る。

4 フライパンに残った肉汁にⒷを加えて混ぜる。中火で温め、**3**のハンバーグにかける。好みでクレソンを添える。

コロコロ野菜のヨーグルトサラダ

51kcal 塩分0.5g ㋟2.0g ㋕246mg

材料(1人分)

副菜

じゃがいも…20g
きゅうり…20g
ホールコーン(缶詰)…20g
ミニトマト…1コ(15g)
Ⓐ
- プレーンヨーグルト*(カルシウム強化タイプ／砂糖不使用)…20g
- 塩…ミニスプーン⅓
- こしょう…少々

サラダ菜…(小)2枚(5g)

*カルシウム強化タイプがなければ、普通のプレーンヨーグルトでよい。

1 じゃがいも、きゅうりは1cm角に切り、じゃがいもはゆでる。

2 コーンは汁けをきる。ミニトマトは縦四つ割りにする。

3 ボウルにⒶを合わせて混ぜ、**1**、**2**を加えてあえる。器にサラダ菜を敷いて盛る。

低たんぱくご飯

主食

(1/25。温かいもの)…180g

292kcal 塩分0g ㋟0.2g ㋕0mg

通常ご飯(130g)
218kcal 塩分0g ㋟3.3g ㋕38mg

Memo

●主食のご飯180gのたんぱく質は、通常ご飯なら4.5g、1/25の低たんぱくご飯では約0.2g。低たんぱくご飯にはたんぱく質が1/5～1/35の種類があり、自分に合ったものを選べます。

●この日の献立のおかずでさらにたんぱく質を減らすなら、朝食のツナをやめ、夕食のハンバーグの肉を10g減らし、サラダのヨーグルトをやめると、計6g強のたんぱく減になります。ただし、エネルギーも90kcalほど減ってしまいます。エネルギーを確保するには、夕食のサラダのⒶ(ヨーグルトと塩)の代わりにマヨネーズ大さじ1強を使うと、ほぼその分を補うことができます。

[献立01] 1日の合計

エネルギー	1800kcal
塩分	5.0g
たんぱく質	39.2g
カリウム	1716mg

すべて通常食品

エネルギー	1584kcal
塩分	4.8g
たんぱく質	51.7g
カリウム	1886mg

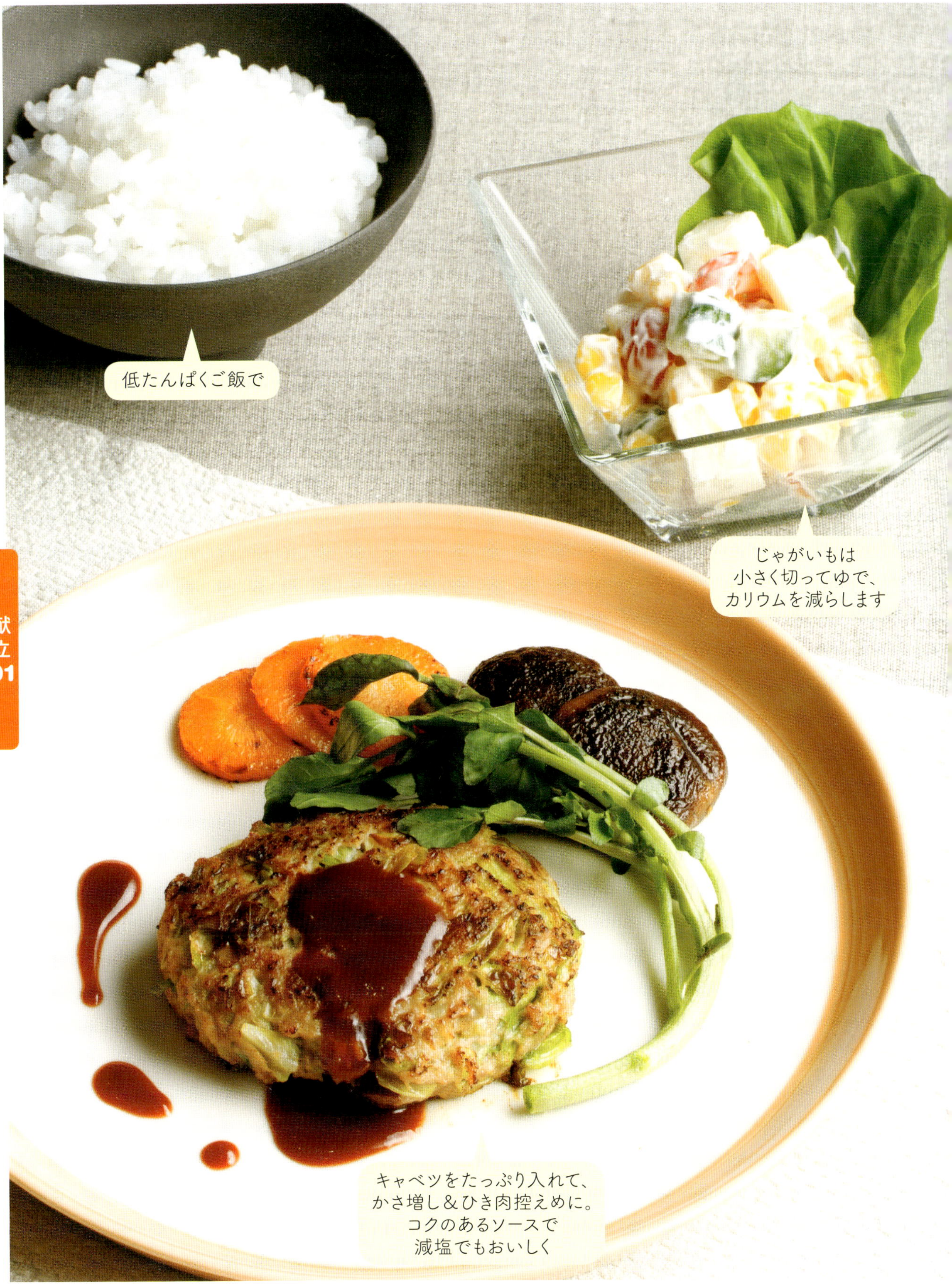
低たんぱくご飯で
じゃがいもは
小さく切ってゆで、
カリウムを減らします
キャベツをたっぷり入れて、
かさ増し＆ひき肉控えめに。
コクのあるソースで
減塩でもおいしく

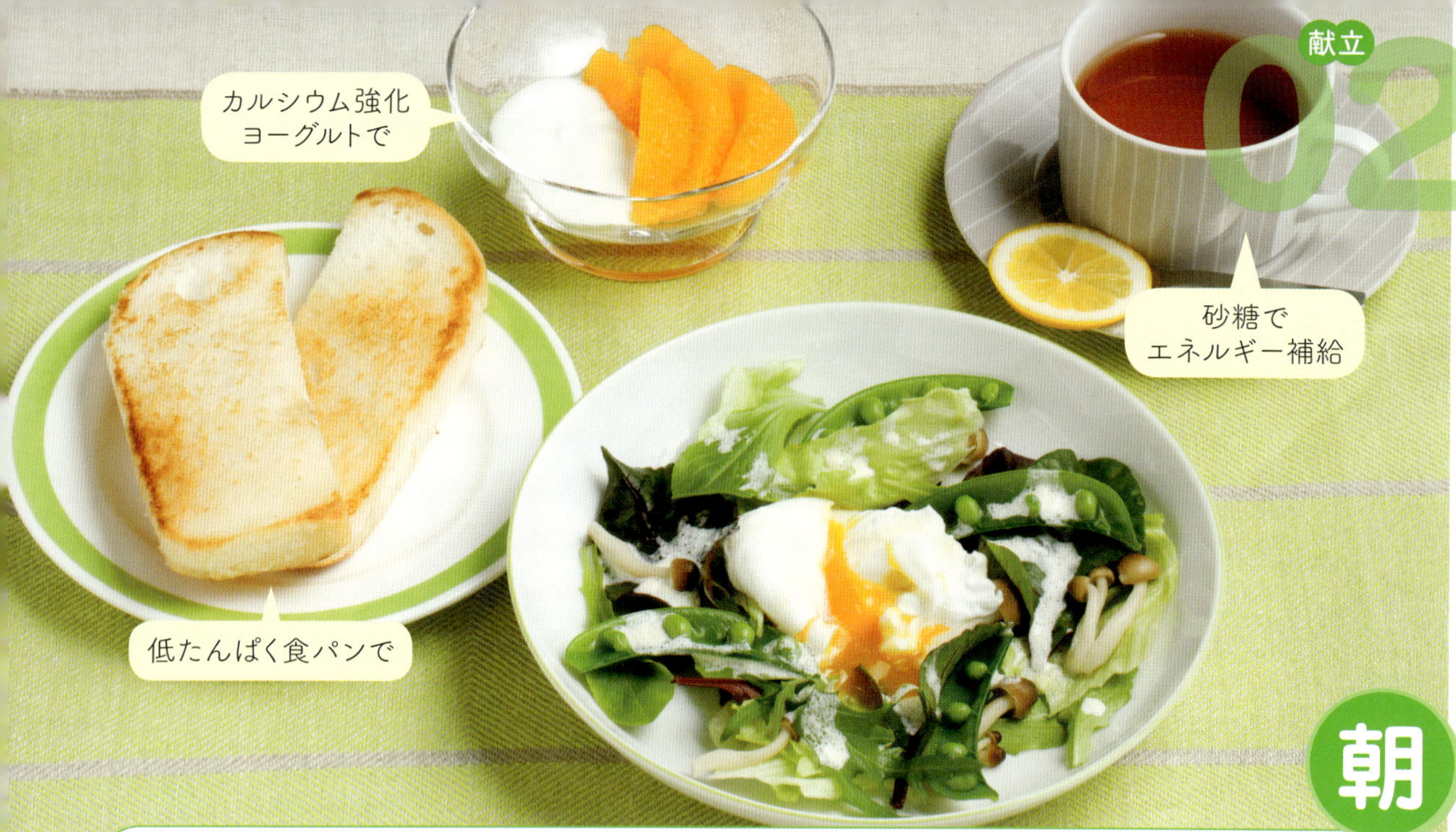
カルシウム強化
ヨーグルトで
砂糖で
エネルギー補給
低たんぱく食パンで

献立02

朝

ポーチドエッグサラダ献立

野菜のフレッシュな食感が楽しめる朝食。

623kcal 塩分0.9g た11.2g カ456mg

通常パン(60g)の場合
521kcal 塩分1.6g た16.2g カ498mg

ポーチドエッグサラダ

220kcal 塩分0.6g た8.1g カ260mg

材料(1人分) 主菜

卵…1コ
スナップえんどう…2本(15g)
しめじ…20g
レタス…⅓枚(10g)
ベビーリーフ…10g
Ⓐ
牛乳…大さじ1
マヨネーズ…大さじ1
オリーブ油…小さじ1
レモン汁…小さじ½弱
塩…ミニスプーン¼弱
こしょう…少々

1 小鍋に湯を沸かし、酢(分量外／湯の10%)を加える。容器に卵を割り入れてから、湯に静かに入れ、白身をまとめながら形を整える。白身が固まったら水にとり、冷めたら水けをきる。

2 スナップえんどうはヘタと筋を取り、しめじは根元を除いてほぐす。以上をゆでる。レタスは食べやすい大きさにちぎる。

3 器にベビーリーフと**2**を盛り合わせて**1**をのせ、混ぜ合わせたⒶをかける。

オレンジのヨーグルト添え

46kcal 塩分0g た2.3g カ152mg

材料(1人分) デザート

オレンジ…60g(正味)
ヨーグルト(カルシウム強化タイプ*／加糖／市販)…40g

*カルシウム強化タイプがなければ、普通のヨーグルトでよい。

1 オレンジは皮と薄皮を除き、器にヨーグルトとともに盛る。

バタートースト

335kcal 塩分0.3g た0.6g カ19mg

通常パン(食パン60g)
233kcal 塩分1.0g た5.6g カ61mg

材料(1人分) 主食

低たんぱく食パン…1枚(100g)
バター…10g

1 フライパンにバターを溶かし、半分に切った食パンを並べ入れて両面を焼く。

レモンティー

22kcal 塩分0g た0.2g カ25mg

材料(1人分) 飲み物

紅茶(温かいもの)…150mℓ
砂糖…小さじ1強
レモン(国産／輪切り)…1枚

1 カップに紅茶を注ぎ、砂糖を加えて溶かし、レモンを添える。

Memo ●飲み物に砂糖を加えて甘くするのも、手軽なエネルギー補給方法です。「粉《こな》飴《あめ》」を利用すれば、エネルギーは砂糖とほぼ同じで甘さ控えめなので、たっぷり使えます。

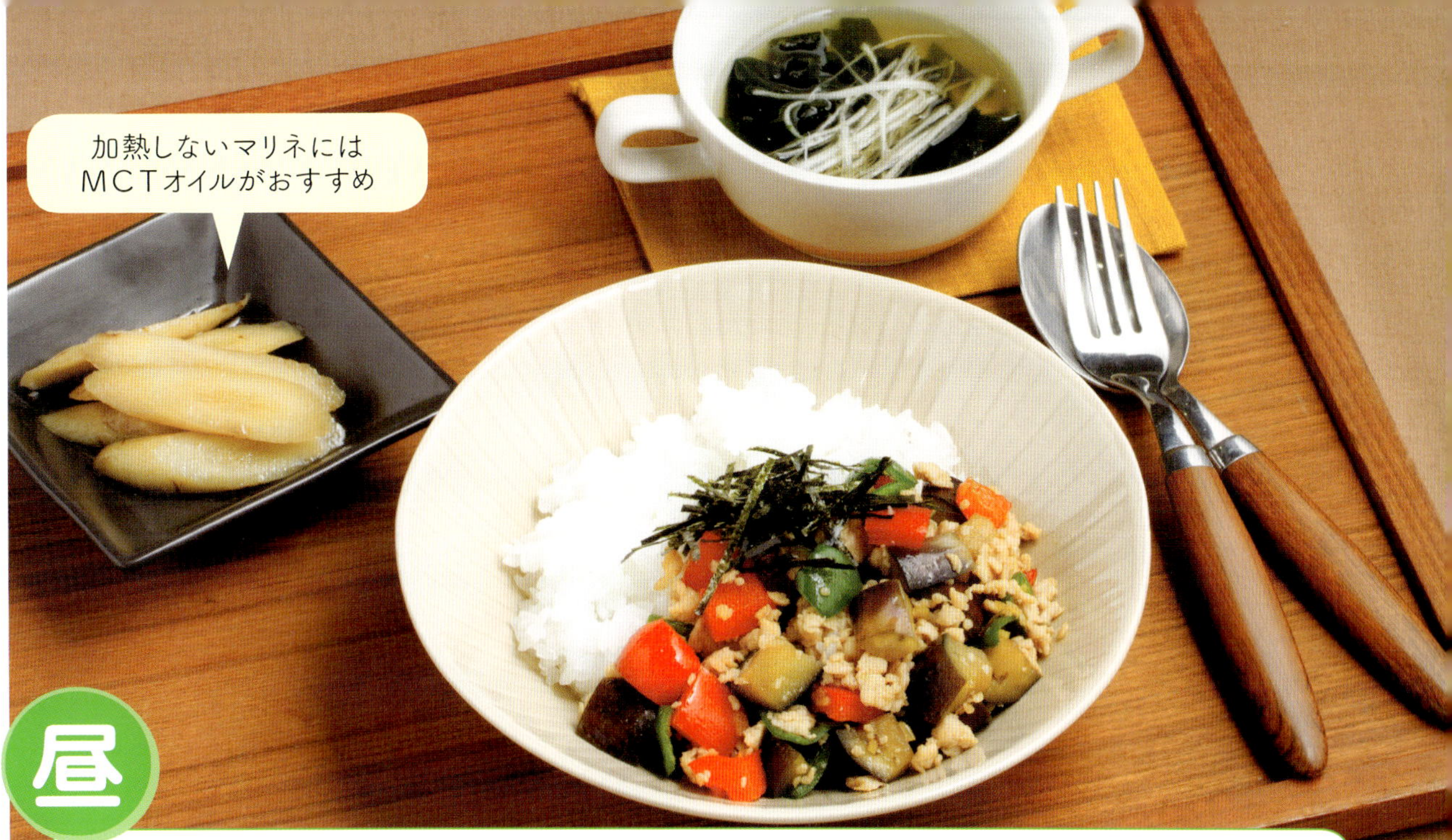
加熱しないマリネには
MCTオイルがおすすめ

昼

野菜そぼろご飯献立

彩りのよい野菜と甘辛味でごはんがすすみます。

531kcal 塩分1.8g ㋟11.5g ㋕468mg

通常ご飯(130g)の場合
457kcal 塩分1.8g ㋟14.6g ㋕506mg

野菜そぼろご飯

450kcal 塩分0.9g ㋟10.1g ㋕288mg

通常ご飯(130g)
376kcal 塩分0.9g ㋟13.2g ㋕326mg

材料(1人分) 主菜+主食

鶏ひき肉…50g
なす…(小)½コ(30g)
ピーマン…½コ(15g)
パプリカ(赤)…15g
しょうが…½かけ
サラダ油…小さじ1弱
Ⓐ 酒…小さじ1
　 しょうゆ…小さじ1
　 砂糖…小さじ1
低たんぱくご飯(1/25。温かいもの)…180g
刻みのり…少々

1 なすは1cm角に切る。ピーマン、パプリカはヘタと種を除き、1cm四方に切る。しょうがはみじん切りにする。

2 フライパンにサラダ油を中火で熱し、しょうがを炒める。香りがたったらひき肉を加えてパラパラになるまで炒める。

3 なすを加えて炒め、やわらかくなったらピーマン、パプリカを加えて、さらに炒める。Ⓐを加え、からめる。

4 器にご飯を盛り、**3**をかけて刻みのりをのせる。

わかめスープ

4kcal 塩分0.5g ㋟0.4g ㋕39mg

材料(1人分) 汁物

わかめ(戻したもの)…10g
ねぎ(白い部分。4cm長さ)…適量
顆粒《かりゅう》チキンスープの素《もと》(中国風)…小さじ½
こしょう…少々

1 わかめは食べやすく切る。ねぎはせん切りにして水に30秒間さらし、水けをきる(白髪ねぎ)。

2 小鍋に水120mlと顆粒スープの素を入れて中火にかける。煮立ったら**1**を加えてサッと煮て、こしょうをふる。

新ごぼうの和風マリネ

77kcal 塩分0.4g ㋟1.0g ㋕141mg
※数値は1人分。

材料(2人分) 副菜

新ごぼう…(小)½本(40g)
Ⓐ 酢…小さじ2
　 MCTオイル*(またはサラダ油)
　 …小さじ1
　 しょうゆ…小さじ½
　 砂糖…小さじ⅔

*MCTオイル(中鎖脂肪酸油)は、味やにおいが少なく、あえ物に使いやすい。

1 ごぼうは2mm厚さに斜めに切り、水に5分間さらして水けをきる。

2 ボウルにⒶを混ぜ合わせる。

3 **1**をゆで、熱いうちに**2**に加えて混ぜる。冷めるまでおいて味をなじませる。

保存 冷蔵庫で1週間保存可能。

献立 02 夜

魚の香味野菜蒸し献立

たっぷり野菜と魚の簡単レンジ蒸し献立。

729kcal　塩分2.6g　(た)16.4g　(カ)741mg

通常ご飯(130g)の場合　644kcal　塩分2.5g　(た)19.0g　(カ)766mg

魚の香味野菜蒸し

221kcal　塩分1.4g　(た)10.8g　(カ)368mg

材料(1人分)　主菜

銀だら…1切れ(70g)
ねぎ…2cm(20g)
しいたけ…(小)1枚(10g)
にんじん…10g
青じそ(せん切り)…1枚分
塩…ミニスプーン⅓
こしょう…少々
酒…小さじ1
Ⓐ だし…大さじ2
　 しょうゆ…小さじ1
　 みりん…小さじ½
かたくり粉…小さじ1
ごま油…小さじ½

1　ねぎは斜め薄切りにする。しいたけは軸を除いて薄切りにする。にんじんはせん切りにする。

2　銀だらは耐熱皿にのせ、塩、こしょう、酒をふり、**1**をのせる。ラップをふんわりとかけ、電子レンジ(600W)に2分間かける。

3　小鍋にⒶを合わせて温め、かたくり粉を倍量の水で溶いて回し入れ、とろみをつける。仕上げにごま油を加える。

4　器に**2**を盛り、**3**をかけて青じそを散らす。

大根ときゅうりのからしマヨあえ

91kcal　塩分0.7g　(た)3.1g　(カ)201mg

材料(1人分)　副菜

大根…50g
きゅうり…20g
ハム(薄切り)…1枚(15g)
Ⓐ マヨネーズ…大さじ½強
　 しょうゆ…小さじ¼
　 練りがらし…適量

1　大根は皮をむいていちょう形に切る。きゅうりは薄い輪切りにする。ハムは短冊形に切る。

2　ボウルにⒶを合わせて混ぜ、**1**を加えてあえる。

オクラとたけのこの天ぷら

114kcal　塩分0.4g　(た)1.8g　(カ)159mg

材料(1人分)　副菜

オクラ…2本(20g)
ゆでたけのこ…20g
天ぷら粉(市販)…大さじ1
塩…ミニスプーン⅓
粉ざんしょう…適量
揚げ油…適量

1　オクラは、ヘタとガクを除き、縦に切り目を入れる。たけのこは薄く切る。

2　揚げ油を170℃に熱し、天ぷら粉と水25㎖を混ぜ合わせた衣を**1**につけて、2分間を目安に揚げる。

3　器に**2**を盛り、塩と粉ざんしょうを混ぜ合わせて添える。

低たんぱくご飯　主食

(1/25。温かいもの)…180g
カルシウム強化ふりかけ…3g

303kcal　塩分0.1g　(た)0.7g　(カ)13mg

通常ご飯(130g)のみ　218kcal　塩分0g　(た)3.3g　(カ)38mg

Memo　●カリウム制限があって野菜を減らすと、ビタミンやミネラル、食物繊維が不足しやすくなります。ふりかけなどの栄養強化食品も上手に利用して、栄養バランスを整えましょう。
●魚の香味野菜蒸しはいろいろな魚でおいしくつくれますが、銀だら70gと同じたんぱく質量で食べられるのは、メルルーサなら56g、たらなら54g、たいなら46gになります。

[献立02] 1日の合計

エネルギー	1883kcal
塩分	5.3g
たんぱく質	39.1g
カリウム	1665mg

すべて通常食品

エネルギー	1622kcal
塩分	5.9g
たんぱく質	49.8g
カリウム	1770mg

献立
02

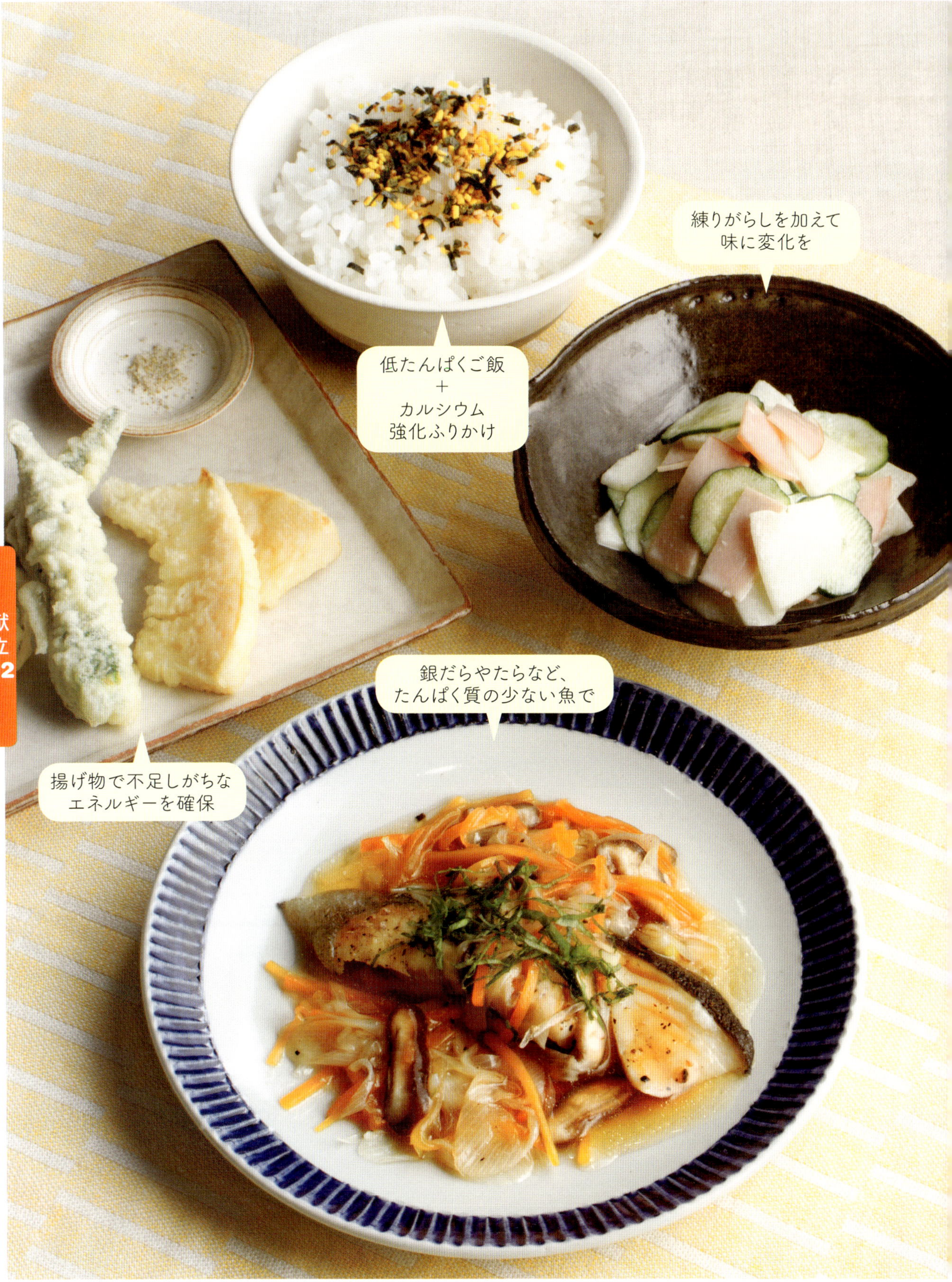
練りがらしを加えて
味に変化を
低たんぱくご飯
＋
カルシウム
強化ふりかけ
銀だらやたらなど、
たんぱく質の少ない魚で
揚げ物で不足しがちな
エネルギーを確保

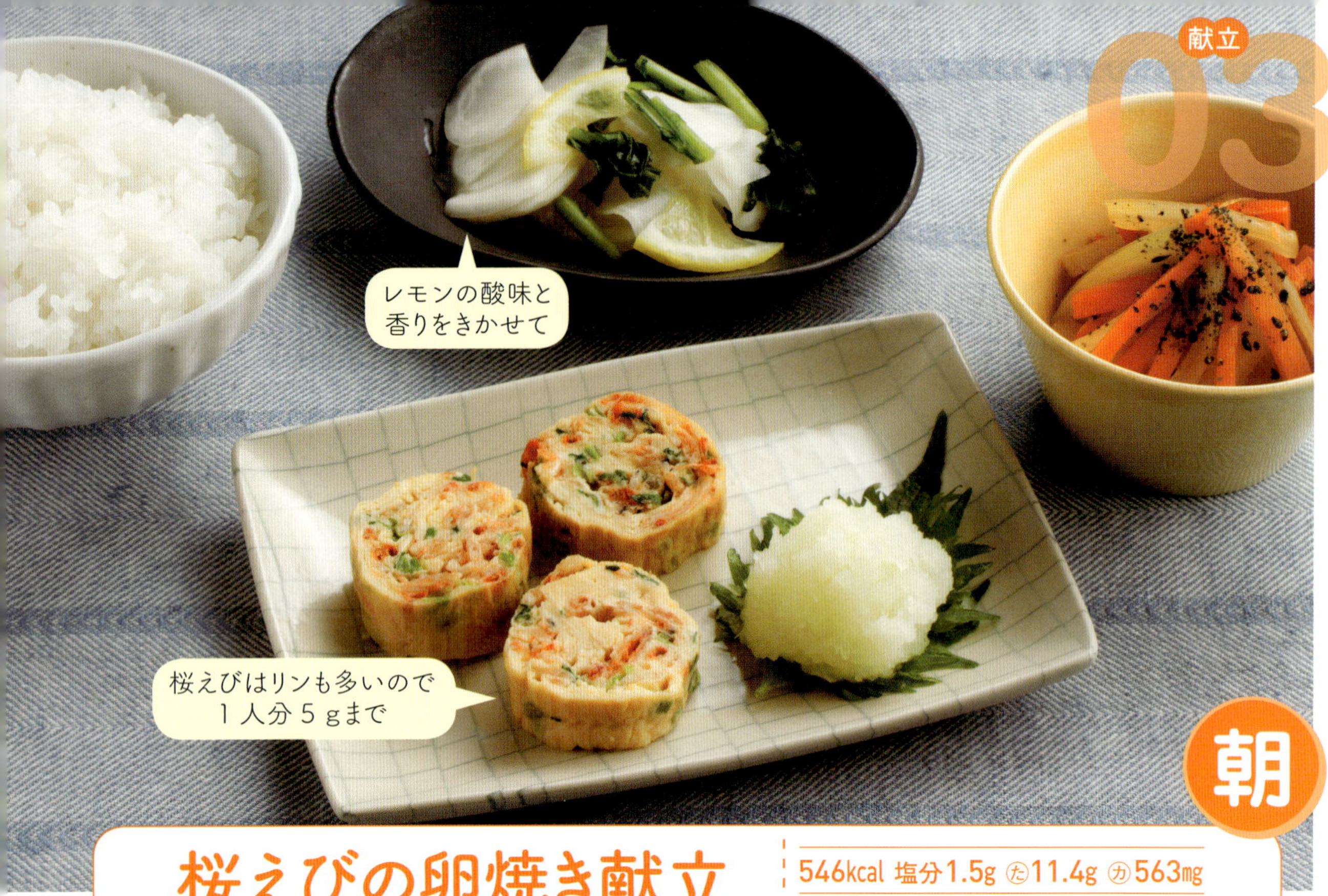
レモンの酸味と
香りをきかせて
桜えびはリンも多いので
1人分5gまで

朝

桜えびの卵焼き献立

カルシウム豊富な桜えび入り卵焼きで、和風の献立。

546kcal 塩分1.5g (た)11.4g (カ)563mg

通常ご飯(130g)の場合
472kcal 塩分1.5g (た)14.5g (カ)601mg

桜えびの卵焼き

167kcal 塩分0.7g (た)9.8g (カ)222mg

※数値は1人分。

材料(2人分) 主菜

卵…2コ/桜えび…10g
細ねぎ(小口切り)…2本分(10g)
Ⓐ
- だし…大さじ1⅓
- 砂糖…小さじ1⅓
- しょうゆ…小さじ⅓
- 塩…ミニスプーン⅓

サラダ油…大さじ1強
青じそ…2枚/大根おろし…60g

1 ボウルに卵を割りほぐし、桜えび、細ねぎ、Ⓐを加えて混ぜ合わせる。

2 卵焼き器にサラダ油を中火で熱し、1の⅓量を流し入れ、全体に広げる。表面が固まる前に巻き、これを芯にして⅓量ずつ卵液を流し入れて巻く。

3 2を食べやすく切って盛る。青じそを敷き、軽く水けを絞った大根おろしを添える。

野菜のきんぴら

73kcal 塩分0.4g (た)0.9g (カ)220mg

材料(1人分) 副菜

にんじん…30g
セロリ…30g
Ⓐ
- 酒・砂糖…各小さじ1
- しょうゆ…小さじ⅓

ごま油…小さじ¾
すりごま(黒)…小さじ½

1 にんじん、セロリは4cm長さの拍子木形に切る。

2 フライパンにごま油を中火で熱し、1を炒める。

3 しんなりしたらⒶを加えてからめる。器に盛り、すりごまをふる。

かぶのレモンあえ

14kcal 塩分0.4g (た)0.5g (カ)121mg

材料(1人分) 副菜

かぶ…(小)½コ(30g)
かぶの葉…½本(10g)
レモン(国産)…10g
塩…ミニスプーン⅓

1 かぶは薄い半月形に切る。かぶの葉は2cm長さに切る。レモンは皮付きのままいちょう形に切る。

2 かぶとかぶの葉をポリ袋に入れ、塩を加えて軽くもむ。

3 水けを軽く絞り、レモンを合わせて盛る。

低たんぱくご飯 主食

(1/25。温かいもの)…180g

292kcal 塩分0g (た)0.2g (カ)0mg

通常ご飯(130g)
218kcal 塩分0g (た)3.3g (カ)38mg

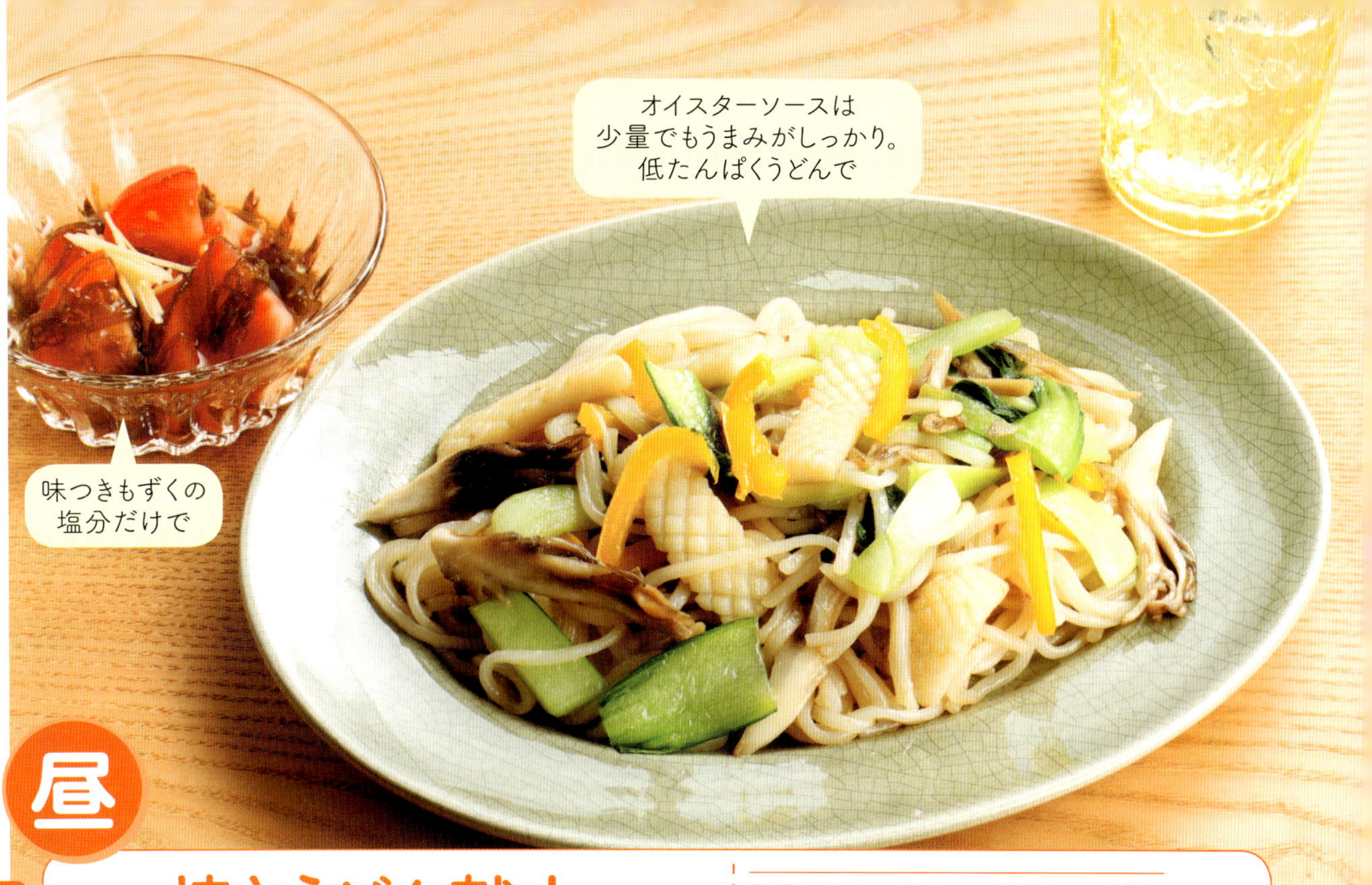
オイスターソースは
少量でもうまみがしっかり。
低たんぱくうどんで
味つきもずくの
塩分だけで

昼

焼きうどん献立

焼うどんや焼きそばは、野菜をたっぷり加えて。

548kcal　塩分2.1g　(た)11.2g　(カ)469mg

通常うどん(80g)の場合
474kcal　塩分3.0g　(た)16.1g　(カ)544mg

焼きうどん

528kcal　塩分1.6g　(た)10.8g　(カ)375mg

通常うどん(乾／80g)
454kcal　塩分2.5g　(た)15.7g　(カ)450mg

材料(1人分)　主菜＋主食

低たんぱくうどん(乾)…100g
いか(胴の部分)…40g
チンゲンサイ…40g
まいたけ…20g
パプリカ(黄)…20g
サラダ油…大さじ1強
Ⓐ オイスターソース…大さじ½
　 塩…ミニスプーン¼弱
　 こしょう…少々

1　いかは格子状の切り目を入れ、短冊形に切る。チンゲンサイは3cm長さに切る。まいたけは根元の堅い部分を除いてほぐす。パプリカはヘタと種を除き、縦に細切りにして横に切る。

2　低たんぱくうどんは、袋の表示どおりにゆでる。

3　フライパンにサラダ油を中火で熱し、**1**を炒める。全体に油が回ったら**2**を加えてサッと炒め、Ⓐを加えて全体にからめる。

※主食を通常食品に変更する場合、主食の分量を減らしているので、調味料なども少し減らしてください。

トマトのもずくあえ

20kcal　塩分0.5g　(た)0.4g　(カ)94mg

材料(1人分)　副菜

トマト…40g
もずく(市販／味つき)
　…½パック(30g)
しょうが(薄切り)…1枚

1　トマトはくし形に切り、さらに半分に切る。しょうがはせん切りにする(針しょうが)。

2　もずくとトマトをあえて器に盛り、針しょうがを添える。

Memo
- 焼きうどんの具は、いかの代わりに冷凍のシーフードミックス(いか、えび、あさりなど)を使ってもよいでしょう。
- チンゲンサイはたんぱく質が少なく、緑色の濃い野菜のなかではカリウムも少なめで、上手に活用したい食材です。
- 漬物は塩分が多くなりがちなので、塩はきちんと計量します。朝食のレモンあえは、大根、キャベツ、白菜など、いろいろな野菜でおいしくつくれます。

献立 03

夜

さわらのハニーマスタードソース献立

さわらは表面に調味料をからめて塩分控えめでもしっかり味に。

759kcal 塩分1.5g (た)15.4g (カ)592mg

通常ご飯(130g)の場合
685kcal 塩分1.5g (た)18.5g (カ)630mg

さわらの ハニーマスタードソース

220kcal 塩分1.2g (た)12.8g (カ)444mg

材料(1人分) 主菜

さわら…½切れ(50g)
ブロッコリー…30g
塩…ミニスプーン⅓
黒こしょう(粗びき)…少々
小麦粉…大さじ½強
オリーブ油…大さじ½
にんにく(みじん切り)…½かけ分
ミニトマト…1コ(15g)
Ⓐ 白ワイン…小さじ2
粒マスタード…小さじ1
はちみつ…小さじ1弱
しょうゆ…小さじ½

1 ブロッコリーは小房に分けて、ゆでる。

2 さわらは一口大に切り、塩、黒こしょうをふり、小麦粉をまぶす。

3 フライパンにオリーブ油、にんにくを入れて中火で熱し、香りがたったら**2**を加えて両面をこんがりと焼く。

4 混ぜ合わせたⒶを加えてからめ、器に盛る。ブロッコリー、ヘタを除いたトマトを添える。

マカロニサラダ

170kcal 塩分0.3g (た)2.3g (カ)140mg

材料(1人分) 副菜

マカロニ(乾)…10g
グリーンアスパラガス…1本(20g)
にんじん…10g
たまねぎ…10g
サニーレタス…5g
マヨネーズ…大さじ1⅓
こしょう…少々

1 マカロニは、袋の表示どおりにゆでる(塩は加えない)。

2 にんじんはいちょう形に切り、アスパラガスは2cm長さに切ってゆでる。たまねぎは薄切りにする。

3 ボウルにマヨネーズ、こしょう、**1**、**2**を入れて混ぜ、サニーレタスを食べやすくちぎって敷いた器に盛る。

梅酒寒天

77kcal 塩分0g (た)0.1g (カ)8mg

※数値は1人分。

材料(2人分) デザート

梅酒(市販)…40mℓ
梅酒の梅(種を除く)…1コ
Ⓐ 水…160mℓ
砂糖…大さじ2
粉寒天…1.5g

1 鍋にⒶを入れて中火にかける。煮立ったら、混ぜながら1～2分間煮て火を止める。粗熱が取れたら梅酒を加えて混ぜる。

2 容器に**1**を注ぎ入れ、冷蔵庫で1時間冷やし、固める。

3 器に**2**を崩して盛り、食べやすく切った梅酒の梅をのせる。

低たんぱくご飯 主食

(1/25。温かいもの)…180g

292kcal 塩分0g (た)0.2g (カ)0mg

通常ご飯(130g)
218kcal 塩分0g (た)3.3g (カ)38mg

Memo
●ハニーマスタードソースは、さわらのほか、いろいろな魚や鶏肉、豚肉などに合い、ぶり、めかじきなどの魚、鶏もも肉でも、近いたんぱく質量で食べられます。
●マヨネーズは少量でもエネルギーがとれる調味料。サラダに使うとエネルギーアップにも役立ちます。低たんぱくマカロニを使えば、量を増やしてエネルギーを調整することも可能。

[献立03] 1日の合計

エネルギー	1853kcal
塩分	5.1g
たんぱく質	38.0g
カリウム	1624mg

すべて通常食品

エネルギー	1631kcal
塩分	6.0g
たんぱく質	49.1g
カリウム	1775mg

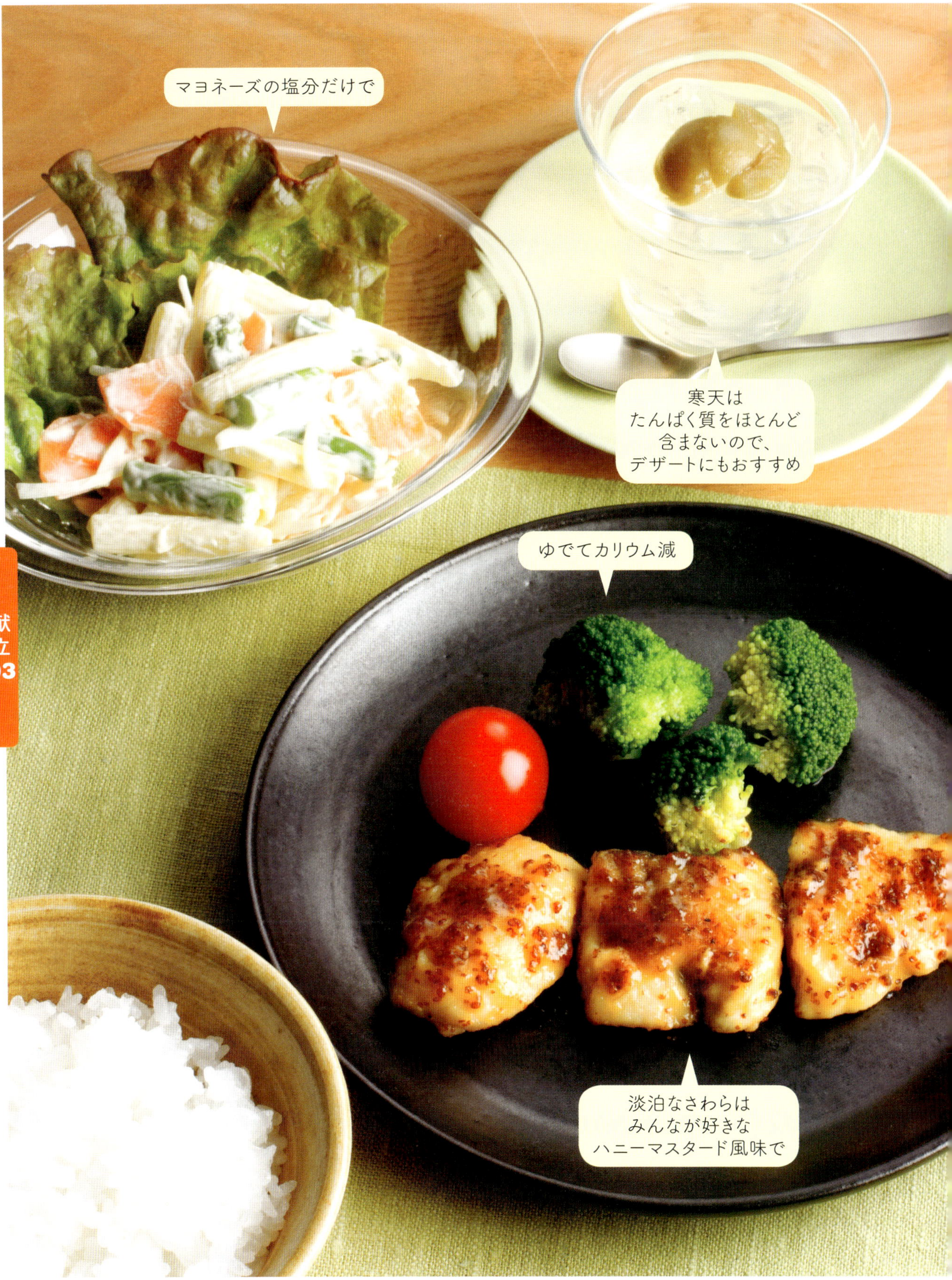
マヨネーズの塩分だけで
寒天は
たんぱく質をほとんど
含まないので、
デザートにもおすすめ
ゆでてカリウム減
淡泊なさわらは
みんなが好きな
ハニーマスタード風味で

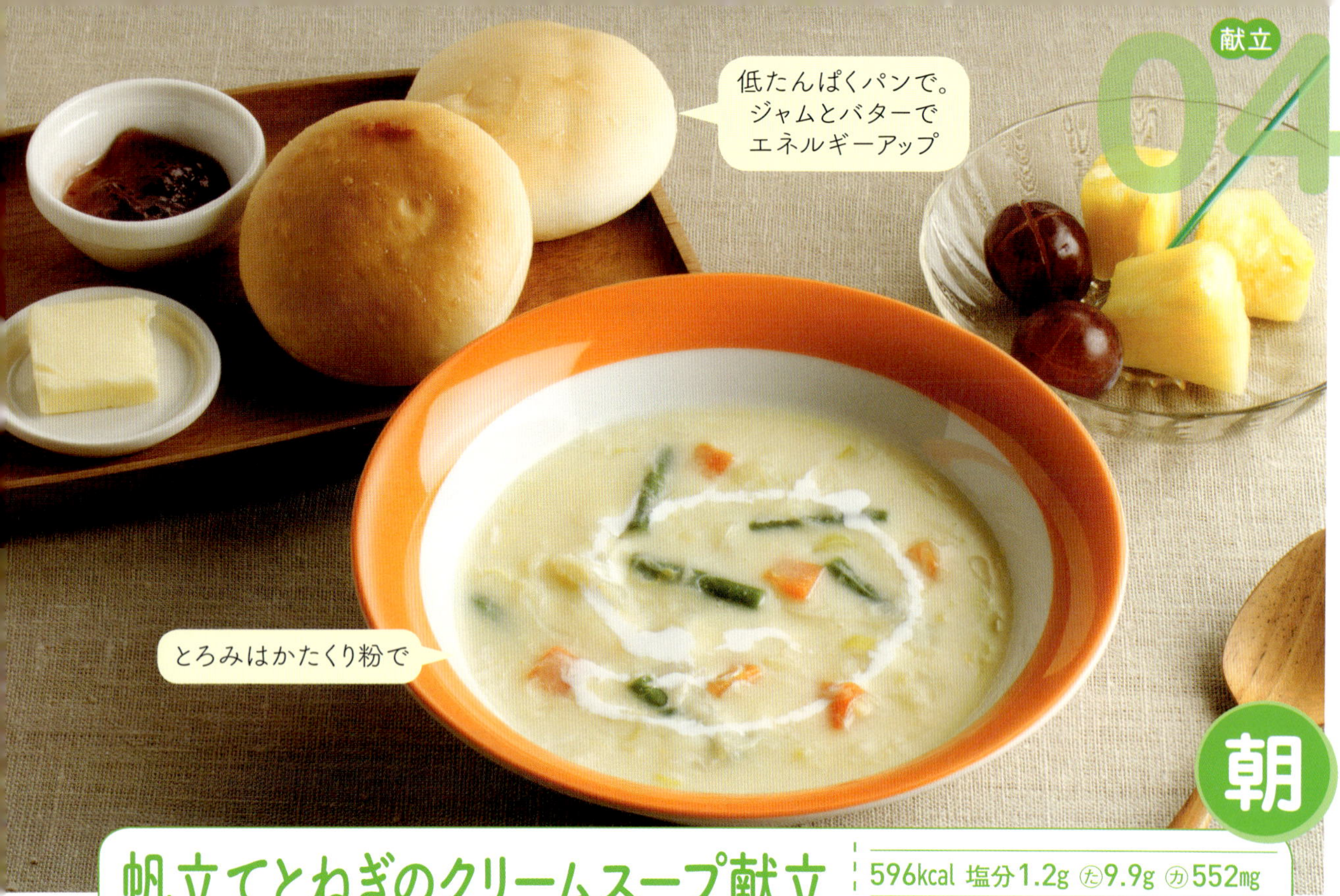
献立
04
低たんぱくパンで。
ジャムとバターで
エネルギーアップ
とろみはかたくり粉で
朝

帆立てとねぎのクリームスープ献立

豆乳を加えてまろやかに仕上げた、やさしい味のスープ。

596kcal 塩分1.2g (た)9.9g (カ)552mg

通常パン(60g)の場合
494kcal 塩分1.8g (た)15.6g (カ)601mg

帆立てとねぎの クリームスープ

173kcal 塩分0.9g (た)9.1g (カ)436mg

※数値は1人分。

材料(2人分) 主菜

帆立て貝柱(刺身用)*…2コ(60g)
ねぎ…60g
にんじん…40g
さやいんげん…2本(20g)
サラダ油…大さじ1
豆乳…140mℓ
クリームコーン(缶詰)…60g
固形コンソメスープの素《もと》…½コ
こしょう…少々
かたくり粉…小さじ1
生クリーム**…小さじ1

*水煮缶詰でもよい。
**コーヒー用のクリームでもよい。

1 帆立て貝柱は食べやすい大きさに切る。ねぎは5mm厚さの小口切りにする。にんじんは5mm厚さの1cm四方に切る。さやいんげんは3cm長さに切る。
2 鍋にサラダ油を中火で熱し、野菜を炒める。帆立てを加えて炒め、水カップ1¼を加え、野菜が柔らかくなるまで煮る。
3 豆乳とクリームコーンを加え、固形スープの素、こしょうで味を調える。かたくり粉を水大さじ2で溶いて少しずつ加え、よくかき混ぜながらとろみをつける。器に盛り、生クリームを回しかける。

Memo ●一般的なロールパン100gにはたんぱく質が約10g含まれますが、低たんぱく丸パン100gでは0.4gほど。そのままでは堅いので、加熱するとおいしく食べられます。

フルーツ

32kcal 塩分0g (た)0.3g (カ)86mg

材料(1人分) デザート

パイナップル…40g
ぶどう…20g

1 パイナップルは一口大に切り、ぶどうは食べやすく切り目を入れて器に盛る。

低たんぱく丸パン

391kcal 塩分0.3g (た)0.5g (カ)30mg

通常パン(バターロール2コ60g)+ジャム、バター
289kcal 塩分0.9g (た)6.2g (カ)79mg

材料(1人分) 主食

低たんぱく丸パン…2コ(100g)
ジャム…15g
バター…8g

1 パンは袋の表示どおりに電子レンジで温め、ジャムとバターを添える。

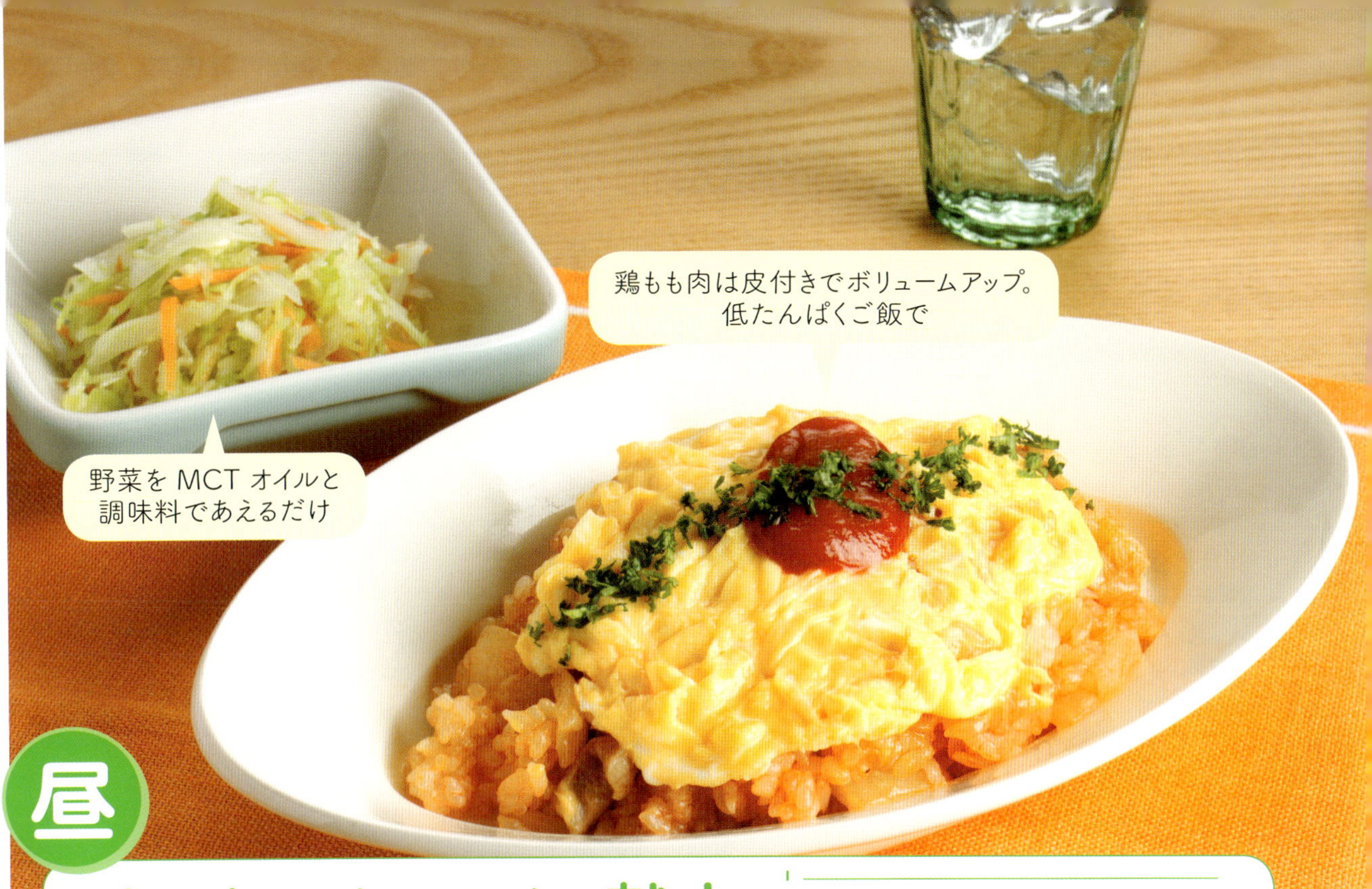

鶏もも肉は皮付きでボリュームアップ。
低たんぱくご飯で
野菜をMCTオイルと
調味料であえるだけ

昼

トロトロオムライス献立

ケチャップライスに半熟卵をのせた簡単オムライス。

573kcal 塩分2.0g (た)14.3g (カ)427mg

通常ご飯(130g)の場合
548kcal 塩分2.0g (た)17.3g (カ)465mg

トロトロオムライス

507kcal 塩分1.2g (た)13.7g (カ)322mg

通常ご飯(130g)
482kcal 塩分1.2g (た)16.7g (カ)360mg

材料(1人分) 主菜＋主食

卵…1コ
鶏もも肉(皮付き)…40g
たまねぎ…40g
サラダ油…小さじ2
低たんぱくご飯(1/25。温かいもの)
…150g
トマトケチャップ…大さじ1
塩…ミニスプーン⅓
こしょう…少々
パセリ(みじん切り)…少々

1 たまねぎは1cm角に切り、鶏肉は一口大に切る。

2 フライパンにサラダ油の半量を中火で熱し、たまねぎと鶏肉を炒める。低たんぱくご飯を加えて炒め、ケチャップを半量加えて塩、こしょうで味を調え、器にこんもりと盛る。

3 卵は溶きほぐす。フライパンに残りのサラダ油を中火で熱し、卵を流し入れて柔らかめのスクランブルエッグをつくる。**2**にのせ、残りのケチャップをかけてパセリをふる。

※主食を通常食品に変更する場合、主食の分量を減らしているので、調味料なども少し減らしてください。

Memo ●MCTオイル(23ページ参照)はエネルギーになりやすい油で、サラダやあえ物に使ったり、スープなどに加えることで不足するエネルギーを手軽に補えます。ただし、揚げ物や炒め物など、直接加熱する調理には使えません。パウダータイプもあり、料理や飲み物に混ぜるだけでエネルギーが補給できます。

コールスロー

66kcal 塩分0.8g (た)0.6g (カ)105mg

材料(1人分) 副菜

キャベツ…(大)½枚(30g)
たまねぎ…10g
にんじん…10g
塩…ミニスプーン⅔

Ⓐ
- MCTオイル(またはオリーブ油)…小さじ1
- 酢…大さじ1
- 砂糖…小さじ⅔
- こしょう…少々

1 キャベツは3mm幅に切り、たまねぎは薄く切る。にんじんはせん切りにする。

2 ボウルに**1**を入れ、塩を加えてしんなりさせる。Ⓐを加えてあえ、食べる直前まで冷蔵庫で冷やす。

献立 04 夜

冷しゃぶのねぎソース献立

たんぱく質をほとんど含まないくずきりは、上手に活用したい食材。

695kcal 塩分1.4g ㋟13.5g ㋕706mg

通常ご飯(130g)の場合
609kcal 塩分1.2g ㋟16.1g ㋕727mg

冷しゃぶのねぎソース

205kcal 塩分0.7g ㋟11.0g ㋕278mg

材料(1人分) 主菜

豚ロース肉(しゃぶしゃぶ用)…50g
レタス…1枚(30g)
くずきり…10g
ねぎソース
- ねぎ(みじん切り)…10g
- 白ごま…小さじ1(3g)
- しょうが(みじん切り)…1g
- にんにく(みじん切り)…½かけ分
- 酢…大さじ½
- しょうゆ…小さじ½
- 砂糖…小さじ¼
- 豆板醤(トーバンジャン)…少々(1g)

1 レタスは大きめにちぎる。くずきりは袋の表示どおりにゆでて冷水にとり、水けをきる。

2 ねぎソースの材料を混ぜる。

3 鍋に湯を沸かし、レタス、豚肉を順にサッとゆでて氷水にとり、水けをきる。器にレタスとくずきりを広げて豚肉をのせ、ねぎソースをかける。

夏野菜の揚げびたし

102kcal 塩分0.5g ㋟1.2g ㋕171mg

材料(1人分) 副菜

なす…(小)½コ(30g)
ピーマン…(大)½コ(20g)
パプリカ(赤)…20g
合わせ地
- だし…カップ¼
- しょうゆ…小さじ½
- みりん…小さじ½

揚げ油…適量

1 なすは縦に4等分に切る。ピーマン、パプリカはヘタと種を除き、大きめの乱切りにする。

2 バットに合わせ地の材料を入れて混ぜる。

3 揚げ油を180℃に熱し、**1**を入れる。1分間揚げたら油をきり、熱いうちに**2**につけ、10分間おいて味をなじませる。

さつまいもの甘煮

84kcal 塩分0g ㋟0.6g ㋕240mg

※数値は1人分。

材料(2人分) デザート

さつまいも…100g
砂糖…大さじ1
シナモン(粉末)…少々

1 さつまいもは皮をむいて2cm角に切り、水に5分間さらして水けをきる。

2 鍋に**1**と**1**が浸る程度の水、砂糖を入れ、柔らかくなるまで弱火で15分間煮る。

3 軽く汁けをきって器に盛り、シナモンをふる。

低たんぱくご飯 主食

(1/25。温かいもの)…180g
カルシウムふりかけ…3g

304kcal 塩分0.2g ㋟0.7g ㋕17mg

通常ご飯(130g)のみ
218kcal 塩分0g ㋟3.3g ㋕38mg

Memo ●冷しゃぶは、豚ロース肉50gの代わりに、脂身の多い豚バラ肉を使うと、たんぱく質は2.5g減、エネルギーは66kcal増に。

●たんぱく質をほとんど含まないくずきりはエネルギーの調整に便利な食材。サラダや酢の物に入れたり、黒みつ(58ページ参照)をかけておやつにしたりと、使い道もいろいろです。

[献立04] 1日の合計

エネルギー	1864kcal
塩分	4.6g
たんぱく質	37.7g
カリウム	1685mg

すべて通常食品

エネルギー	1651kcal
塩分	5.0g
たんぱく質	49.0g
カリウム	1793mg

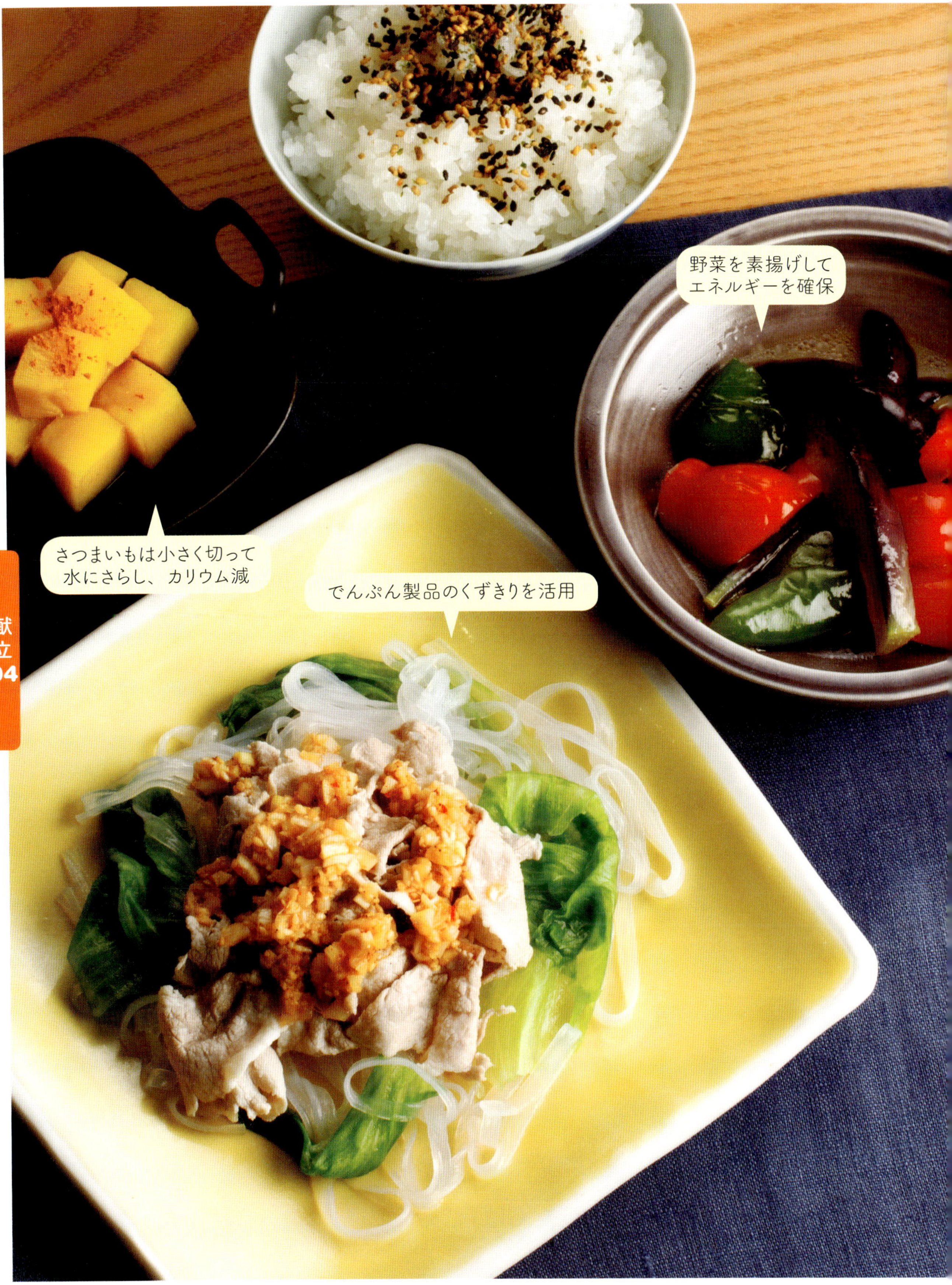
野菜を素揚げして
エネルギーを確保
さつまいもは小さく切って
水にさらし、カリウム減
でんぷん製品のくずきりを活用

献立 05

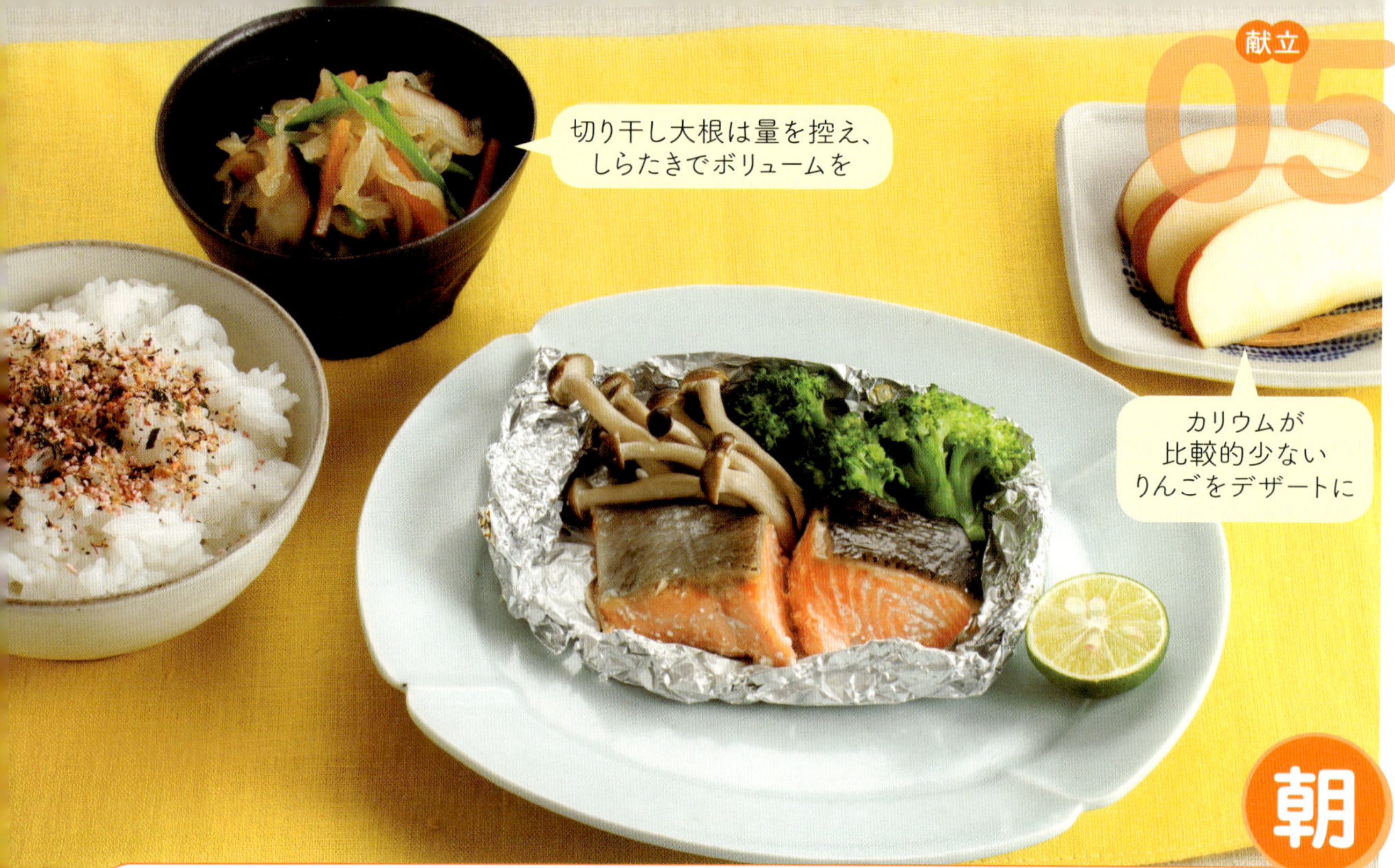
切り干し大根は量を控え、
しらたきでボリュームを
カリウムが
比較的少ない
りんごをデザートに

朝

鮭《さけ》のホイル焼き献立

オーブントースターでつくるホイル焼きに、常備菜を添えて。

508kcal 塩分1.3g (た)11.9g (カ)600mg

通常ご飯(130g)の場合
421kcal 塩分1.0g (た)14.3g (カ)627mg

鮭のホイル焼き

117kcal 塩分0.4g (た)9.4g (カ)317mg

材料(1人分) 主菜

生鮭…½切れ(40g)
ブロッコリー…20g
しめじ…20g
塩…ミニスプーン¼
こしょう…少々
オリーブ油…小さじ½
すだち…½コ

1 鮭は食べやすく切る。ブロッコリーは小房に分け、しめじは根元を除いてほぐす。

2 大きめに切ったアルミ箔《はく》に**1**をのせる。塩、こしょうをふって、包む。

3 オーブントースターの受け皿に**2**をのせて12～15分間焼く。器に盛り、包みを開いてオリーブ油をかけ、すだちを添える。

切り干し大根煮

55kcal 塩分0.6g (た)1.5g (カ)212mg

材料(1人分) 副菜

切り干し大根…3g
にんじん…10g
生しいたけ…(小)1枚(10g)
しらたき…30g
絹さや…2枚(4g)
サラダ油…小さじ½
Ⓐ だし…カップ½
　酒…小さじ1
　しょうゆ…小さじ½
　みりん・砂糖…各小さじ⅓

1 切り干し大根はたっぷりの水で戻して水けを絞り、長ければ切る。にんじんはせん切りにし、しいたけは軸を除いて薄切りにする。しらたきは食べやすい長さに切る。絹さやは筋を除いてサッとゆで、斜めにせん切りにする。

2 小鍋にサラダ油を熱し、絹さや以外の材料を炒める。全体に油が回ったらⒶを加えて中火で煮る。絹さやを加えて混ぜ、器に盛る。

りんご

31kcal 塩分0g (た)0.1g (カ)60mg

材料(1人分) デザート

りんご…(小)¼コ(50g)

1 りんごは皮付きのまま薄くくし形に切る。

低たんぱくご飯 主食

(1/25。温かいもの)…180g
鉄分強化ふりかけ…3g

305kcal 塩分0.3g (た)0.9g (カ)11mg

通常ご飯(130g)のみ
218kcal 塩分0g (た)3.3g (カ)38mg

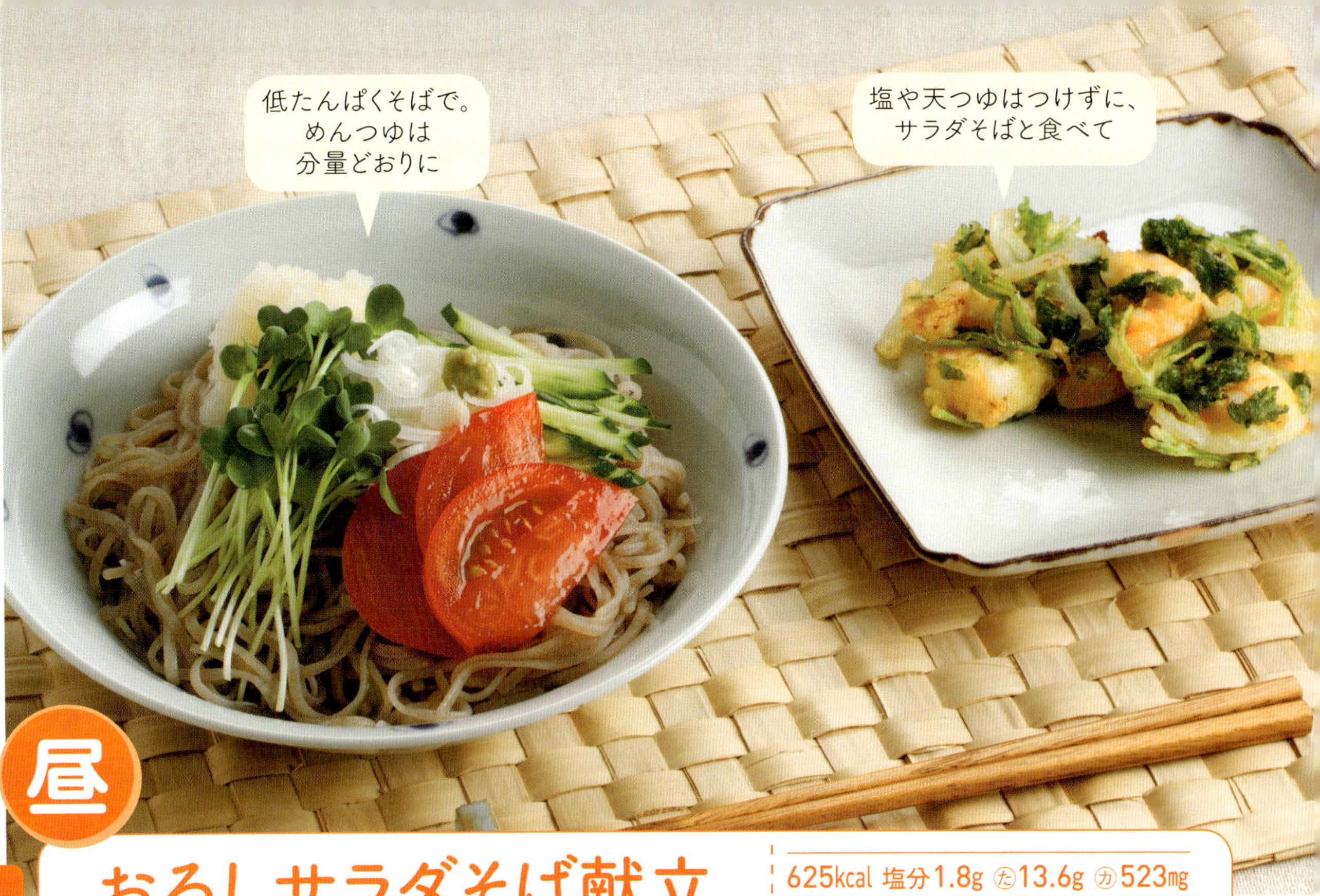
低たんぱくそばで。めんつゆは分量どおりに
塩や天つゆはつけずに、サラダそばと食べて

昼

おろしサラダそば献立

夏向きの冷たいそばは、かき揚げでエネルギーを補います。

625kcal 塩分1.8g ㋟13.6g ㋕523mg

通常そば（80g）の場合
546kcal 塩分2.0g ㋟21.9g ㋕638mg

おろしサラダそば

391kcal 塩分1.7g ㋟4.6g ㋕312mg

通常そば（乾／80g）
312kcal 塩分1.9g ㋟12.9g ㋕427mg

材料（1人分） 主菜＋主食

低たんぱくそば（乾）…100g
きゅうり…10g
トマト…20g
貝割れ菜…5g
ねぎ…5g
大根おろし…40g
めんつゆ（ストレート）…カップ¼
わさび…適量

1 低たんぱくそばは袋の表示どおりにゆで、水洗いして水けをきる。

2 きゅうりは斜め薄切りにしてからせん切りにする。トマトは薄いくし形に切る。貝割れ菜は根元を除き、ねぎは小口切りにする。

3 器にそばを盛り、軽く水けを絞った大根おろしと**2**をのせる。めんつゆをかけ、わさびを添える。

※主食を通常食品に変更する場合、主食の分量を減らしているので、めんつゆも少し減らしてください。

えびとみつばのかき揚げ

234kcal 塩分0.1g ㋟9.0g ㋕211mg

材料（1人分） 副菜

むきえび…40g
みつば…5本（10g）
たまねぎ…15g
かたくり粉…大さじ½
天ぷら粉（市販）…大さじ1強
揚げ油…適量

1 えびは大きければ2つに切る。みつばは3cm長さに切る。たまねぎは7mm幅に切る。

2 **1**のえびの水けを拭いてボウルに入れ、かたくり粉をまぶす。みつばとたまねぎ、天ぷら粉を水20mlで溶いて加え、サックリと混ぜる。

3 揚げ油を170℃に熱し、**2**を一口大にまとめて入れる。カラッと揚がったら、油をきる（少量の油で揚げ焼きにしてもよい）。

Memo

●通常のそばのたんぱく質量は乾麺100gで14gと意外に多いものです。低たんぱくそばでは2.9gほどで、その分おかずを充実させることができます。

●おかずのたんぱく質をさらに抑えるには、かき揚げのえびを桜えび5gに替えるとたんぱく質4.6g減に、にんじんにかえて野菜かき揚げにすれば約7.5g減になります。

献立 05 夜

ゴーヤーチャンプルー献立

野菜をメインにした主菜と副菜は味つけで変化を。

652kcal 塩分1.8g (た)15.1g (カ)635mg

通常ご飯(130g)の場合
578kcal 塩分1.8g (た)18.2g (カ)673mg

ゴーヤーチャンプルー

218kcal 塩分1.0g (た)12.6g (カ)305mg

材料(1人分) 主菜

豚ロース肉(薄切り)…2枚(30g)
ゴーヤー…25g
木綿豆腐…40g
にんじん…10g
もやし…25g
サラダ油…大さじ½
溶き卵…½コ分
削り節…少々
Ⓐ 酒・しょうゆ…各小さじ½
　 塩…ミニスプーン⅓
　 こしょう…少々

1 ゴーヤーは縦半分に切って種とワタを取る。5mm幅に切り、1分間ゆでて水けをきる。豆腐は2cm角に切り、1分間ゆでて水けをきる。

2 にんじんは短冊形に切り、もやしはひげ根を取る。豚肉は3cm幅に切る。

3 フライパンにサラダ油を中火で熱し、豚肉とにんじんを炒める。火が通ったら残りの野菜と豆腐を加えてさらに炒め、Ⓐを加えて混ぜる。

4 溶き卵を回し入れてサッと炒め、器に盛って削り節をかける。

かぼちゃのサラダ

76kcal 塩分0.1g (た)1.2g (カ)215mg

材料(1人分) 副菜

かぼちゃ(皮付き)…40g
レーズン…5g
マヨネーズ…小さじ1強
プレーンヨーグルト(無糖)
　…小さじ2

1 かぼちゃは皮付きのまま2cm角に切り、ゆでて粗くつぶす。

2 ボウルにレーズン、マヨネーズ、ヨーグルトを入れて混ぜ、**1**を加えてあえる。

焼きなすのナムル

66kcal 塩分0.7g (た)1.1g (カ)115mg

※数値は1人分。

材料(2人分) 副菜

なす…1コ(80g)
ねぎ…10g
Ⓐ ごま油…小さじ2
　 すりごま(白)…小さじ1
　 しょうゆ・みりん…各小さじ⅔
　 にんにく(すりおろす)…少々
　 塩…ミニスプーン⅔
糸とうがらし…適宜

1 なすは焼いて皮をむき、ヘタを切り落として縦に4～6等分にしてから3cm長さに切る。ねぎは、みじん切りにする。

2 ボウルにⒶを入れて混ぜ、**1**を加えてあえる。器に盛り、好みで糸とうがらしをのせる。

低たんぱくご飯 主食

(1/25。温かいもの)…180g

292kcal 塩分0g (た)0.2g (カ)0mg

通常ご飯(130g)
218kcal 塩分0g (た)3.3g (カ)38mg

Memo ●ゴーヤーはたんぱく質も比較的少なく、緑色の濃い野菜の中ではカリウムも少なめ。サッとゆでて少量の削り節とだしで割ったしょうゆでおひたしにすれば低エネルギーの副菜に。また、天ぷら(34ページ参照)にすればエネルギーの確保にと、活用できます。●カリウム制限の厳しい人は、カリウムが多めのかぼちゃやレーズンを使ったサラダにかえて、ゆでキャベツやマカロニサラダにしても。

[献立05] 1日の合計

エネルギー	1785kcal
塩分	4.9g
たんぱく質	40.6g
カリウム	1758mg

すべて通常食品

エネルギー	1545kcal
塩分	4.8g
たんぱく質	54.4g
カリウム	1938mg

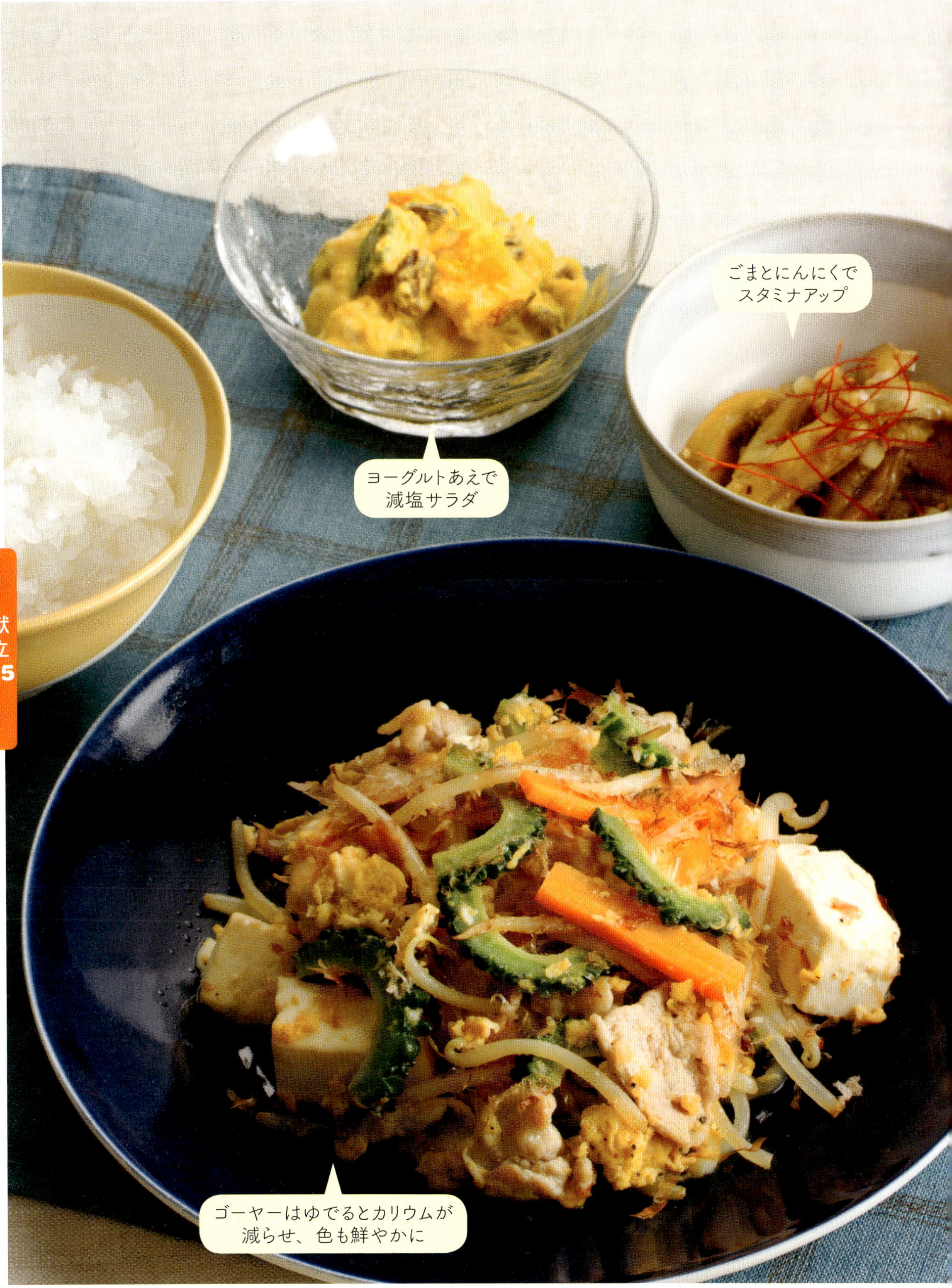
ごまとにんにくで
スタミナアップ
ヨーグルトあえで
減塩サラダ
ゴーヤーはゆでるとカリウムが
減らせ、色も鮮やかに

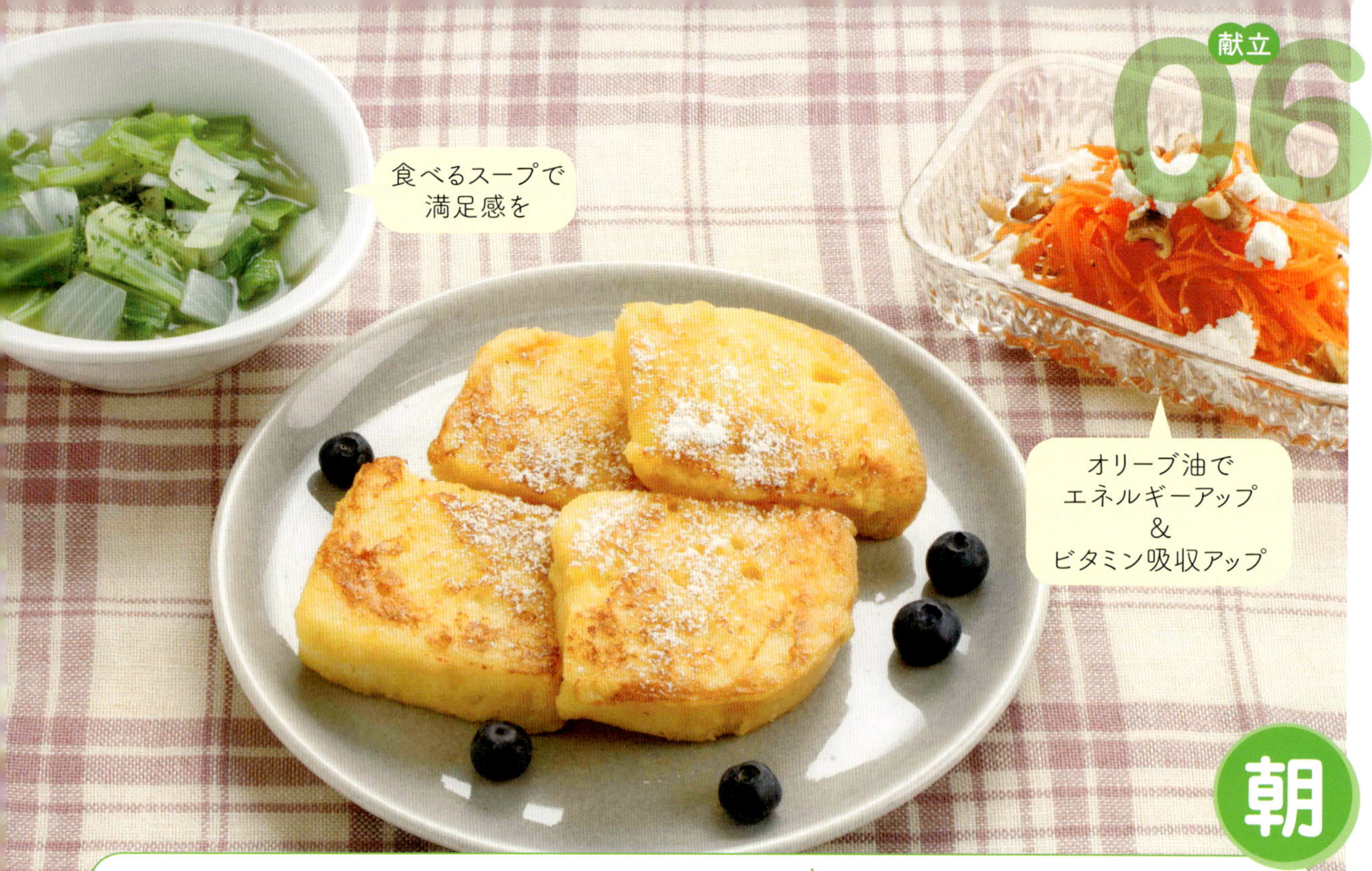
献立
06
食べるスープで
満足感を
オリーブ油で
エネルギーアップ
&
ビタミン吸収アップ
朝

フレンチトースト献立

低たんぱく食パンのフレンチトーストはバターで風味よく。

566kcal 塩分1.9g (た)11.7g (カ)444mg

通常パン(60g)の場合
465kcal 塩分2.5g (た)16.8g (カ)486mg

フレンチトースト

444kcal 塩分0.4g (た)8.4g (カ)166mg

通常パン(食パン60g)
343kcal 塩分1.0g (た)13.5g (カ)208mg

材料(1人分) 主菜＋主食

低たんぱく食パン…1枚(100g)

Ⓐ
- 溶き卵…1コ分
- 牛乳…カップ¼
- はちみつ…大さじ½

バター…5g
粉砂糖…少々
ブルーベリー…10g

1 低たんぱく食パンは4等分して、電子レンジ(600W)で軽く温める。

2 小さめのバットにⒶを合わせて混ぜ、**1**を浸しておく。

3 フライパンにバターを中火で溶かし、**2**を入れて両面をこんがりと焼く。皿に盛り、粉砂糖をふって、ブルーベリーを添える。

※主食を通常食品に変更する場合、主食の分量を減らしているので、Ⓐや調味料なども少し減らしてください。

野菜のスープ煮

18kcal 塩分1.0g (た)0.8g (カ)106mg

材料(1人分) 副菜

キャベツ…1枚(40g)
たまねぎ…15g
固形コンソメスープの素《もと》…¼コ
塩…ミニスプーン⅓
こしょう…少々
パセリ(乾)…少々

1 キャベツは3cm四方に切る。たまねぎは1cm角に切る。

2 鍋に水130mℓと**1**を入れて中火にかける。野菜に火が通ったら固形スープの素と塩、こしょうで味を調える。器に盛り、パセリをふる。

にんじんサラダ

104kcal 塩分0.5g (た)2.5g (カ)172mg

材料(1人分) 副菜

にんじん…50g
くるみ…5g

Ⓐ
- レモン汁…小さじ1
- オリーブ油(またはMCTオイル)…小さじ1
- 砂糖…小さじ⅓
- 塩…ミニスプーン⅓
- 黒こしょう(粗びき)…少々

カッテージチーズ…10g

1 にんじんは細いせん切りにする。くるみは粗く刻み、最後に散らす分を取り分けておく。

2 ボウルにⒶを混ぜ合わせ、**1**を加えてあえる。冷蔵庫において、味をなじませる。

3 器に盛り、取り分けておいたくるみとカッテージチーズを散らす。

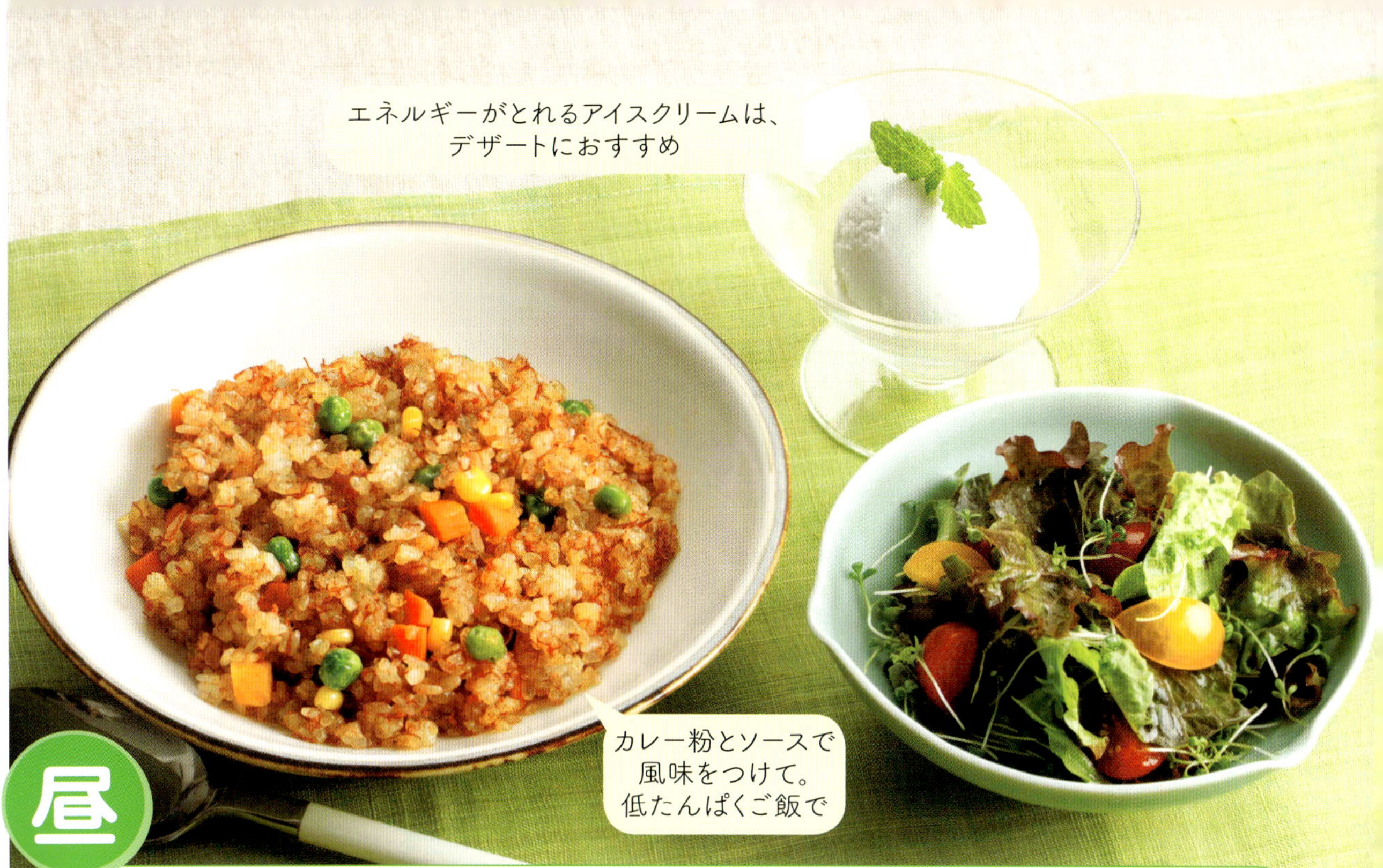
エネルギーがとれるアイスクリームは、デザートにおすすめ
カレー粉とソースで風味をつけて。低たんぱくご飯で

昼

カレーチャーハン献立

油で炒めたご飯が主役の、しっかりエネルギーがとれる献立。

674kcal 塩分1.6g ㋟12.3g ㋕420㎎

通常ご飯(130g)の場合
599kcal 塩分1.5g ㋟15.4g ㋕455㎎

カレーチャーハン

476kcal 塩分1.3g ㋟9.6g ㋕180㎎

通常ご飯(130g)
401kcal 塩分1.2g ㋟12.7g ㋕215㎎

材料(1人分) 主菜+主食

コンビーフ(缶詰)…40g
ミックスベジタブル(冷凍)…50g
低たんぱくご飯(1/25。温かいもの)…180g
サラダ油…大さじ½
Ⓐ カレー粉…小さじ½
ウスターソース…小さじ1
塩…ミニスプーン¼弱
黒こしょう(粗びき)…少々

1 フライパンにサラダ油を中火で熱し、コンビーフとミックスベジタブルを炒める。コンビーフがほぐれたらご飯を加えて炒め、Ⓐを加えて混ぜる。

※主食を通常食品に変更する場合、主食の分量を減らしているので、調味料なども少し減らしてください。

トマトサラダ

42kcal 塩分0.2g ㋟0.6g ㋕133㎎

材料(1人分) 副菜

ミニトマト(赤・黄)…各1コ(30g)
サニーレタス…10g
スプラウト…10g
イタリアンドレッシング(市販)…大さじ½

1 トマトは4等分に切る。サニーレタスは一口大にちぎる。スプラウトは根を落とし、食べやすく切る。ボウルに野菜を入れ、ドレッシングを加えて混ぜ合わせる。

Memo ●ココナツミルクは、牛乳の約2/3のたんぱく質で、エネルギーは2倍以上と、エネルギー補給にも利用できます。アイスはまとめてつくっておいて、おやつにもおすすめ。

ココナツミルクアイス

156kcal 塩分0.1g ㋟2.1g ㋕107㎎

※数値は1人分。

材料(5人分) デザート

生クリーム(植物性)…カップ½
Ⓐ ココナツミルク…カップ1
砂糖…大さじ1⅔
はちみつ…大さじ½
ミントの葉…適宜

1 ボウルに生クリームを入れて、泡立て器で七分《ぶ》立てにする。

2 別のボウルにⒶを混ぜ、**1**を加えてさらに混ぜ合わせる。

3 **2**を容器に移して冷凍庫に入れる。1時間たったら取り出し、全体をスプーンなどでかき混ぜる。冷凍庫でさらに3〜4時間冷やし固める。器に盛り、あればミントの葉を飾る。

献立 06 夜

うなぎの香味ご飯献立

食べごたえのあるうなぎご飯は、香味野菜を添えてさっぱりと。

569kcal 塩分2.0g (た)15.0g (カ)437mg

通常ご飯(130g)の場合
495kcal 塩分2.0g (た)18.0g (カ)474mg

うなぎの香味ご飯

442kcal 塩分0.7g (た)12.1g (カ)197mg

通常ご飯(130g)
368kcal 塩分0.7g (た)15.1g (カ)234mg

材料(1人分) 主菜+主食

うなぎのかば焼き*…50g
みょうが…(小)1コ(10g)
細ねぎ…1本
低たんぱくご飯(1/25。温かいもの)…180g
焼きのり…全形⅛枚(0.4g)
粉ざんしょう…適宜

*あらかじめたれのかかったもの。付属のたれはかけない。

1 うなぎのかば焼きは1.5cm幅に切り、耐熱皿にのせて電子レンジで温める。
2 みょうがはせん切りにする。細ねぎは小口切りにする。
3 低たんぱくご飯を器に盛り、のりをちぎってのせ、うなぎ、細ねぎ、みょうがを散らす。好みで粉ざんしょうをふる。

とうがんのしょうがあんかけ

44kcal 塩分0.8g (た)1.2g (カ)184mg

材料(1人分) 副菜

とうがん…60g
オクラ…1本(10g)
Ⓐ
- だし…カップ½
- 酒…小さじ1
- みりん…小さじ1
- しょうゆ…小さじ⅓
- 塩…ミニスプーン⅓

しょうが汁…少々(1g)
かたくり粉…小さじ⅔

1 とうがんは緑を残すように薄く皮をむき、3～4cm角に切る。鍋にとうがんと浸るくらいの水を入れて中火にかけ、煮立ってから5分間ゆで、水けをきる。オクラはヘタを落としてガクをそぎ、斜め半分に切る。
2 小鍋にとうがんとⒶを入れ、中火で15分間煮含める。仕上げにオクラを加え、サッと火を通し、器に盛る。
3 2の残った煮汁に、しょうが汁と倍量の水で溶いたかたくり粉を加えて混ぜながら温める。とろみがついたら2にかける。

春雨の酢の物

83kcal 塩分0.5g (た)1.7g (カ)56mg

材料(1人分) 副菜

春雨(乾)…10g
わかめ(戻したもの)…10g
きゅうり…20g
かにかまぼこ…1本(10g)
Ⓐ
- 酢…小さじ2
- 砂糖…小さじ1
- ごま油…小さじ½
- しょうゆ…2～3滴

1 戻した春雨とわかめは食べやすく切る。きゅうりは薄い輪切りにし、かにかまぼこはほぐす。
2 ボウルにⒶを入れて混ぜ合わせる。1を加えてよく混ぜ、器に盛る。

Memo
●ご飯にまでたれがかかったうな丼は、高たんぱく・高塩分。家庭でつくるなら、うなぎやたれの量は控えめでも、たっぷりの香味野菜やのりなどを合わせて、満足感が得られる工夫を。
●さっぱりと食べられる酢の物も、春雨やくずきりなどのでんぷん製品や油を使うことで、たんぱく質やカリウムを増やさずにエネルギーを確保。

［献立06］1日の合計

エネルギー	1809kcal
塩分	5.5g
たんぱく質	39.0g
カリウム	1301mg

すべて通常食品

エネルギー	1559kcal
塩分	6.0g
たんぱく質	50.2g
カリウム	1415mg

献立06

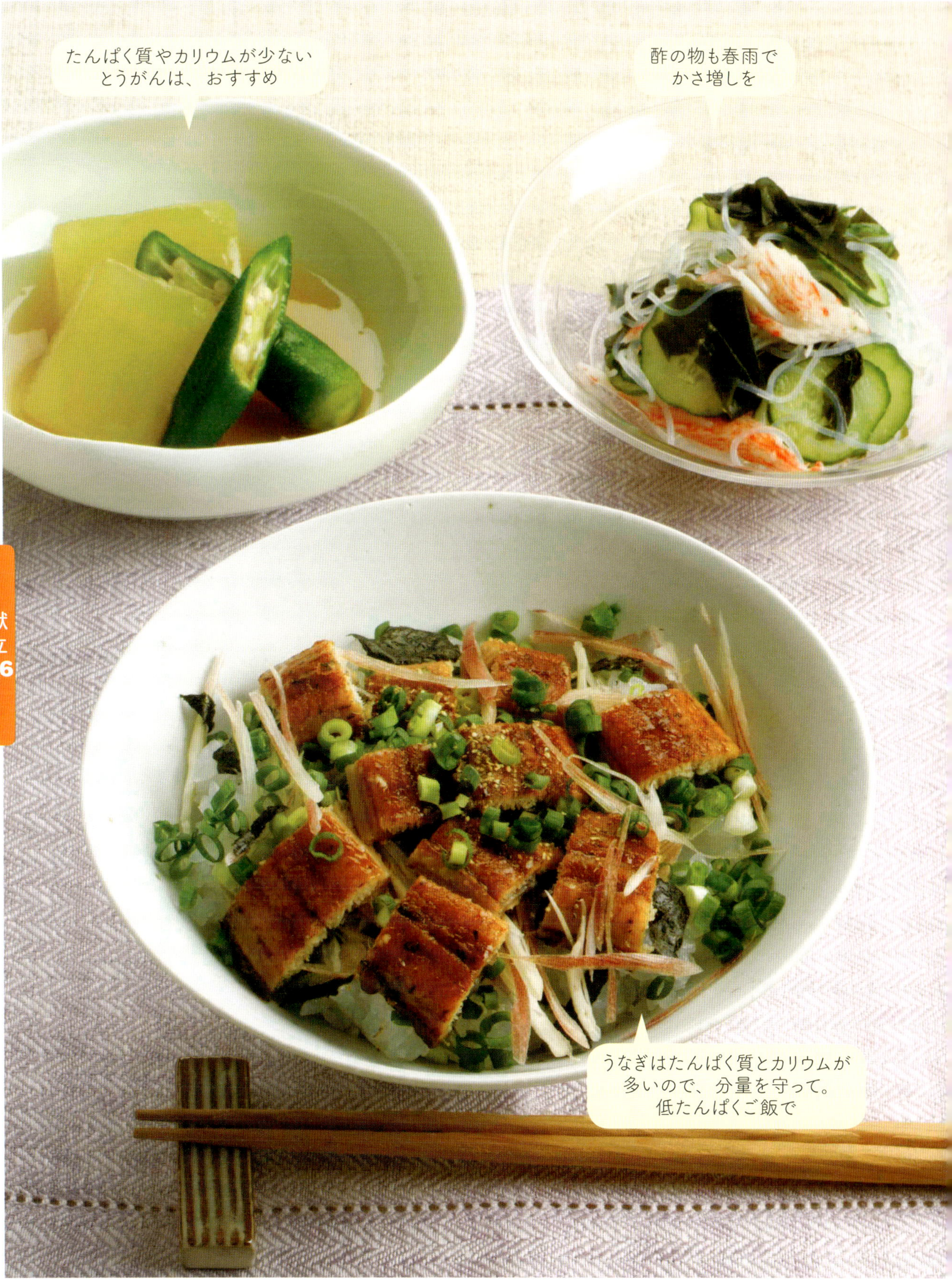
たんぱく質やカリウムが少ない
とうがんは、おすすめ
酢の物も春雨で
かさ増しを
うなぎはたんぱく質とカリウムが
多いので、分量を守って。
低たんぱくご飯で

献立 07

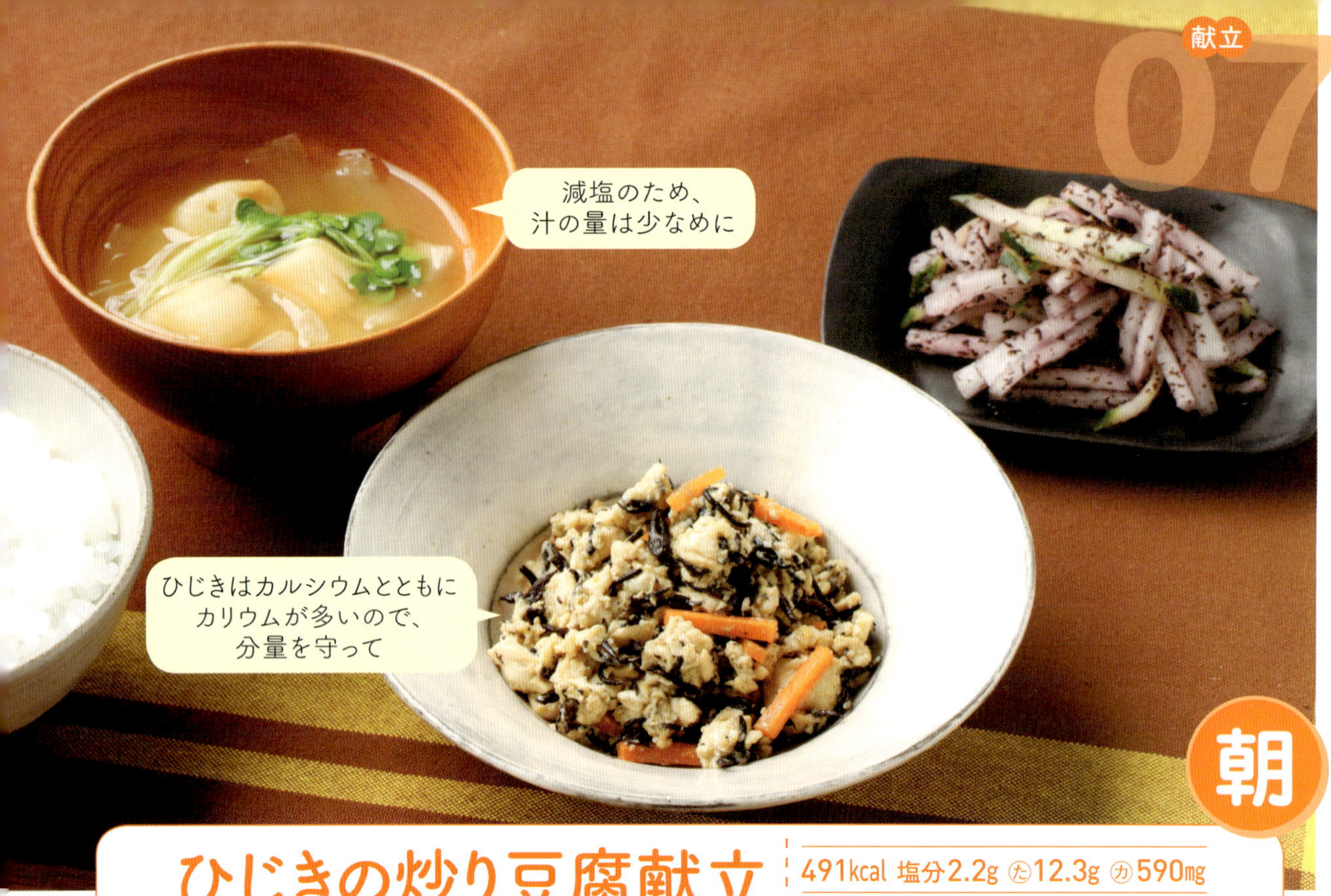
減塩のため、
汁の量は少なめに
ひじきはカルシウムとともに
カリウムが多いので、
分量を守って

朝

ひじきの炒り豆腐献立

ご飯に合う炒り豆腐で和定食に。

491kcal 塩分2.2g ㋟12.3g ㋕590mg

通常ご飯(130g)の場合

417kcal 塩分2.2g ㋟15.4g ㋕628mg

ひじきの炒り豆腐

157kcal 塩分1.1g ㋟9.6g ㋕355mg

材料(1人分) 主菜

木綿豆腐…80g
ひじき(乾)…2g
にんじん…10g
ねぎ(みじん切り)…3g
サラダ油…小さじ⅔
Ⓐ 酒…小さじ1
Ⓐ しょうゆ…小さじ1弱
Ⓐ 砂糖…大さじ½
だし…カップ½
溶き卵…½コ分

1 豆腐は紙タオルで包み、豆腐がつぶれない程度のおもしをし、10分間ほどおき水きりする。ひじきは水で戻す。にんじんは3cm長さの拍子木形に切る。

2 小鍋にサラダ油を中火で熱し、ひじき、にんじん、ねぎを炒めてから豆腐をくずし入れて炒める。

3 Ⓐとだしを加えてさらに汁けがなくなるまで炒め、溶き卵を回し入れて混ぜる。

大根の赤じそあえ

14kcal 塩分0.4g ㋟0.5g ㋕155mg

材料(1人分) 副菜

大根…50g
きゅうり…20g
赤じそふりかけ…小さじ½(1g)

1 大根は皮をむいて5cm長さの細切りに、きゅうりは斜め薄切りにしてから細く切る。ボウルに入れ、赤じそふりかけを加えて混ぜ、味をなじませる。

麩《ふ》とたまねぎのみそ汁

28kcal 塩分0.7g ㋟2.0g ㋕80mg

材料(1人分) 汁物

小町麩…3コ(2g)
たまねぎ…20g
貝割れ菜…2g
だし…カップ½
みそ…小さじ1弱

1 麩は水で戻して水けを絞る。たまねぎは縦5mm幅に切る。貝割れ菜は根元を除く。

2 小鍋にだしを温め、たまねぎを入れる。煮立ったらみそを溶き加え、麩を加えてサッと煮る。器に盛り、貝割れ菜をのせる。

低たんぱくご飯 主食

(1/25。温かいもの)…180g

292kcal 塩分0g ㋟0.2g ㋕0mg

通常ご飯(130g)

218kcal 塩分0g ㋟3.3g ㋕38mg

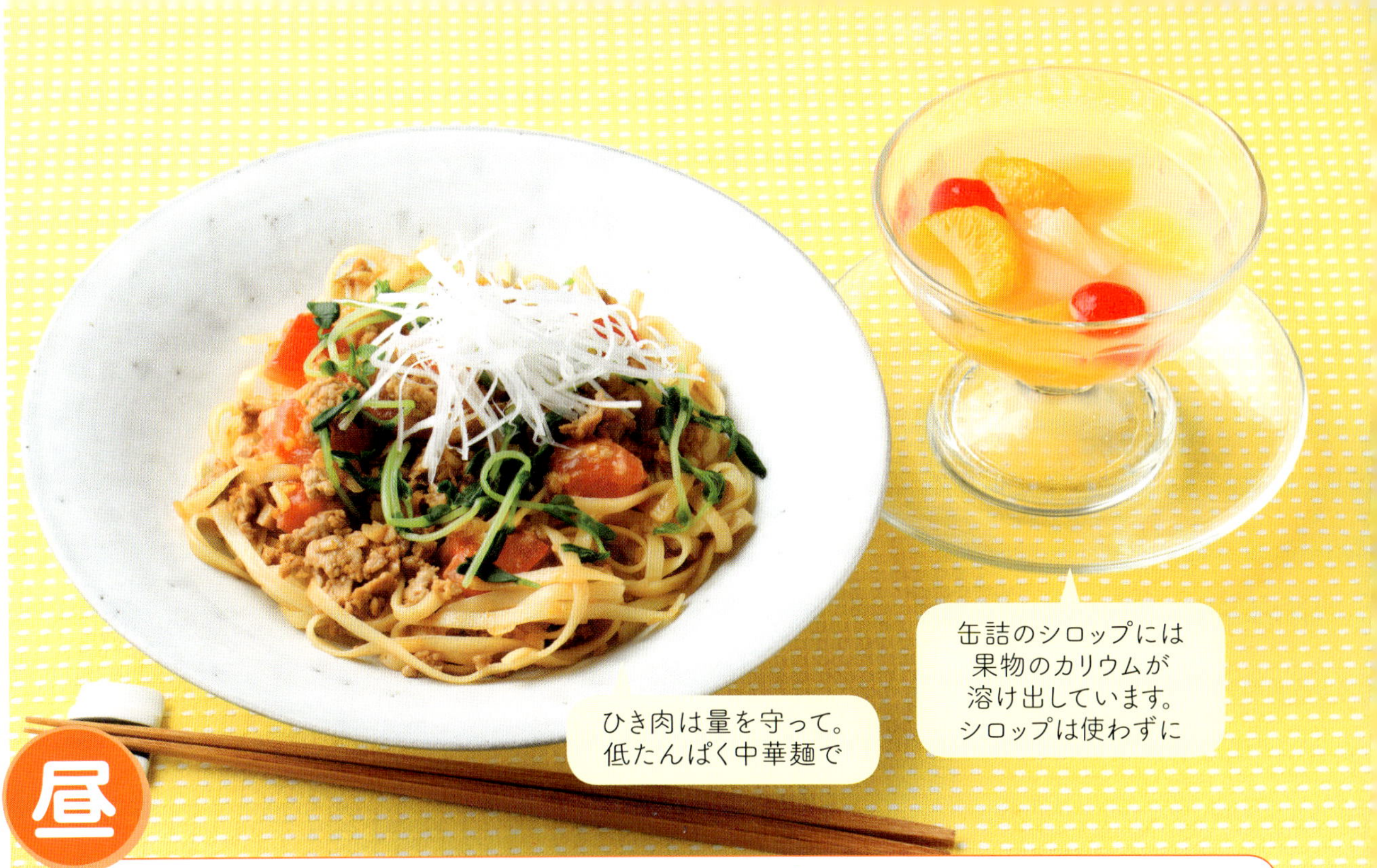
ひき肉は量を守って。低たんぱく中華麺で
缶詰のシロップには果物のカリウムが溶け出しています。シロップは使わずに

昼

汁なし担々トマト麺献立

汁なしのあえ麺なら、塩分を控えることができます。

669kcal 塩分1.6g ㋟13.5g ㋕458mg

通常中華ゆで麺(190g)の場合
608kcal 塩分1.9g ㋟22.4g ㋕557mg

汁なし担々トマト麺

615kcal 塩分1.6g ㋟13.3g ㋕424mg

通常中華ゆで麺(190g)
554kcal 塩分1.9g ㋟22.2g ㋕523mg

材料(1人分) 主菜＋主食

低たんぱく中華麺(乾)…100g
トマト…50g
豆苗(トーミョー)…10g
豚ひき肉…50g
にんにく(みじん切り)…少々(1g)
ねぎ(みじん切り)…25g
ごま油…小さじ$\frac{3}{4}$

Ⓐ
- 酒…小さじ1
- しょうゆ…小さじ$\frac{1}{2}$
- 甜麺醤(テンメンジャン)…小さじ$\frac{2}{3}$
- 砂糖…小さじ1

Ⓑ
- 練りごま…10g
- 顆粒《かりゅう》チキンスープの素《もと》(中国風)…小さじ$\frac{1}{2}$
- 水…30mℓ

白髪ねぎ…5g
ラー油…適宜

1 トマトは2cm角に切る。豆苗はゆでて水けをきる。

2 フライパンにごま油を中火で熱し、にんにくとねぎを炒める。香りがたったらひき肉を加えてさらに炒める。火が通ったらⒶを加えて混ぜてから、トマトを合わせる。

3 低たんぱく中華麺は袋の表示どおりにゆで、湯きりをして、混ぜ合わせたⒷをからめる。**2**の半量を加えて混ぜる。

4 器に盛り、**2**の残りの半量をのせ、白髪ねぎと豆苗をのせる。好みでラー油をかける。

※主食を通常食品に変更する場合、主食の分量を減らしているので、Ⓑも少し減らしてください。

Memo ●乾麺100gのたんぱく質量は、低たんぱく中華麺を使えば0.4gですが、通常の中華麺では10.5g、うどんでは8.5g、米粉麺では3.6gになります。

フルーツ寒天

54kcal 塩分0g ㋟0.2g ㋕34mg

※数値は1人分。

材料(2人分) デザート

ミックスフルーツ(缶詰)…80g

Ⓐ
- レモン汁…小さじ1
- 砂糖…大さじ$1\frac{1}{3}$
- 粉寒天…0.8g
- 水…120mℓ

1 ミックスフルーツは、果物だけを取り出し、器に盛る。

2 鍋にⒶを入れて混ぜ、弱火で1～2分間煮立たせ、粗熱を取る。

3 **1**に**2**を注ぎ入れ、冷蔵庫で冷やし固める。

献立 07

夜

さんまの香草パン粉焼き献立

香ばしいパン粉をまぶして塩分控えめに。

634kcal 塩分1.8g (た)14.9g (カ)559mg

通常ご飯(130g)の場合
560kcal 塩分1.8g (た)18.0g (カ)597mg

さんまの香草パン粉焼き

288kcal 塩分0.7g (た)12.7g (カ)325mg

材料(1人分) 主菜

さんま(三枚におろしたもの)
…60g(正味)
ズッキーニ…20g
かぶ…¼コ(30g)
塩…ミニスプーン⅓
こしょう…適量
Ⓐ
- パプリカ(赤/5mm角に切る)…5g
- パン粉…10g
- パセリ(みじん切り)…小さじ1
- バジル(乾)…少々
- オリーブ油…大さじ½

レモン(くし形切り)…1切れ

1 さんまは長さを半分に切り、塩半量、こしょう少々をふる。

2 ズッキーニは輪切りにする。かぶはくし形に切る。

3 ボウルにⒶを混ぜ合わせ、さんまの両面にまぶす。オーブンの天板にオーブン用の紙を敷いてさんまを並べ、残ったⒶをのせる。あいているところにズッキーニとかぶを置き、残りの塩とこしょう少々をふる。200℃に温めたオーブンで15分間焼く。器に盛り、レモンを添える。

きのこのバターしょうゆソテー

38kcal 塩分0.5g (た)1.3g (カ)147mg

材料(1人分) 副菜

エリンギ…15g
えのきだけ…10g
まいたけ…10g
たまねぎ…20g
バター…3g
塩…ミニスプーン¼弱
こしょう…少々
しょうゆ…小さじ⅓

1 エリンギは根元を切って縦に食べやすく切る。えのきだけは根元を除いてほぐす。まいたけは根元の堅い部分を除いて小房に分ける。たまねぎは5mm幅に切る。

2 フライパンにバターを中火で溶かし、**1**を炒める。塩、こしょうをふり、しょうゆを回し入れて混ぜる。

こんにゃくサラダ

16kcal 塩分0.6g (た)0.7g (カ)87mg

材料(1人分) 副菜

刺身こんにゃく(青のり入り)…50g
水菜…10g
紫たまねぎ…10g
青じそドレッシング(市販)
…大さじ½

1 刺身こんにゃくは水で洗う。水菜は食べやすい長さに切る。紫たまねぎは薄切りにする。水菜と紫たまねぎは水に2～3分間さらして、水けをきる。

2 **1**を器に盛り、ドレッシングをかける。

低たんぱくご飯 主食

(1/25。温かいもの)…180g

292kcal 塩分0g (た)0.2g (カ)0mg

通常ご飯(130g)
218kcal 塩分0g (た)3.3g (カ)38mg

Memo
●香草パン粉焼きは、ほかの魚を使ってもおいしくつくれます。正味60gのたんぱく質量は、さんまが10.6g、あじなら11.8g、いわしなら11.5gになります。
●きのこにはバターしょうゆ味がよく合います。取り合わせるきのこは、しめじ、しいたけなどにかえてもおいしくつくれます。たんぱく質やカリウムも大きくは違いません。

[献立07] 1日の合計

エネルギー	1794kcal
塩分	5.6g
たんぱく質	40.7g
カリウム	1607mg

すべて通常食品
エネルギー……1585kcal
塩分……5.9g
たんぱく質……55.8g
カリウム……1782mg

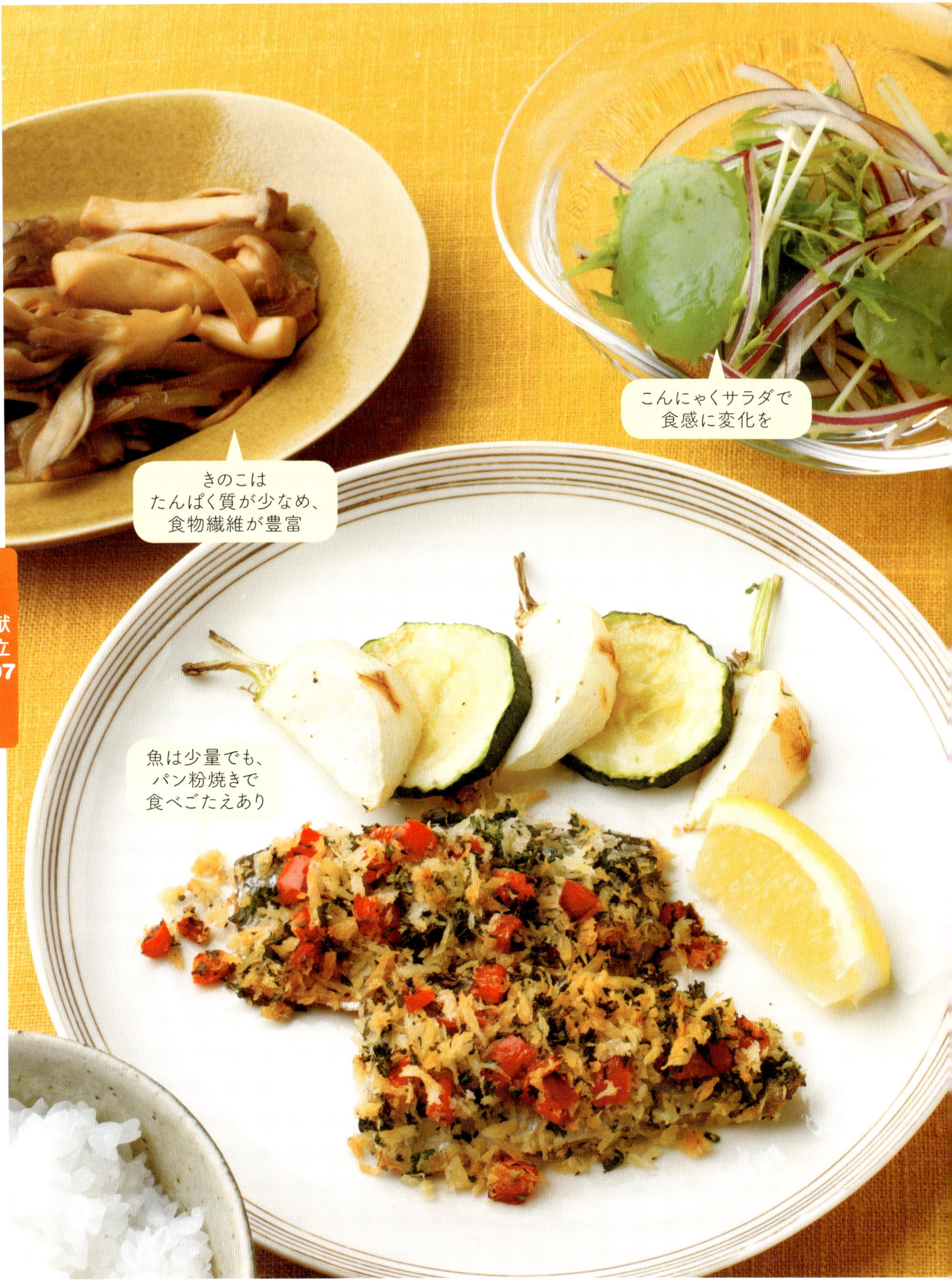
こんにゃくサラダで
食感に変化を
きのこは
たんぱく質が少なめ、
食物繊維が豊富
魚は少量でも、
パン粉焼きで
食べごたえあり

献立 08

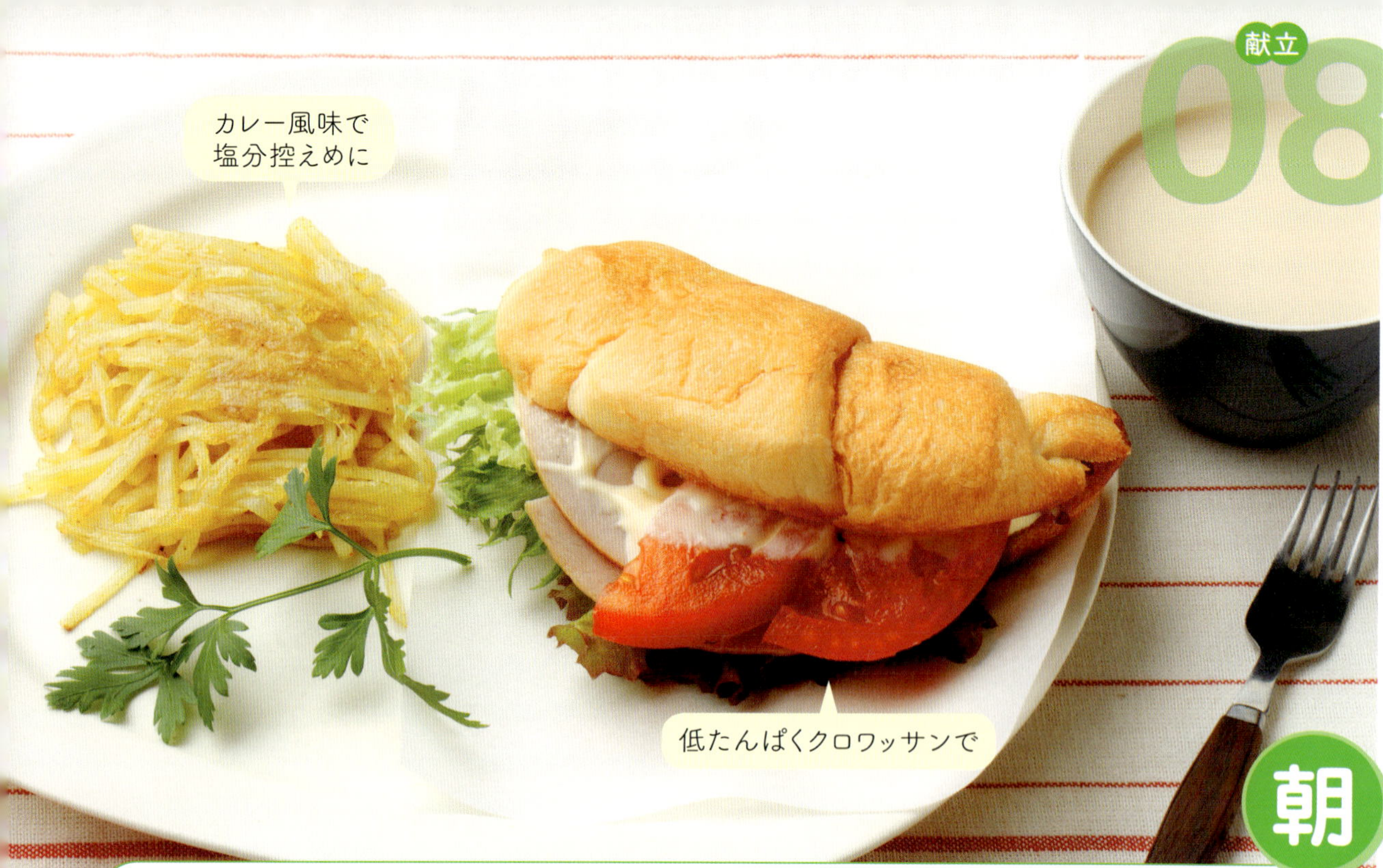
カレー風味で
塩分控えめに
低たんぱくクロワッサンで

朝

クロワッサンサンド献立

手軽な朝食で、１日の中でもたんぱく質量を控えめに。

480kcal　塩分1.1g　㋟8.1g　㋕504mg

通常パン(50g)の場合
483kcal　塩分1.4g　㋟10.2g　㋕516mg

クロワッサンサンド

300kcal　塩分0.8g　㋟4.8g　㋕177mg

通常パン(クロワッサン1コ50g)
303kcal　塩分1.1g　㋟6.9g　㋕189mg

材料(１人分)　主菜＋主食

低たんぱくクロワッサン
…1コ(50g)
ハム…1枚(15g)
トマト…30g
サニーレタス…10g
マヨネーズ…大さじ½
イタリアンパセリ(あれば)…適宜

1　ハムは半分に切る。トマトは 7mm厚さの半月形に切る。サニーレタスは大きめにちぎる。

2　クロワッサンは切り目を入れ、**1**、マヨネーズをはさむ。あればイタリアンパセリを添える。

カレー風味のハッシュドポテト

115kcal　塩分0.2g　㋟0.9g　㋕216mg

材料(１人分)　副菜

じゃがいも…50g
Ⓐ カレー粉…小さじ¼
　かたくり粉…小さじ2
　塩…ミニスプーン¼弱
　こしょう…少々
オリーブ油…大さじ½

1　じゃがいもは皮をむいてせん切りにする。水に１～２分間さらして水けをきる。

2　ボウルに**1**、Ⓐを合わせて混ぜる。

3　フライパンにオリーブ油を中火で熱し、**2**を入れ、平らに広げる。両面をカリッとするまで焼く。

ミルクティー

65kcal　塩分0.1g　㋟2.4g　㋕111mg

材料(１人分)　飲み物

紅茶(温かいもの)…80mℓ
牛乳…70mℓ
砂糖…大さじ½

1　カップに紅茶を注ぎ、温めた牛乳と砂糖を加えて混ぜる。

Memo　●低たんぱくパンは、大抵、食べる前に加熱が必要ですが、そのまま食べられるクロワッサンもあります。電子レンジを使えない場所でのお弁当にも便利です。ただし、たんぱく質は普通のクロワッサンの約 1/2 と、ほかの低たんぱくパンより多めです。

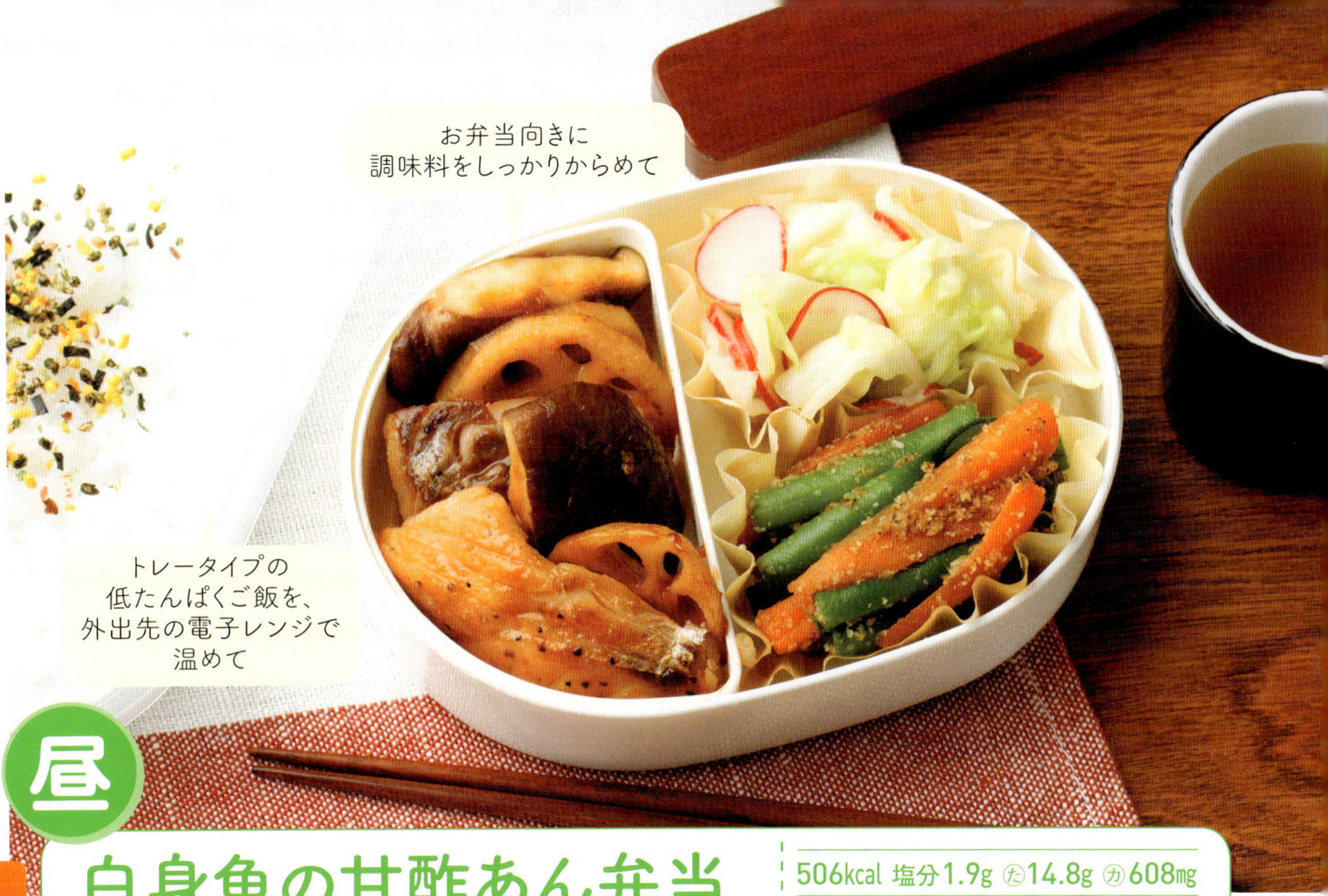
お弁当向きに
調味料をしっかりからめて
トレータイプの
低たんぱくご飯を、
外出先の電子レンジで
温めて

昼

白身魚の甘酢あん弁当

適正なたんぱく質量をキープしながら、食べごたえもあるお弁当。

506kcal 塩分1.9g た14.8g カ608mg

通常ご飯(130g)の場合
421kcal 塩分1.8g た17.4g カ633mg

白身魚の甘酢あん

153kcal 塩分1.1g た12.1g カ398mg

材料(1人分) 主菜

たら…(大)½切れ(60g)
れんこん…20g
生しいたけ…(大)1枚(20g)
塩…ミニスプーン¼弱
黒こしょう(粗びき)…少々
小麦粉…小さじ1
A トマトケチャップ…小さじ1
　酒…小さじ1
　砂糖…小さじ⅔
　酢…小さじ1
　しょうゆ…小さじ⅔
サラダ油…大さじ½

1　たらは塩、黒こしょうをふって小麦粉をまぶす。れんこんは皮をむいて輪切りにする。しいたけは、軸を除いて半分に切る。

2　Aは混ぜ合わせる。フライパンにサラダ油を中火で熱して1を焼き、Aを加えてからめる。

キャベツとラディッシュの柚子《ゆず》こしょうあえ

6kcal 塩分0.3g た0.3g カ64mg

材料(1人分) 副菜

キャベツ…⅓枚(20g)
ラディッシュ…1コ(10g)
塩…ミニスプーン¼弱
柚子こしょう…0.5g

1　キャベツは3cm四方に切る。ラディッシュは葉を除いて薄く切る。

2　ジッパー付きの保存袋に1と塩、柚子こしょうを入れ、袋の上から軽くもんで全体をなじませる。

いんげんとにんじんのごまあえ

44kcal 塩分0.4g た1.7g カ133mg

材料(1人分) 副菜

さやいんげん…3本(30g)
にんじん…10g
A すりごま(白)…小さじ1
　しょうゆ…小さじ½
　砂糖…小さじ⅔

1　いんげんは4cm長さに切る。にんじんは4cm長さの拍子木形に切る。

2　鍋に湯を沸かし、1を2分間ゆでて冷水にとり、水けをきる。

3　ボウルにAを合わせて混ぜ、2を加えてあえる。

低たんぱくご飯 主食

(1/25。トレータイプ)…180g
カルシウム強化ふりかけ…3g

303kcal 塩分0.1g た0.7g カ13mg

通常ご飯(130g)のみ
218kcal 塩分0g た3.3g カ38mg

献立 08

牛肉とピーマンの炒め物献立

夜

酸味のある副菜と甘いデザートを添えて、メリハリのある献立に。

746kcal 塩分2.0g (た)15.7g (カ)624mg

通常ご飯(130g)の場合
672kcal 塩分2.0g (た)18.8g (カ)662mg

牛肉とピーマンの炒め物

250kcal 塩分1.1g (た)12.0g (カ)329mg

材料(1人分) 主菜

牛もも肉(薄切り)…50g
ピーマン…(大)½コ(20g)
パプリカ(赤)…20g
たまねぎ…30g
Ⓐ 酒…小さじ½
しょうゆ…小さじ⅓
ごま油…小さじ½
かたくり粉…大さじ½
サラダ油…小さじ2
Ⓑ オイスターソース…小さじ⅔
しょうゆ…小さじ⅓
酒…小さじ1
こしょう…少々
かたくり粉…小さじ1

1 牛肉は細切りにし、Ⓐを加えてもみ込む。

2 ピーマンとパプリカはヘタと種を除き、7mm幅に切る。たまねぎは1cm幅のくし形に切る。

3 フライパンにサラダ油を中火で熱し、1をほぐしながら入れて炒める。色が変わったら2を加え、強火で手早く炒め、混ぜ合わせたⒷを加えて炒め合わせる。

4 かたくり粉を倍量の水で溶いて回し入れ、全体を混ぜてとろみをつける。

低たんぱくご飯

主食

(1/25。温かいもの)…180g

292kcal 塩分0g (た)0.2g (カ)0mg

通常ご飯(130g)
218kcal 塩分0g (た)3.3g (カ)38mg

くらげの中国風酢の物

72kcal 塩分0.9g (た)2.2g (カ)124mg

材料(1人分) 副菜

中国風くらげ(味つき)…25g
わかめ(戻したもの)…10g
セロリ…20g
きゅうり…20g
Ⓐ 赤とうがらし(小口切り)…少々
ごま油…小さじ½
酢…小さじ1
砂糖…小さじ½

1 わかめは食べやすい大きさに切る。セロリは薄く切る。きゅうりは縦半分に切ってから斜め薄切りにする。

2 ボウルにⒶを合わせて混ぜ、1とくらげを加えてあえる。

Memo
●肉の量が少なめの炒め物もオイスターソースを使うことで、コクのある味わいに。ただし、オイスターソースは塩分も多いので、きちんと計量して、使いすぎないようにします。
●砂糖類10gに含まれるカリウムは、黒砂糖が110mg、砂糖(上白糖)なら0.2mg、三温糖なら1.3mg。
●きな粉3gには、たんぱく質1.1g、カリウム60mgが含まれます。

わらびもち

132kcal 塩分0g (た)1.3g (カ)171mg

※数値は1人分。

材料(2人分) デザート

わらびもち粉…50g
水…240mℓ
黒砂糖*…20g
きな粉*…6g

*カリウムが気になる人は、黒砂糖を砂糖に。たんぱく質が気になる人は、きな粉を省く。

1 鍋にわらびもち粉と分量の水を入れて溶き、中火にかける。木べらでゆっくりと混ぜながら火を通す。透き通ってきたら弱火にし、1〜2分間練る。

2 ボウルに水(分量外)を用意し、1を一口大ずつスプーンですくって入れる。

3 黒みつをつくる。鍋に黒砂糖と水20mℓを入れ、弱火で溶かす。アクが出たら除いて冷ます。

4 器に水けをきった2を盛り、3ときな粉をかける。

[献立08] 1日の合計

エネルギー	1732kcal
塩分	5.0g
たんぱく質	38.6g
カリウム	1736mg

すべて通常食品

エネルギー	1576kcal
塩分	5.2g
たんぱく質	46.4g
カリウム	1811mg

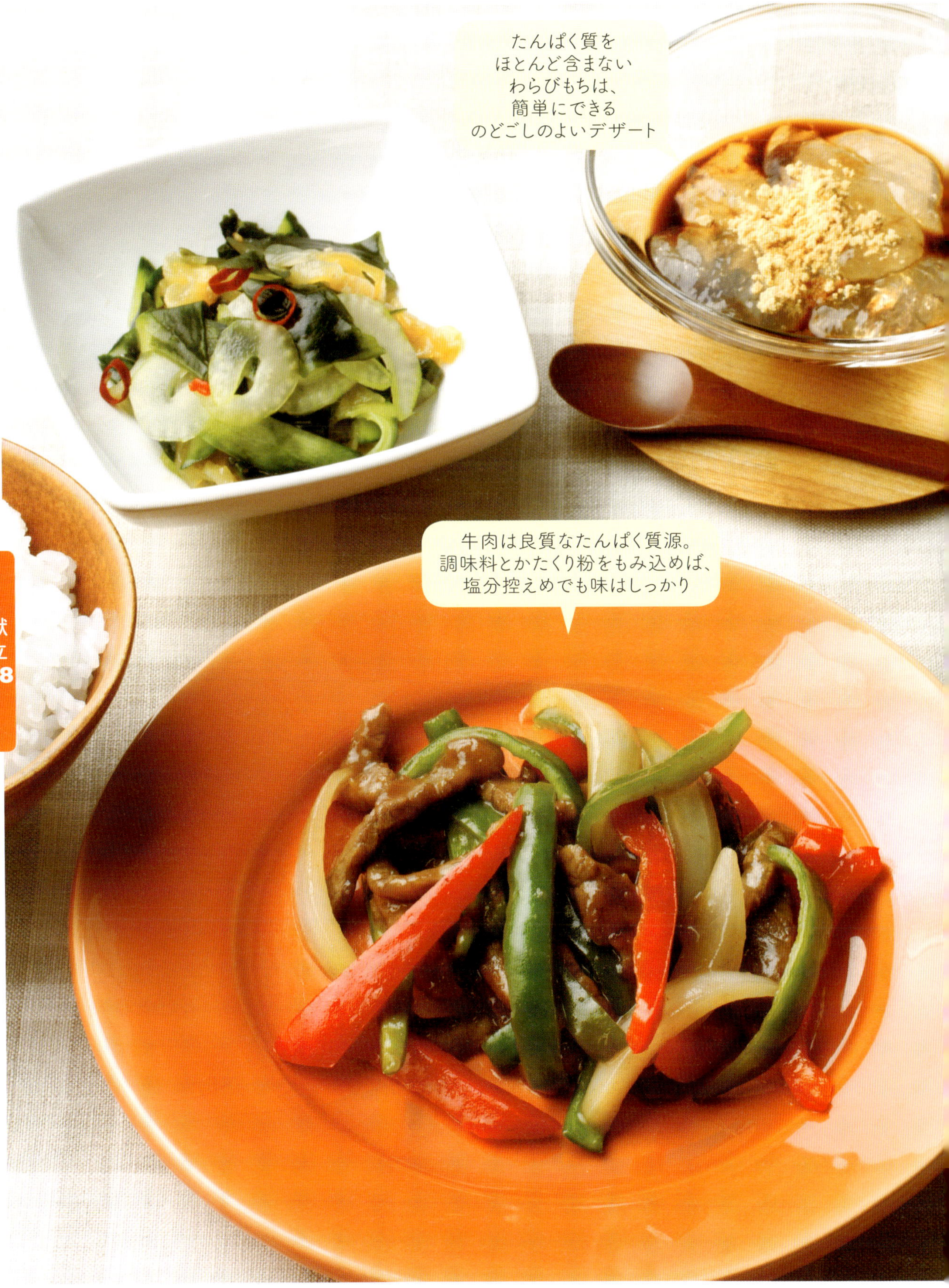
たんぱく質を
ほとんど含まない
わらびもちは、
簡単にできる
のどごしのよいデザート
牛肉は良質なたんぱく質源。
調味料とかたくり粉をもみ込めば、
塩分控えめでも味はしっかり

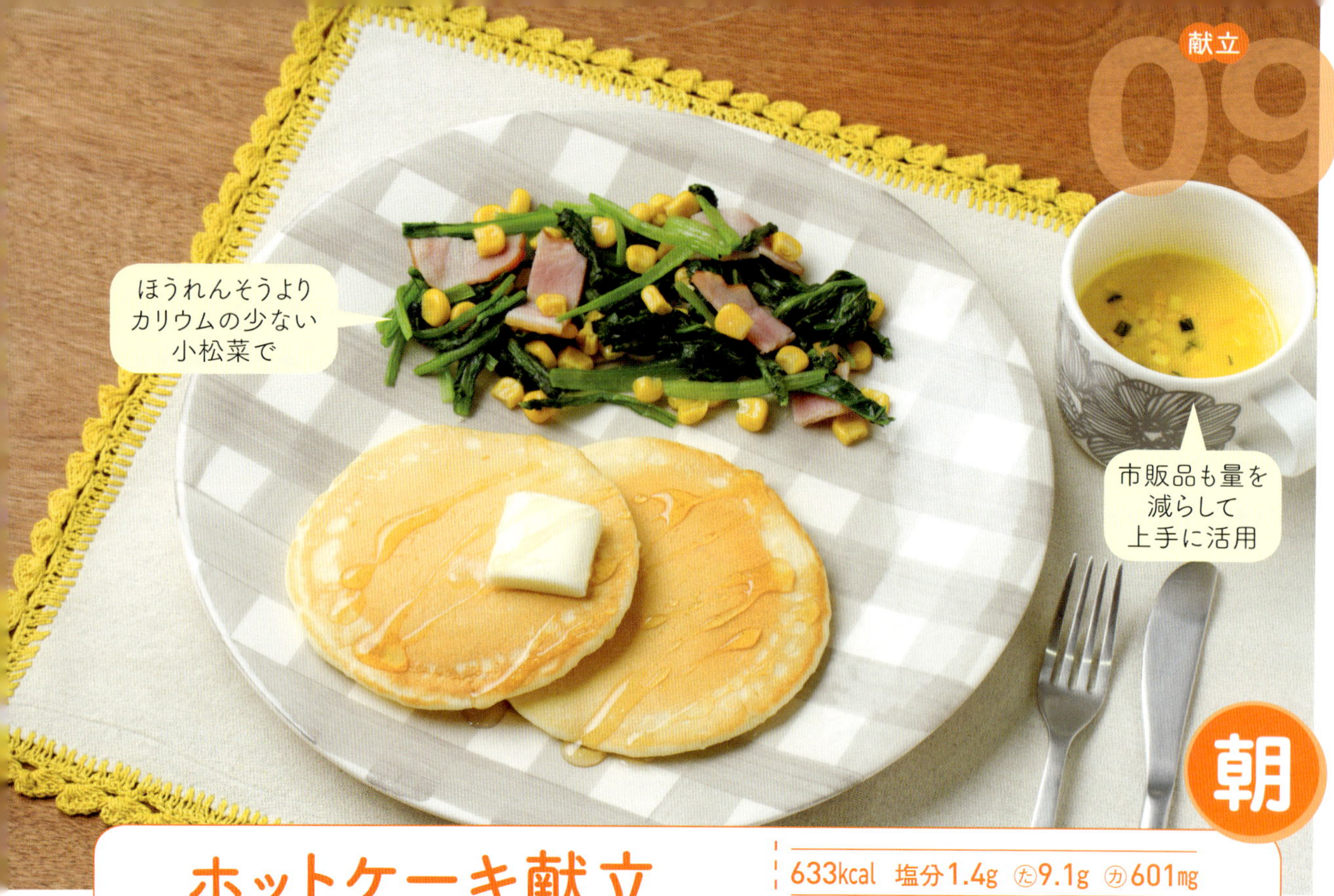

ほうれんそうより
カリウムの少ない
小松菜で
市販品も量を
減らして
上手に活用

朝

ホットケーキ献立

低たんぱくのホットケーキで、朝食に変化を。

633kcal 塩分1.4g ㋟9.1g ㋕601mg

通常ホットケーキの場合
518kcal 塩分1.9g ㋟12.8g ㋕674mg

ホットケーキ

440kcal 塩分0.1g ㋟2.3g ㋕114mg

通常ホットケーキミックス(50g)+卵⅓コ
325kcal 塩分0.6g ㋟6.0g ㋕187mg

材料(1人分) 主食

- Ⓐ 低たんぱくホットケーキミックス*…80g
- Ⓐ 水…60mℓ
- サラダ油…小さじ½
- バター…6g
- メープルシロップ…大さじ1

*ホットケーキミックスは小麦粉に砂糖やベーキングパウダーなどを配合したもの。通常の製品には80gでたんぱく質が約6g含まれ、卵や牛乳を加えてつくるとさらに高たんぱくになる。

※主食を通常食品に変更する場合、主食の分量を減らしているので、水や調味料なども少し減らしてください。

1 ボウルにⒶを入れ、むらなく混ぜる。

2 表面加工のフライパンにサラダ油を薄く塗って中火で熱し、水でぬらして固く絞った布巾の上で少し冷ます。弱火にかけて生地の半量を流し入れ、丸く広げる。小さな泡が全体に出たら裏返し、さらに2分間焼いて取り出す。同様に残りを焼く。

3 皿に盛り、バターをのせてメープルシロップをかける。

保存 まとめて焼いて冷凍しておくこともできる。焼いて粗熱を取ってから1枚ずつラップで包み、ジッパー付きの保存袋に入れ冷凍する。食べるときは、電子レンジで温める。

小松菜とコーン炒め

92kcal 塩分0.6g ㋟2.5g ㋕297mg

材料(1人分) 副菜

- 小松菜…50g
- ホールコーン(冷凍)…20g
- ベーコン(薄切り)…10g
- オリーブ油…小さじ¾
- 塩…ミニスプーン¼
- こしょう…少々

1 小松菜は4cm長さに切り、堅めにゆでる。ベーコンは1cm幅に切る。

2 フライパンにオリーブ油を中火で熱し、ベーコンとコーンを炒める。小松菜を加えて炒め合わせ、塩、こしょうをふる。

かぼちゃのポタージュ

101kcal 塩分0.7g ㋟4.3g ㋕190mg

材料(1人分) 汁物

- かぼちゃスープの素《もと》(市販)*…⅔袋
- 豆乳…カップ½

*塩分量などは製品ごとに異なる。

1 カップにかぼちゃスープの素を入れ、温めた豆乳を加えてよく混ぜる。

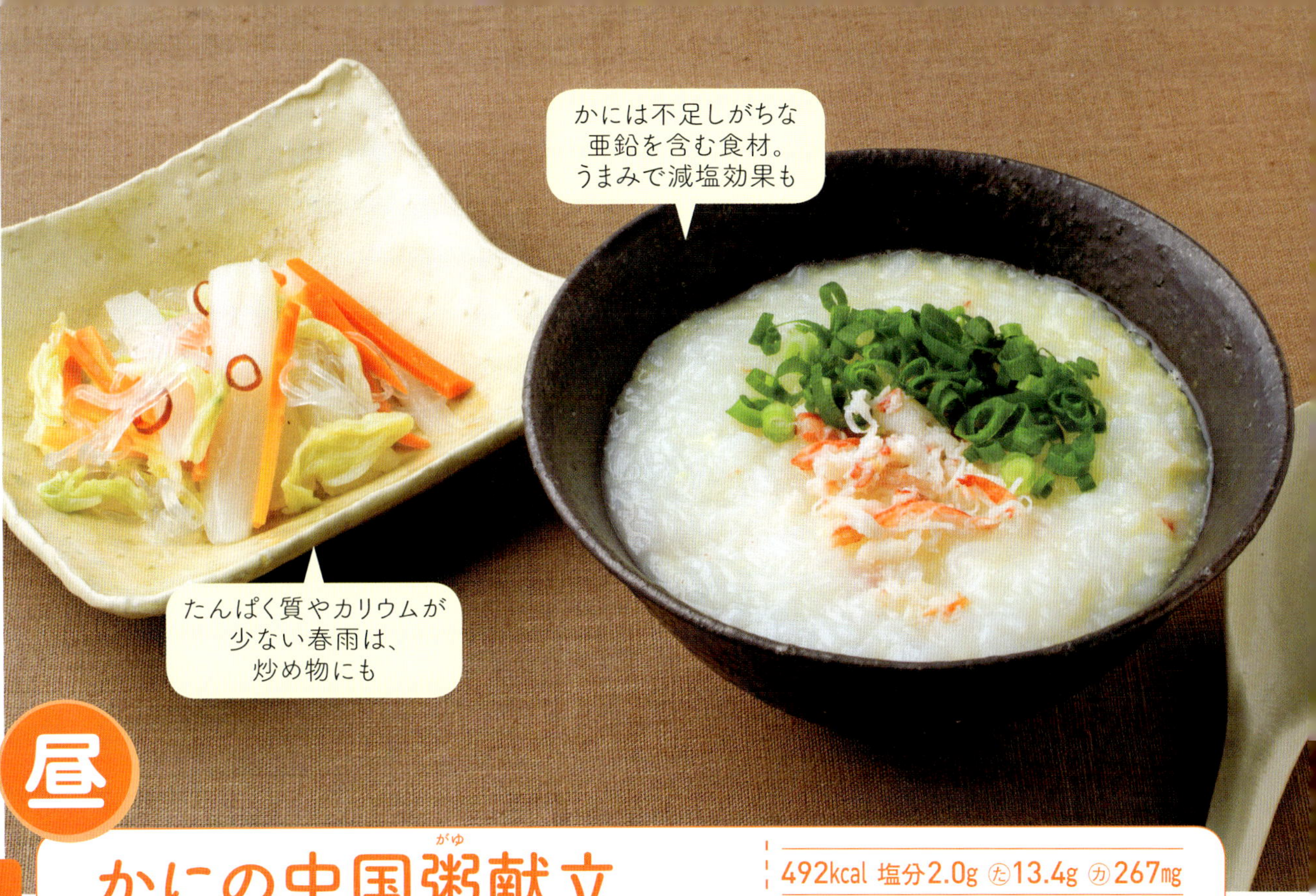
かには不足しがちな
亜鉛を含む食材。
うまみで減塩効果も
たんぱく質やカリウムが
少ない春雨は、
炒め物にも

昼

献立
09

かにの中国粥《がゆ》献立

低たんぱくご飯をスープに入れて煮るだけの、簡単中国粥。

492kcal 塩分2.0g ㋟13.4g ㋕267mg

通常ご飯（130g）の場合
417kcal 塩分2.0g ㋟16.4g ㋕300mg

かにの中国粥

411kcal 塩分1.6g ㋟12.9g ㋕124mg

通常ご飯（130g）
336kcal 塩分1.6g ㋟15.9g ㋕157mg

材料（1人分） 主菜＋主食

低たんぱくご飯（1/25。温かいもの）
…180g
かに（ほぐし身）*…30g
溶き卵…1コ分
細ねぎ（小口切り）…1本分
酒…小さじ2
顆《か》粒《りゅう》チキンスープの素《もと》（中国風）
…小さじ⅔

*缶詰でもよい。

1 鍋に水カップ1、酒、スープの素を合わせ、低たんぱくご飯を入れて火にかける。

2 弱火でご飯が柔らかくなるまで煮て、かにの半量を加えて混ぜる。溶き卵を回し入れて火を止める。

3 全体を混ぜて器に盛り、残りのかにと細ねぎをのせる。

白菜と春雨の甘酢炒め

81kcal 塩分0.4g ㋟0.5g ㋕143mg

材料（1人分） 副菜

白菜…50g
春雨（乾）…5g
にんじん…10g
Ⓐ 砂糖…小さじ1
　 塩…ミニスプーン⅓
　 酢…小さじ2
ごま油…小さじ1
赤とうがらし（小口切り）…少々

1 春雨は袋の表示どおりに湯で戻し、水けをきって食べやすい長さに切る。

2 白菜は5㎝長さ1㎝幅に切る。にんじんはせん切りにする。

3 フライパンにごま油と赤とうがらしを中火で熱し、1、2を炒める。野菜がしんなりとしたら、混ぜ合わせたⒶを加え、炒め合わせる。

Memo
●春雨はたんぱく質やカリウムをほとんど含まず、エネルギー調整に便利な食材。10g（乾）で35kcal ほどのエネルギーがあり、酢の物をはじめ、あえ物やサラダ、汁物、炒め物にと、幅広く使えます。
●低たんぱくご飯は、この献立の中国粥のほか、和風だしを使って雑炊にしたり、トマトやチーズを使って洋風のリゾットにしてもおいしく食べられます。冷めるとのり状になるので熱いうちに食べます。

※主食を通常食品に変更する場合、主食の分量を減らしているので、水や調味料なども少し減らしてください。

献立 09 夜

かきフライ献立

低たんぱく食を続けていると、カルシウムや亜鉛などが不足しがち。
亜鉛の豊富なかきなどの食材を上手に選んで。

752kcal 塩分2.3g (た)15.6g (カ)521mg

通常ご飯(130g)の場合
678kcal 塩分2.3g (た)18.7g (カ)559mg

かきフライ

258kcal 塩分1.7g (た)9.5g (カ)282mg

材料(1人分) 主菜

かき(加熱用)…4コ(80g)
衣
- 小麦粉…適量
- 溶き卵…適量
- パン粉…適量

キャベツ(せん切り)…30g
レモン(くし形切り)…1切れ
中濃ソース…大さじ½弱
揚げ油…適量

1 かきはサッと湯通しをして水けを取り、小麦粉、溶き卵、パン粉の順に衣をつける。

2 揚げ油を180℃に熱して**1**を入れ、返しながら1〜2分間揚げて油をきる（少量の油で揚げ焼きにしてもよい)。器に盛り、キャベツとレモンを添え、中濃ソースをかけて食べる。

春菊と桜えびのサラダ

46kcal 塩分0.5g (た)2.5g (カ)164mg

材料(1人分) 副菜

春菊…30g
釜揚げ桜えび*…10g
イタリアンドレッシング(市販)
…大さじ½
*乾燥桜えび3gでもよい。

1 春菊は葉を摘み、食べやすい大きさにちぎる。

2 器に**1**と桜えびを合わせて盛り、ドレッシングをかける。

いちごヨーグルトムース

156kcal 塩分0.1g (た)3.4g (カ)75mg

※数値は1人分。

材料(2人分) デザート

いちごジャム…30g
粉ゼラチン…2g
湯…大さじ4

Ⓐ
- プレーンヨーグルト(カルシウム強化タイプ)…60mℓ
- 生クリーム…40mℓ
- 砂糖…大さじ1

1 小さいボウルに分量の湯を入れ、粉ゼラチンをふり入れて溶かす。

2 ボウルにⒶといちごジャム⅔量を合わせ、**1**を加えてよく混ぜる。

3 器に流し入れ、冷蔵庫で1時間冷やし固める。食べるときに残りのいちごジャムをのせる。

低たんぱくご飯 主食

(1/25。温かいもの)…180g

292kcal 塩分0g (た)0.2g (カ)0mg

通常ご飯(130g)
218kcal 塩分0g (た)3.3g (カ)38mg

Memo ●魚介類のなかでも比較的低たんぱくでミネラルが豊富なかきは、上手に取り入れたい食材です。定番のフライのほか、雑炊にしたり、グラタンにしたりするのもよいでしょう。
●生クリームは低たんぱくで高エネルギー。大さじ2杯使うと、100kcal以上のエネルギーがとれます。デザートのほか、ホワイトソースにして主菜のボリュームを増やしたり、スープに入れてコクを加えたりと、料理にもいろいろ使えます。

[献立09] 1日の合計

エネルギー	1877kcal
塩分	5.7g
たんぱく質	38.1g
カリウム	1389mg

すべて通常食品
エネルギー……1613kcal
塩分……6.2g
たんぱく質……47.9g
カリウム……1533mg

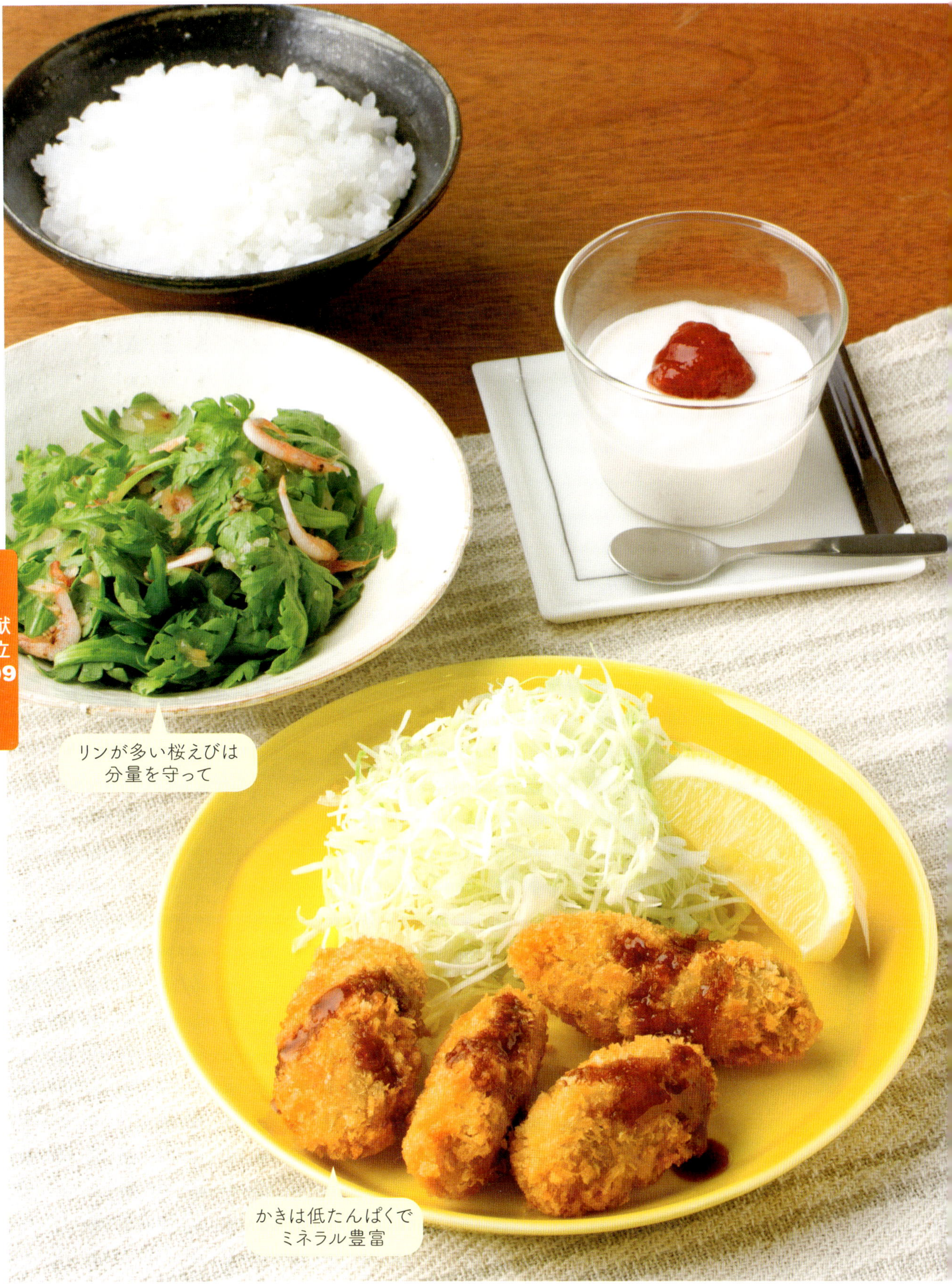
リンが多い桜えびは
分量を守って
かきは低たんぱくで
ミネラル豊富

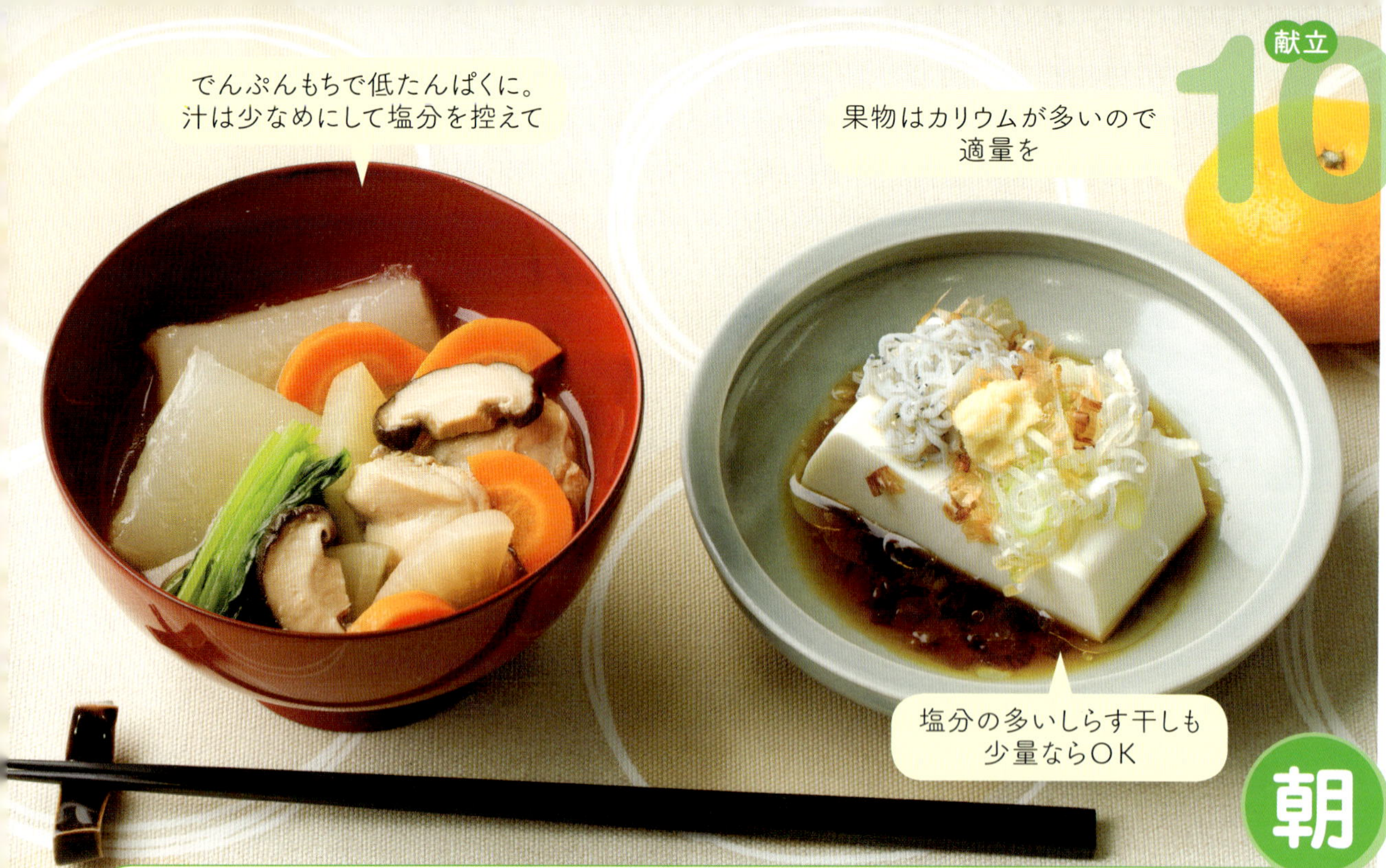
でんぷんもちで低たんぱくに。
汁は少なめにして塩分を控えて
果物はカリウムが多いので
適量を
塩分の多いしらす干しも
少量ならOK

朝

お雑煮献立

具だくさんの汁物で食べごたえ十分。

465kcal 塩分1.4g ㋟14.1g ㋕569mg

通常もち(100g)の場合
494kcal 塩分1.3g ㋟18.0g ㋕598mg

みそ仕立ての雑煮

317kcal 塩分0.7g ㋟6.7g ㋕253mg

通常もち(2コ100g)
346kcal 塩分0.6g ㋟10.6g ㋕282mg

※数値は1人分。

材料(2人分) 主菜+主食

でんぷんもち…4コ(200g)
鶏もも肉(皮付き)…60g
大根…40g
にんじん…20g
生しいたけ…(小)2枚(20g)
みつば…2本(4g)
だし…240mℓ
みそ…小さじ2/3
白みそ…小さじ1
サラダ油…小さじ1 1/2

1 鶏肉は一口大に切る。大根は皮をむいていちょう形に切り、にんじんは半月形に切る。しいたけは軸を除き、薄切りにする。

2 みつばはゆでて4cm長さに切る。

3 鍋にだしを入れて中火にかけ、1を入れて柔らかく煮る。アクを取り、みそ2種を溶き入れる。

4 フライパンにサラダ油を中火で熱し、でんぷんもちをこんがりと焼く。

5 椀《わん》に4を入れて3をよそい、2をのせる。

Memo
●でんぷんもちはとうもろこしや小麦などのでんぷんでつくられたもち。通常のもち100gのたんぱく質量は4.0gですが、でんぷんもちでは0.1gほどです。焼く、煮るなどして食べられますが、特に油で焼いてから使うと、食べやすくなってお勧め。

●だしの代わりに顆《か》粒《りゅう》だしを使う場合は、みその分量を減らします。

温やっこ

111kcal 塩分0.7g ㋟6.8g ㋕196mg

材料(1人分) 副菜

絹ごし豆腐…100g
しらす干し…5g
ねぎ(小口切り)…5g
しょうが(すりおろす)…少々
削り節…少々
Ⓐ だし…小さじ1
Ⓐ しょうゆ・みりん…各小さじ1/2
Ⓐ ごま油…小さじ1

1 豆腐は食べやすく切り、湯で温める。

2 器に1を盛り、しらす、ねぎ、しょうが、削り節をのせる。混ぜ合わせたⒶをかける。

みかん

37kcal 塩分0g ㋟0.6g ㋕120mg

材料(1人分) デザート

みかん…1コ(80g)

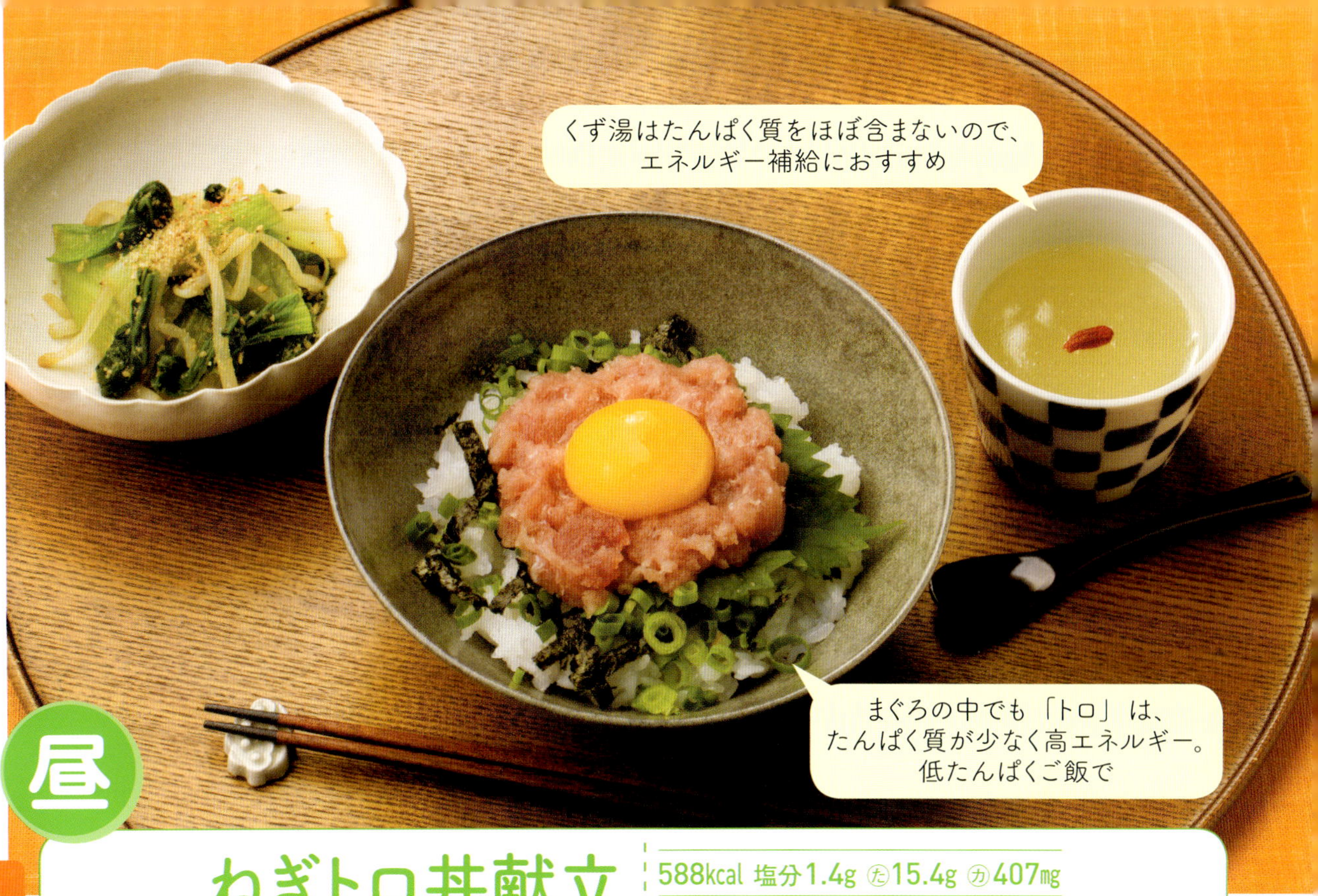

くず湯はたんぱく質をほぼ含まないので、エネルギー補給におすすめ
まぐろの中でも「トロ」は、たんぱく質が少なく高エネルギー。低たんぱくご飯で

昼

ねぎトロ丼献立

薬味多めで風味よく仕上げた丼物に。

588kcal 塩分1.4g ㋟15.4g ㋕407mg

通常ご飯（130g）の場合
514kcal 塩分1.4g ㋟18.5g ㋕444mg

ねぎトロ丼

477kcal 塩分0.9g ㋟14.2g ㋕248mg

通常ご飯（130g）
403kcal 塩分0.9g ㋟17.3g ㋕285mg

材料（1人分） 主菜＋主食

まぐろ（ねぎトロ用）…50g
低たんぱくご飯（1/25。温かいもの）…180g
刻みのり…適量
青じそ…1枚
卵黄…1コ分
細ねぎ（小口切り）…2本分
わさび…適量
しょうゆ…小さじ1

1 低たんぱくご飯を器に盛り、刻みのりを散らす。青じそ、まぐろ、卵黄をのせて、細ねぎを散らす。

2 わさびを添え、しょうゆをかけて食べる。

チンゲンサイのあえ物

51kcal 塩分0.5g ㋟1.2g ㋕159mg

材料（1人分） 副菜

チンゲンサイ…50g
もやし…10g
Ⓐ すりごま（白）…小さじ½強
Ⓐ ごま油…小さじ¾
Ⓐ しょうゆ…小さじ½
一味とうがらし…適宜

1 チンゲンサイは3cm長さに切り、もやしと一緒にゆでて水けをきる。

2 ボウルにⒶを合わせて混ぜ、**1**を加えてあえる。器に盛り、好みで一味とうがらしをふる。

くず湯

60kcal 塩分0g ㋟0g ㋕0mg

材料（1人分） 汁物

くず湯の素《もと》（市販）…15g
くこの実（乾／あれば）…1粒

1 器にくず湯の素を入れ、沸騰した湯100mℓを注ぎ、よく混ぜる。水で戻したくこの実を浮かべる。

Memo ●動脈硬化予防のためには、脂質のなかでもEPAやDHAなどのn-3系多価不飽和脂肪酸を積極的にとることが勧められています。まぐろはそうしたよい脂質を豊富に含む魚で、特にトロはたんぱく質が少なめで脂質が多いので、上手に取り入れたい食材です。

献立 10 夜

牛肉の野菜巻き献立

牛肉は少量でも、野菜やきのこを加えてボリュームアップ。

650kcal 塩分1.8g (た)12.2g (カ)632mg

通常ご飯（130g）の場合
565kcal 塩分1.7g (た)14.8g (カ)657mg

牛肉の野菜巻き

191kcal 塩分1.0g (た)10.3g (カ)412mg

材料（1人分） 主菜

牛ロース肉（薄切り）…50g
白菜…40g
にんじん…15g
えのきだけ…15g
オリーブ油…小さじ1
しょうゆ…小さじ½
トマトケチャップ…大さじ1

1 白菜、にんじんは1cm角の棒状に切る。えのきだけは根元を切り落とす。

2 鍋に湯を沸かし、にんじんを3分間ほどゆでて水けをきる。白菜とえのきだけは1分間ほどゆで、粗熱を取ってから水けを絞る。

3 牛肉を広げ、**2**の野菜を芯にして斜めに巻きつける。

4 フライパンにオリーブ油を熱し、**3**を巻き終わりを下にして並べ入れる。全体をこんがりと焼いたら、しょうゆとトマトケチャップを加えてからめる。食べやすい大きさに切り、盛り付け、フライパンに残ったケチャップをかける。

低たんぱくご飯

主食

（1/25。温かいもの）…180g
カルシウム強化ふりかけ…3g

303kcal 塩分0.1g (た)0.7g (カ)13mg

通常ご飯（130g）のみ
218kcal 塩分0g (た)3.3g (カ)38mg

レタスとりんごのサラダ

130kcal 塩分0.3g (た)0.6g (カ)107mg

材料（1人分） 副菜

レタス…1枚（30g）
りんご…20g
きゅうり…10g
マヨネーズ…大さじ1⅓
こしょう…少々

1 レタスは一口大にちぎる。りんごは皮付きのままいちょう形に切る。きゅうりは薄い輪切りにする。

2 ボウルに**1**とマヨネーズ、こしょうを入れてあえる。

めかぶの土佐酢あえ

26kcal 塩分0.4g (た)0.6g (カ)100mg

材料（1人分） 副菜

めかぶ…20g
切り干し大根（乾）…2g
土佐酢
　だし・酢…各小さじ2
　しょうゆ…小さじ⅓
　砂糖…小さじ1

1 切り干し大根は水で戻してよく絞り、食べやすい長さに切る。

2 ボウルに土佐酢の材料を混ぜ合わせ、**1**とめかぶを加えてあえる。

Memo

●量が制限される肉料理は野菜やきのこなどと組み合わせると、ボリュームが出て、彩りもよくなり、満足感を得やすくなります。牛肉の野菜巻きは、豚ロース肉を使ってもおいしくつくれます。

●土佐酢あえは、酢を使い、かつおだしのうまみを生かすことで、少ない塩分でも味に変化がつけられます。めかぶにかえてもずく（塩抜き）、きゅうりとわかめなどをあえても。

［献立10］1日の合計

エネルギー	1703kcal
塩分	4.6g
たんぱく質	41.7g
カリウム	1608mg

すべて通常食品

エネルギー	1573kcal
塩分	4.4g
たんぱく質	51.3g
カリウム	1699mg

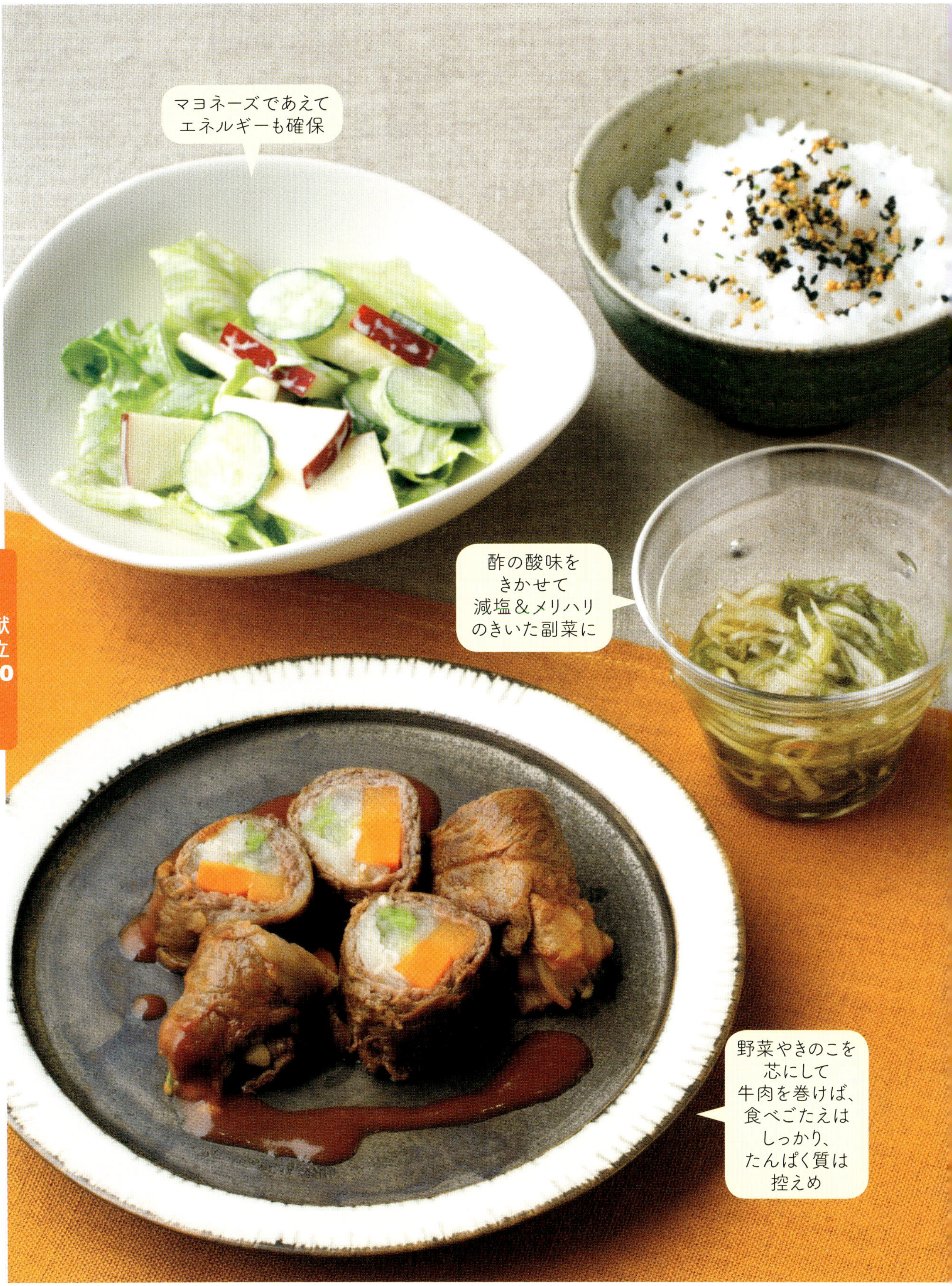
マヨネーズであえて
エネルギーも確保
酢の酸味を
きかせて
減塩＆メリハリ
のきいた副菜に
野菜やきのこを
芯にして
牛肉を巻けば、
食べごたえは
しっかり、
たんぱく質は
控えめ

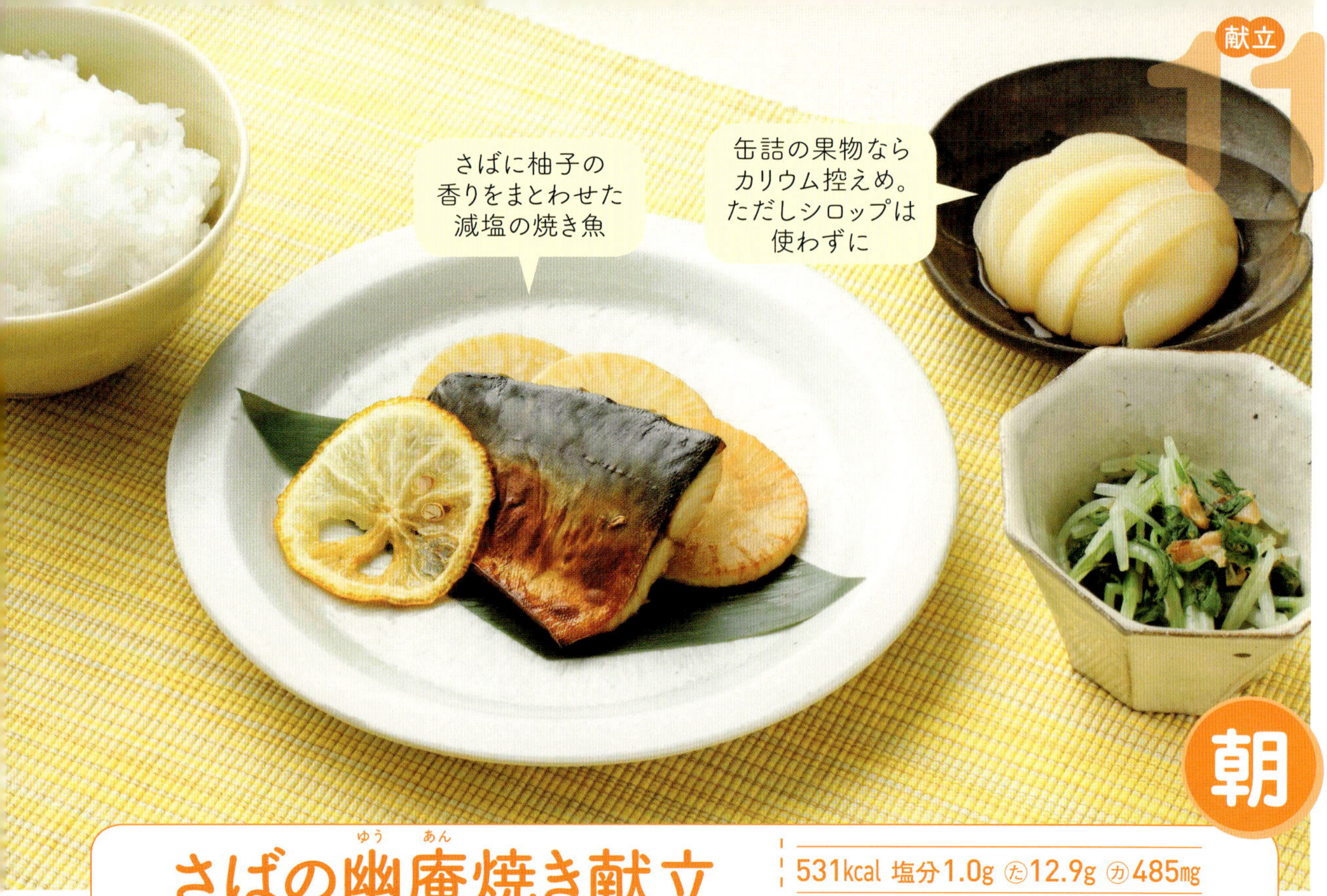
さばに柚子の
香りをまとわせた
減塩の焼き魚
缶詰の果物なら
カリウム控えめ。
ただしシロップは
使わずに

さばの幽庵《ゆうあん》焼き献立

柚子《ゆず》の香りの焼き魚に、さっぱりとしたあえ物を添えて。

531kcal 塩分1.0g (た)12.9g (カ)485mg

通常ご飯(130g)の場合
457kcal 塩分1.0g (た)16.0g (カ)523mg

さばの幽庵焼き

156kcal 塩分0.6g (た)10.9g (カ)251mg

材料(1人分) 主菜

さば…1切れ(50g)
柚子…20g
大根…20g
Ⓐ 酒…大さじ½
　しょうゆ・みりん…各小さじ½

1 柚子は薄い輪切りにし、Ⓐと合わせてポリ袋に入れる。さばを加えて30分間おく。

2 大根は皮をむき、5mm厚さの輪切りにして堅めにゆで、**1**に加える。

3 魚焼きグリルにさばと大根を並べ入れ、途中で返して6～7分間焼く（つけ汁ごとフライパンで焼いてもよい）。柚子の輪切りもサッと焼き、器に盛る。

水菜の梅おかかあえ

15kcal 塩分0.4g (た)1.4g (カ)170mg

材料(1人分) 副菜

水菜…40g
梅干し(減塩タイプ)…½コ
だし…小さじ2
削り節…少々

1 水菜は4cm長さに切り、サッとゆでて水けを絞る。

2 梅干しは種を取って細かく刻む。

3 ボウルに**1**、**2**、だし、削り節を入れてあえる。

Memo ●幽庵焼きはいろいろな魚で応用できます。さわらや鮭を使えばより低エネルギーに、ぶりを使えばやや高エネルギーになります。また、味が淡泊な鶏むね肉を使っても、おいしくつくれます。

白桃缶

68kcal 塩分0g (た)0.4g (カ)64mg

材料(1人分) デザート

白桃(缶詰)…半割り1コ(80g)

1 白桃は食べやすく切って器に盛る。

低たんぱくご飯 主食

(1/25。温かいもの)…180g

292kcal 塩分0g (た)0.2g (カ)0mg

通常ご飯(130g)
218kcal 塩分0g (た)3.3g (カ)38mg

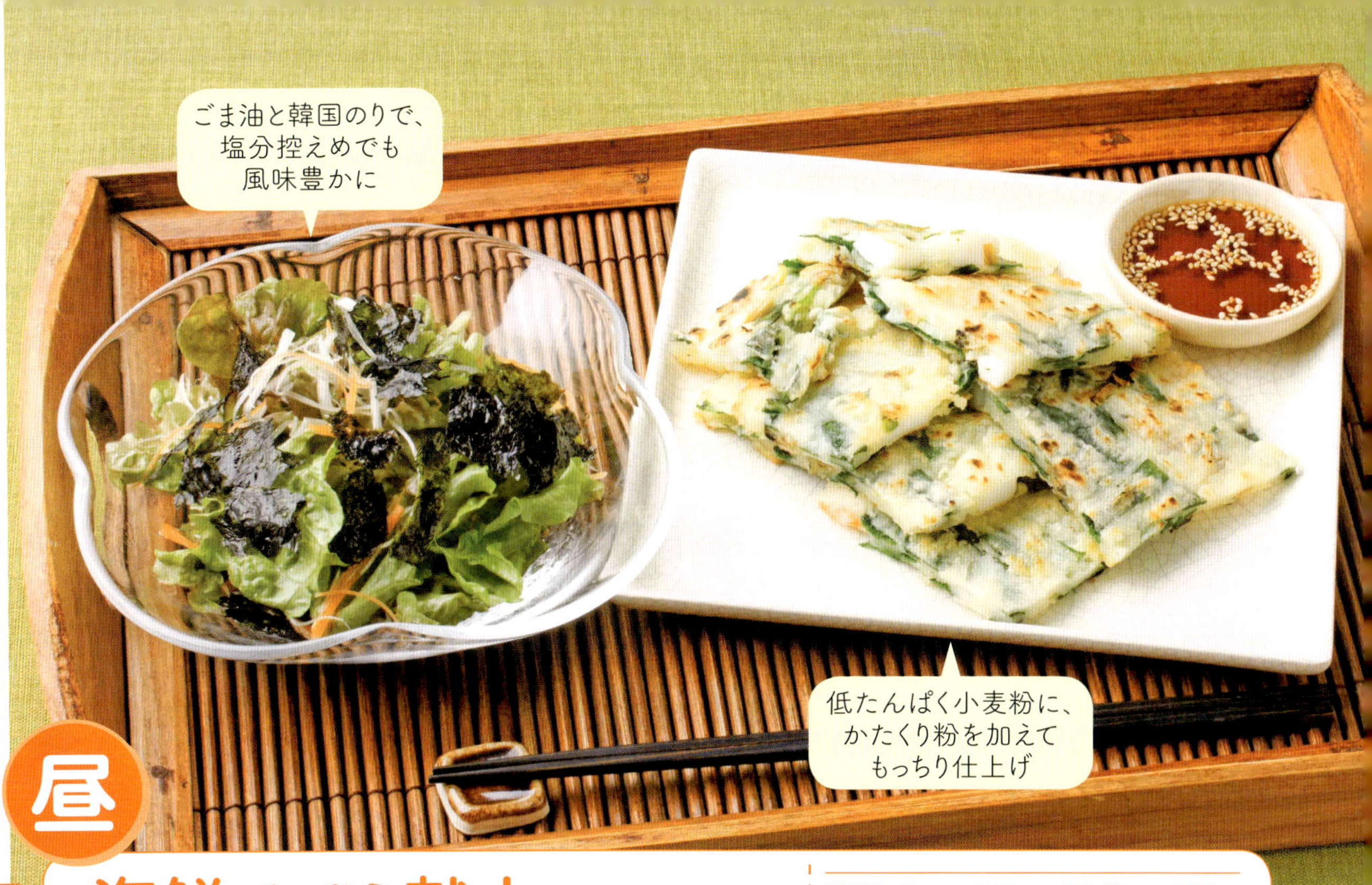
ごま油と韓国のりで、塩分控えめでも風味豊かに
低たんぱく小麦粉に、かたくり粉を加えてもっちり仕上げ

昼

海鮮チヂミ献立

もっちりと食べごたえのある海鮮チヂミが主役の、韓国風献立。

573kcal 塩分1.5g (た)13.7g (カ)403mg

通常粉の場合
544kcal 塩分1.5g (た)15.2g (カ)424mg

海鮮チヂミ

528kcal 塩分1.2g (た)13.2g (カ)315mg

通常小麦粉40g＋かたくり粉30g
499kcal 塩分1.2g (た)14.7g (カ)336mg

材料（1人分） 主菜＋主食

にら…25g
たまねぎ…10g
シーフードミックス（冷凍）…30g
生地
- 低たんぱく小麦粉…60g
- かたくり粉…30g
- 溶き卵…½コ分
- 顆粒《かりゅう》チキンスープの素《もと》（中国風）…小さじ¼
- 水…80mℓ

サラダ油…大さじ1
たれ
- 酢…小さじ1½
- しょうゆ…小さじ⅔
- 白ごま…小さじ½

ラー油…小さじ¼

1　にらは5cm長さに切る。たまねぎは薄切りにする。シーフードミックスは解凍し、水けをきる。

2　ボウルに生地の材料を入れてダマが残らないように混ぜる。1を加えて混ぜ合わせる。

3　フライパンにサラダ油を中火で熱し、2を流し入れる。こんがりと焼き色がつくまで両面を焼く。食べやすく切り、たれを混ぜ合わせて添える。たれには好みでラー油を加える。

※主食を通常食品に変更する場合、主食の分量を減らしているので、水や調味料なども少し減らしてください。

韓国風サラダ

45kcal 塩分0.3g (た)0.5g (カ)88mg

材料（1人分） 副菜

サニーレタス…10g
ねぎ…10g
にんじん…5g
塩…ミニスプーン¼
ごま油…小さじ1
韓国のり…0.5g

1　サニーレタスは一口大にちぎる。にんじんとねぎは細めのせん切りにし、混ぜ合わせる。

2　器に1を盛り、塩、ごま油をかけてあえ、韓国のりをちぎって散らす。

Memo ●通常の小麦粉（薄力粉）に含まれるたんぱく質は100gあたり9.3g。低たんぱく小麦粉は、お好み焼きなど、特に主食に小麦粉を使う場合に効果的。天ぷらや洋菓子などにも使えます。

献立 11 夜

鶏肉のトマト煮献立

野菜多めの鶏肉のトマト煮は、ご飯にもパンにも合います。

627kcal 塩分2.2g ㋟13.0g ㋕744mg

通常ご飯（130g）の場合
553kcal 塩分2.2g ㋟16.1g ㋕782mg

鶏肉のトマト煮

285kcal 塩分1.3g ㋟11.2g ㋕522mg

※数値は1人分。

材料（2人分） 主菜

鶏手羽元（骨付き）
…（小）4本（正味100g）
たまねぎ…60g
しめじ…20g
じゃがいも…（小）1コ80g
にんにく（みじん切り）…2かけ分
塩…ミニスプーン⅓
こしょう…少々
オリーブ油…大さじ2
Ⓐ
白ワイン…大さじ1⅓
顆粒《かりゅう》チキンスープの素《もと》（洋風）
…小さじ1½
水…カップ1
トマトの水煮（缶詰／カットタイプ）
…80g
トマトケチャップ…小さじ2
パセリ（みじん切り）…少々

1 たまねぎは1cm幅のくし形に切る。しめじは根元を除いて小房に分ける。じゃがいもは皮をむいて一口大に切り、下ゆでして水けをきる。鶏手羽元は、塩、こしょうをふる。

2 フライパンにオリーブ油を中火で熱し、にんにくを炒める。香りがたったら鶏手羽元を入れ、全体に焼き色をつける。たまねぎ、しめじを加えて炒める。

3 野菜がしんなりとしたらⒶ、トマトの水煮、トマトケチャップ、じゃがいもを加えて弱火で15分間煮る。器に盛り、パセリをふる。

カリフラワーの簡単ピクルス

45kcal 塩分0.3g ㋟1.3g ㋕182mg

※数値は1人分。

材料（2人分） 副菜

カリフラワー…60g
にんじん…20g
きゅうり…20g
Ⓐ
酢…カップ¼
砂糖…大さじ1強
だし…小さじ2
うす口しょうゆ…小さじ⅔
赤とうがらし（小口切り）…少々
黒こしょう（粒）…適量

1 カリフラワーは小房に分ける。にんじん、きゅうりは乱切りにする。カリフラワーとにんじんは、好みの堅さにゆでて水けをきる。

2 鍋にⒶを入れて火にかけ、煮立ったら火を止める。保存容器に**1**を入れ、温かいⒶと赤とうがらし、黒こしょうを加え、1時間ほど漬ける。

Memo
●カリウムが多いじゃがいもは、一口大に切ってからゆでてカリウムを減らしています。じゃがいもにかえてかぶ、なすなどを使うのもよいでしょう。
●簡単ピクルスは即席漬け感覚で手軽につくれて、酢をきかせることで、うす口しょうゆの塩分だけでもおいしく食べられます。パプリカ、新たまねぎ、セロリなど、ほかの野菜にかえても応用できます。

レタススープ

5kcal 塩分0.6g ㋟0.3g ㋕40mg

材料（1人分） 汁物

レタス…1枚（10g）
えのきだけ…5g
顆粒チキンスープの素（洋風）
…小さじ½
こしょう…少々

1 レタスはせん切りにする。えのきだけは根元を除いて、長さを半分に切る。

2 鍋に水120mlを入れて煮立たせ、スープの素を入れる。**1**を加えてひと煮立ちさせ、こしょうで味を調える。

低たんぱくご飯 主食

（1/25。温かいもの）…180g

292kcal 塩分0g ㋟0.2g ㋕0mg

通常ご飯（130g）
218kcal 塩分0g ㋟3.3g ㋕38mg

［献立11］1日の合計

エネルギー	1731kcal
塩分	4.7g
たんぱく質	39.6g
カリウム	1632mg

すべて通常食品

エネルギー	1554kcal
塩分	4.7g
たんぱく質	47.3g
カリウム	1729mg

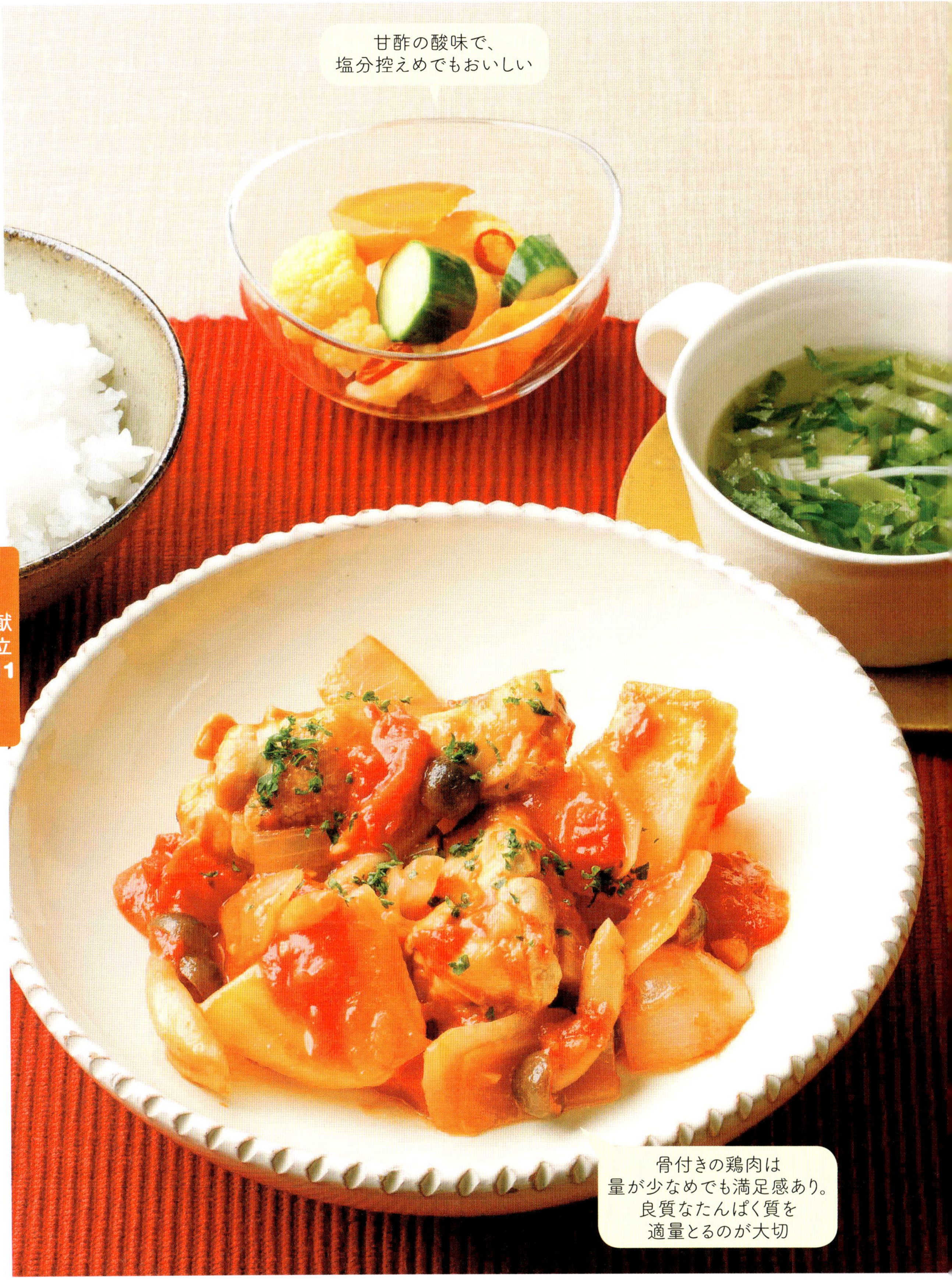
甘酢の酸味で、
塩分控えめでもおいしい
骨付きの鶏肉は
量が少なめでも満足感あり。
良質なたんぱく質を
適量とるのが大切

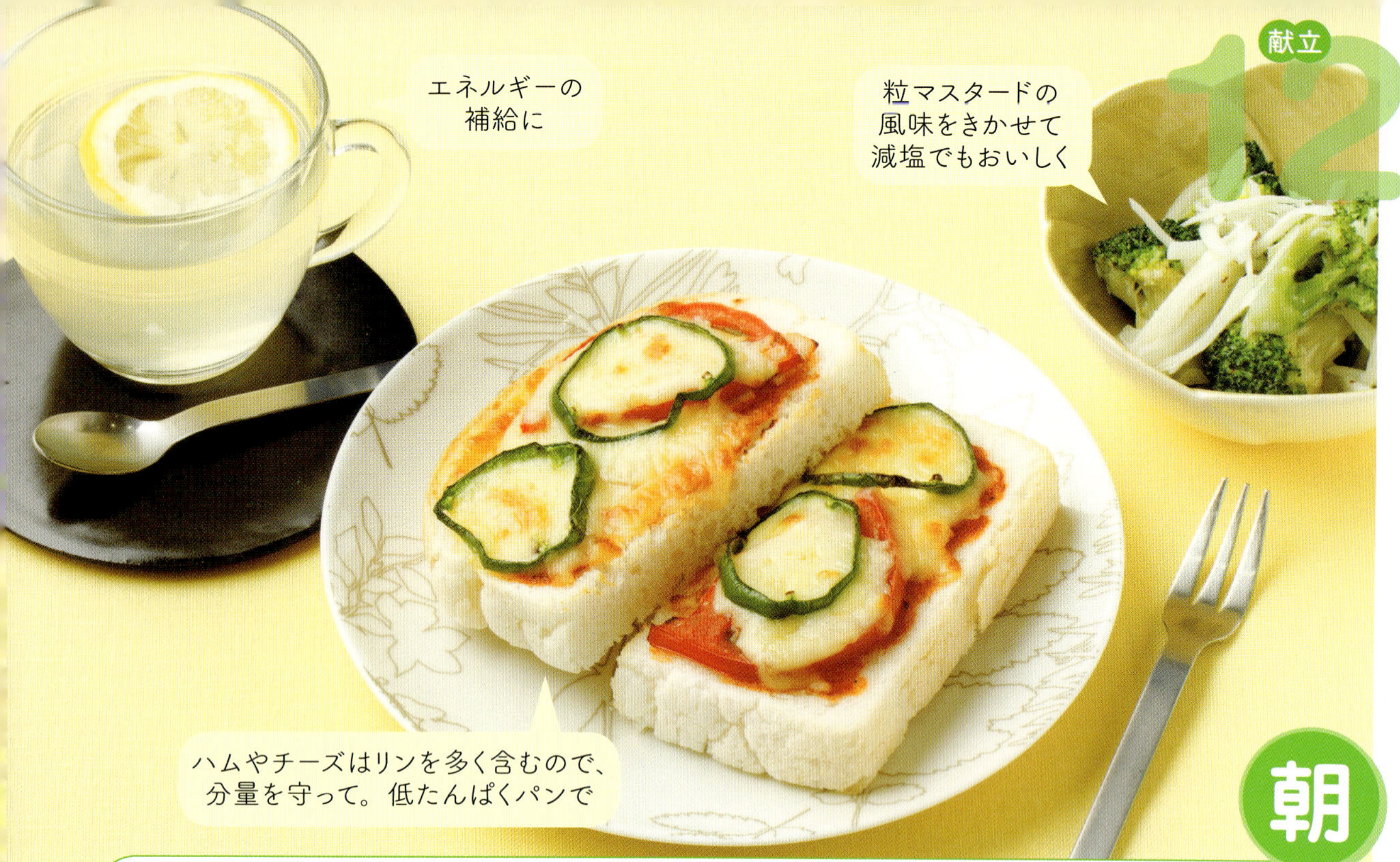
献立
12
エネルギーの
補給に
粒マスタードの
風味をきかせて
減塩でもおいしく
ハムやチーズはリンを多く含むので、
分量を守って。低たんぱくパンで
朝

ピザトースト献立

低たんぱく食パンに、具をたっぷりのせて。

523kcal 塩分1.5g ㊟9.4g ㋕418mg

通常パン(60g)の場合

422kcal 塩分2.2g ㊟14.5g ㋕461mg

ピザトースト

370kcal 塩分1.1g ㊟6.6g ㋕182mg

通常パン(食パン60g)

269kcal 塩分1.8g ㊟11.7g ㋕225mg

材料(1人分) 主菜+主食

低たんぱく食パン…1枚(100g)
トマト…30g
ピーマン…10g
ハム…1枚(10g)
ピザ用ソース(市販)…小さじ2
ピザ用チーズ…25g

1 トマトは半月形に切る。ピーマンはヘタと種を除いて輪切りにする。ハムは短冊形に切る。

2 低たんぱく食パンは横半分に切り、片面にピザ用ソースを塗る。ハムとトマトをのせ、ピザ用チーズを散らしてピーマンをのせる。

3 オーブントースターの受け皿に**2**を並べ、チーズが溶けるまで焼く。

※主食を通常食品に変更する場合、主食の分量を減らしているので、調味料なども少し減らしてください。

ブロッコリーのマスタードあえ

82kcal 塩分0.4g ㊟2.6g ㋕204mg

材料(1人分) 副菜

ブロッコリー…50g
たまねぎ…10g
Ⓐ マヨネーズ…小さじ2
Ⓐ 粒マスタード…小さじ1/3
Ⓐ しょうゆ…2〜3滴

1 ブロッコリーは小房に分けてゆでる。たまねぎは薄切りにする。

2 ボウルにⒶを入れて混ぜ、**1**を加えてあえる。

ホットレモネード

71kcal 塩分0g ㊟0.2g ㋕32mg

材料(1人分) 飲み物

レモン汁…大さじ1
はちみつ…大さじ1
レモン(国産/輪切り)…1枚

1 カップにレモン汁とはちみつを入れ、湯150mℓを注いで混ぜる。輪切りのレモンを浮かべる。

Memo ●紅茶などに入れるグラニュー糖小さじ1強(4g)のエネルギーは15kcalですが、レモネードに入れているはちみつは大さじ1(21g)で62kcalのエネルギーがとれます。暑い季節には冷たくしても。

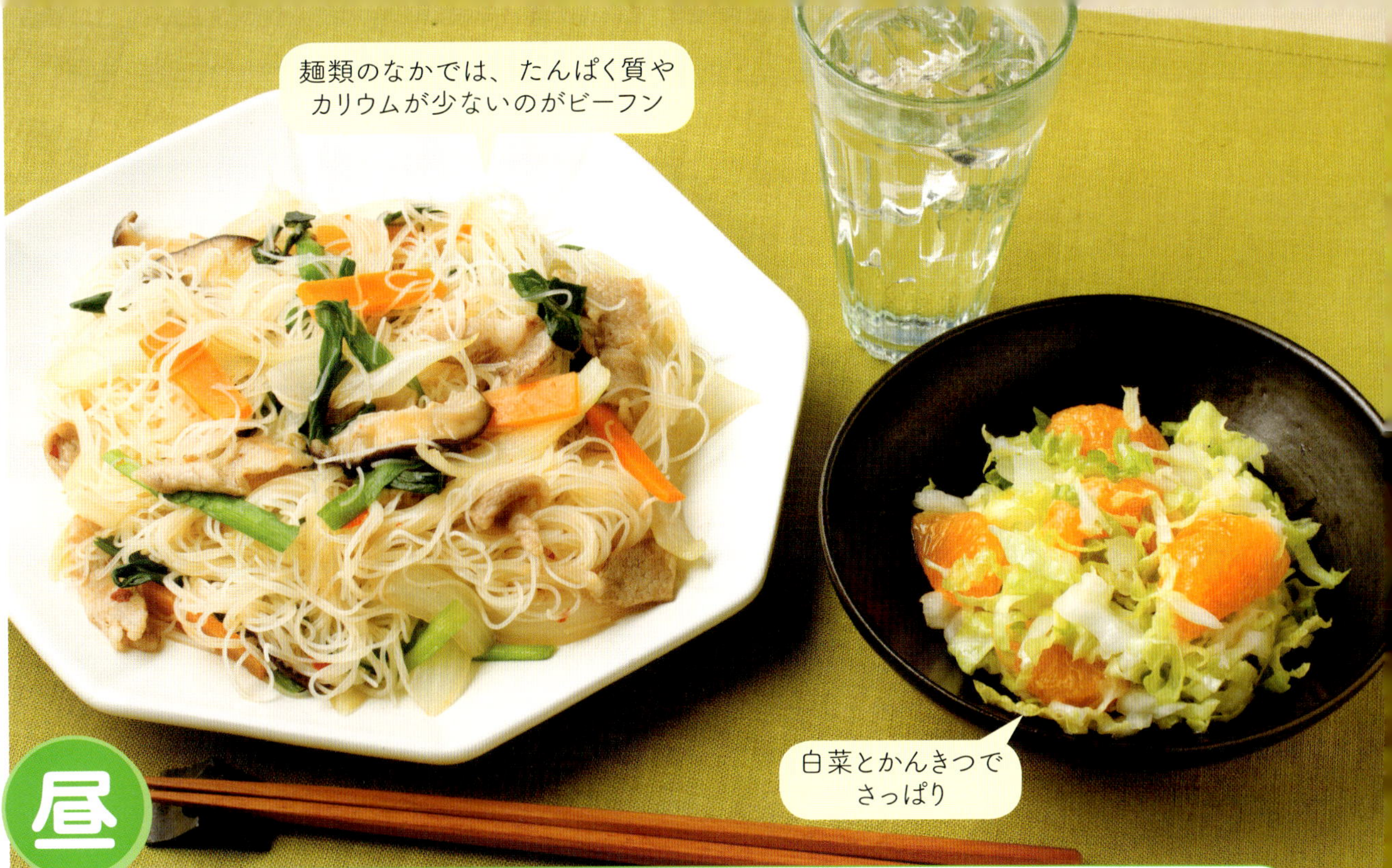
麺類のなかでは、たんぱく質や
カリウムが少ないのがビーフン
白菜とかんきつで
さっぱり

昼

焼きビーフン献立

野菜をたっぷり使った焼きビーフンに、シャキシャキ食感の白菜を添えて。

555kcal 塩分2.0g ㋟14.3g ㋕593mg

焼きビーフン

490kcal 塩分1.7g ㋟13.7g ㋕430mg

材料（1人分） 主菜＋主食

ビーフン（乾）…60g
豚ロース肉（薄切り）…2枚（40g）
たまねぎ…50g
にんじん…20g
にら…20g
生しいたけ…1枚（10g）
サラダ油…大さじ1
Ⓐ
酒…小さじ2
しょうゆ…小さじ2/3
顆《か》粒《りゅう》チキンスープの素《もと》（中国風）…小さじ1/2弱
豆板醤（トーバンジャン）…少々（1g）
塩…ミニスプーン1/3
こしょう…少々

1 ビーフンは袋の表示どおりに湯で戻し、食べやすい長さに切る。たまねぎは縦1cm幅に切り、にんじんは短冊形に切る。にらは5cm長さに切り、しいたけは軸を除いて薄切りにする。豚肉は一口大に切る。

2 フライパンにサラダ油を中火で熱し、豚肉を炒める。色が変わったら野菜類を加えて、さらに炒める。

3 野菜類がしんなりとしたらビーフンを加えて混ぜ、混ぜ合わせたⒶを加えて炒め合わせる。

白菜とみかんのサラダ

65kcal 塩分0.3g ㋟0.6g ㋕163mg

材料（1人分） 副菜

白菜…50g
みかん…1/2コ（40g）
フレンチドレッシング（市販）…小さじ2

1 白菜は、5mm幅に切る。みかんは薄皮をむく。

2 1をフレンチドレッシングであえる。

Memo ●ビーフンは米やとうもろこしのでんぷんでつくられた麺で、通常食品でも麺類のなかではたんぱく質やカリウムが少なめ。具だくさんにすると、乾麺60gでも食べごたえがあり、油を使って調理することでエネルギーもしっかりとれます。また、おかずの炒め物などのボリュームアップにも使えます。

ちらしずし献立

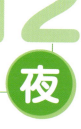

**塩分を控えたすし酢なら、ちらしずしも楽しめます。
副菜とデザートも添えた華やかな献立。**

647kcal 塩分1.8g (た)17.0g (カ)466mg

通常ご飯(130g)の場合
573kcal 塩分1.8g (た)20.0g (カ)504mg

ちらしずし

445kcal 塩分0.9g (た)13.4g (カ)185mg

通常ご飯(130g)
371kcal 塩分0.9g (た)16.4g (カ)223mg

材料(1人分) 主菜＋主食

えび…30g
絹さや…5枚(10g)
溶き卵…½コ分
サラダ油…小さじ1
Ⓐ 酢…小さじ2
Ⓐ 砂糖…小さじ1
Ⓐ 塩…ミニスプーン¼
低たんぱくご飯
(1/25。温かいもの)…180g
イクラ…10g
甘酢しょうが(市販)…5g

1 えびはゆでて殻をむく。絹さやは筋を取り、ゆでて斜めにせん切りにする。

2 フライパンにサラダ油を弱～中火で熱し、溶き卵を入れて薄焼きにし、細く切る(錦糸卵)。

3 Ⓐを混ぜ合わせ、低たんぱくご飯に加えてサックリと混ぜる。器に盛り、**2**、**1**、イクラをのせ、甘酢しょうがを添える。

※主食を通常食品に変更する場合、主食の分量を減らしているので、Ⓐも少し減らしてください。

Memo ●一般に握りずし1人前には2gほどの塩分が含まれるといわれ、しょうゆをつけて食べるためにさらに塩分をとることに。低塩のすし飯で、しょうゆのいらないちらしずしにして、塩分のとりすぎを防ぎます。

甘みそ炒め

99kcal 塩分0.4g (た)1.2g (カ)150mg

材料(1人分) 副菜

にんじん…40g
こんにゃく…50g
サラダ油…大さじ½
みそ…小さじ½
砂糖…小さじ⅔
すりごま(白)…小さじ½

1 にんじんは乱切りにし、下ゆでする。こんにゃくは大きめの短冊形に切り、下ゆでする。

2 フライパンにサラダ油を中火で熱し、**1**を炒める。全体に油が回ったら、みそ、砂糖を加えて炒める。仕上げにすりごまを加えてからめる。

とろろ昆布のすまし汁

5kcal 塩分0.5g (た)0.7g (カ)83mg

材料(1人分) 汁物

とろろ昆布…1g
細ねぎ(小口切り)…½本分(2g)
だし…カップ½
塩…ミニスプーン¼弱
しょうゆ…2～3滴

1 鍋にだしを入れて温め、塩、しょうゆを加える。

2 器にとろろ昆布と細ねぎを入れ、**1**を注ぐ。

あずき寒天

98kcal 塩分0g (た)1.7g (カ)48mg

※数値は1人分。

材料(2人分) デザート

ゆであずき(缶詰)…60g
水…140mℓ
粉寒天…2g
砂糖…大さじ1⅓

1 鍋に分量の水、粉寒天を入れて溶かし混ぜ、火にかける。沸騰したら弱火にし、1～2分間よく混ぜながら火を通す。

2 寒天が溶けたら砂糖を加えて溶かし、火を止める。ゆであずきを加えよく混ぜたら熱いうちに器に入れる。粗熱が取れたら冷蔵庫で冷やし固め、1人分に切り分けて盛る。

[献立12] 1日の合計

エネルギー	1725kcal
塩分	5.3g
たんぱく質	40.7g
カリウム	1477mg

すべて通常食品

エネルギー	1550kcal
塩分	6.0g
たんぱく質	48.8g
カリウム	1558mg

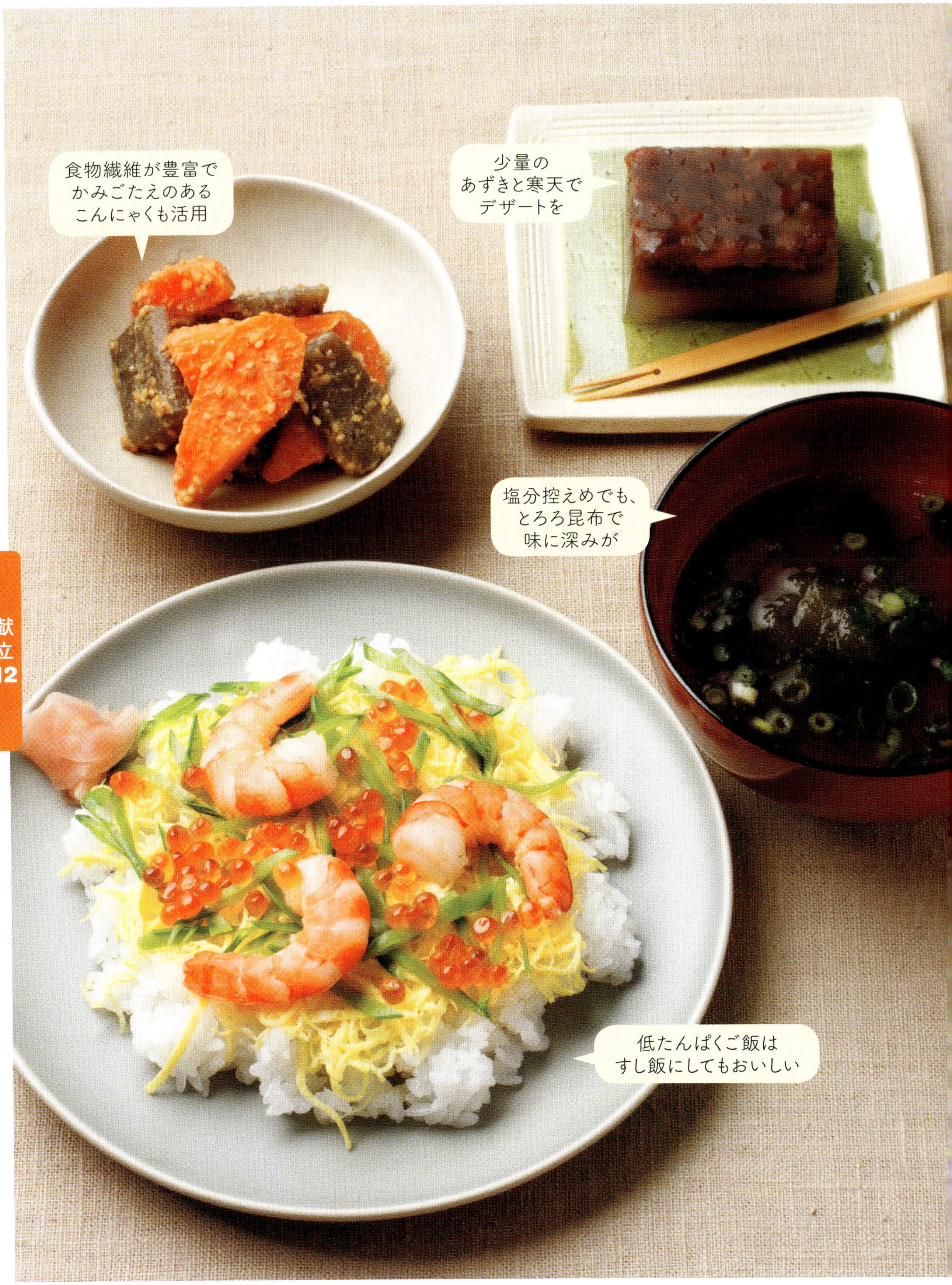
食物繊維が豊富で
かみごたえのある
こんにゃくも活用
少量の
あずきと寒天で
デザートを
塩分控えめでも、
とろろ昆布で
味に深みが
低たんぱくご飯は
すし飯にしてもおいしい

column

外食・中食のコツ

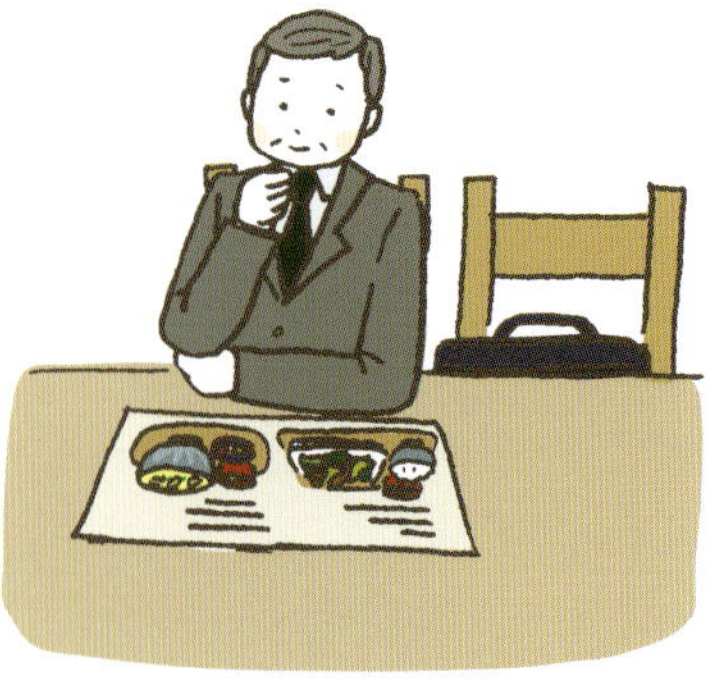

ふだん食べているものを記録して、問題点を探る

日常、外で食べることの多い人は、家でつくる料理だけ注意しても、なかなか十分な食事療法になりません。外食をしたり、「中食」といわれるように、コンビニなどで出来合いのお弁当などを買って食べたりするときも、どのように選んで食べればよいのかに注意する必要があります。

管理栄養士による食事指導では、ふだん何を食べているか、必ず食事記録を書いていただいています。まずは1週間くらい食べたものをすべて記録してみると、食生活のパターンがおおよそわかります。最近では、スマートフォンなどで写真を撮って記録する患者さんもいます。そうした食事記録をもとに、問題点を探り、それぞれの生活に応じた改善法を考えていきます。

昼は勤務地の近所で外食という人は

外で仕事をしている人も、食事療法を行う場合はお弁当持参が理想ですが、そうもいかない人は、上手に外食を利用する工夫をしましょう。

麺類は、とかく塩分のとりすぎになりがちです。昼食は麺類が多いという人は頻度を減らし、食べるときもラーメンなどの汁は残すようにします。そばは「かけ」より「もり」にして、つけるつゆを少しにして食べるようにすると減塩になります。もの足りなければ、野菜のかき揚げなどを加えるのもよいでしょう。パスタなら、ミートソースより魚介や野菜中心のトマトソースなど、たんぱく質が少なそうなソースを選びましょう。

また、ご飯にまでたれがかかった丼物は塩分が多くなり、特にかつ丼や親子丼などはたんぱく質のとりすぎにもなりがちです。なるべく丼物より定食を選んだほうが自分に合った食べ方ができます。一般的な定食メニューでは、肉が少なめの野菜炒め定食やかきフライ定食などがお勧めです。

よく行く店が決まっているなら、いつも食べているメニューのたんぱく質やエネルギー量はどのくらいなのか、見当をつけられるとよいでしょう。

飲み会や居酒屋でのメニュー選びは

お酒の肴《さかな》も、低たんぱく質で塩分控えめのものが基本になるので、野菜中心に選ぶとよいでしょう。鍋物なら、肉が中心で味の濃いすき焼きより、野菜が多めの寄せ鍋や水炊きのほうがお勧めです。締めの雑炊は鍋の汁を吸って塩分やカリウムが多くなりがちなので、気をつけましょう。大勢で取り分けて食べる料理は、自分が食べてよい目安量を知っておくことも大切です。

コンビニなどで買って食べるなら

最近のコンビニ弁当やお総菜には、栄養成分表示がついているので、きちんと見て選ぶようにすれば、外食よりも塩分やたんぱく質、エネルギー量の指示に合わせて食べることができます。おにぎり1個でも、具によってかなり違うので、よく見比べて選んでください。なお、塩分についてはナトリウム表示だけのことがあるので、その場合は換算が必要です（10ページ参照）。

PART 3

減塩・低たんぱく質の 主菜・副菜・主菜＋主食・間食

腎臓病の献立づくりに慣れたら、単品料理を献立に組み込んで、腎臓病の食事のバリエーションを広げてください。身近な材料でつくりやすい、健康的なおかずなので、家族と一緒に食べられます。

- ●主菜・副菜・主菜＋主食・間食を献立に組み合わせる際は、27ページからの献立の料理ごとについている主菜、副菜などのマークを目安にしてください。
- ●栄養成分は、エネルギー、塩分、たんぱく質（た）、カリウム（カ）の順に記載しています。
- ●主食は「治療用特殊食品」を使っています。治療用特殊食品はメーカーにより栄養成分が異なります。本書で使用した治療用特殊食品については22ページも参照してください。
- ●材料は基本1人分です。栄養成分も1人分の数値です。2人分でつくる場合は、倍を目安に材料を増やしますが、腎臓病のある人に盛り分ける量はきちんと守りましょう。
- ●塩の計量にはミニスプーンをよく使います。本書では家庭で使いやすいように、「ミニスプーン¼弱＝0.2g」として計算しています。
- ●Memoは、食材を変更したり、調理する際の参考にしてください。

主菜 01

豚のしょうが焼き 野菜炒め添え

肉の表面にしっかりと味をつけるのが、
うす味でもおいしくつくるコツ。
炒めた野菜を添えて栄養バランスのよい一皿に。

201kcal　塩分0.8g　㋟9.8g　㋕256mg

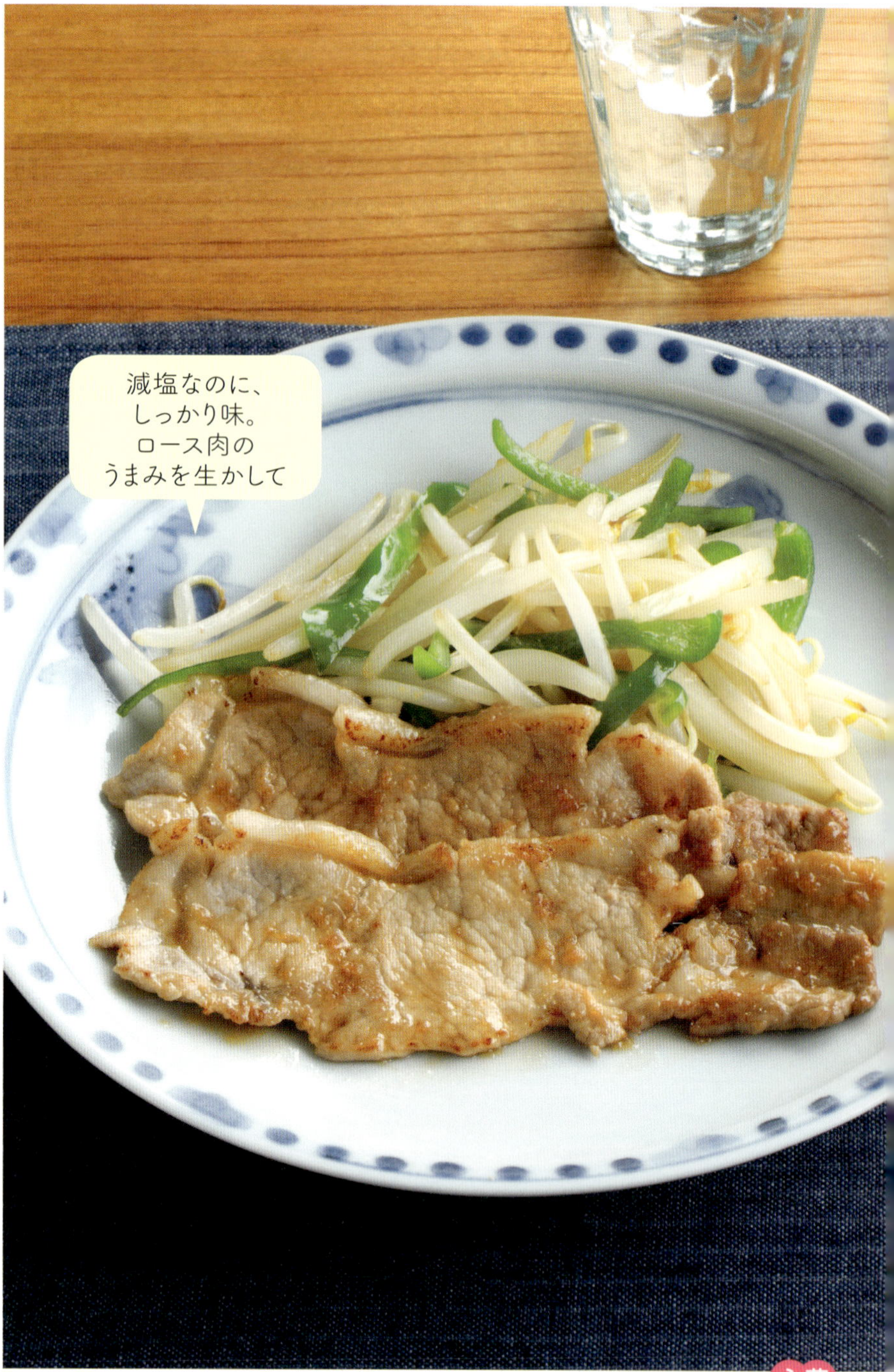
減塩なのに、
しっかり味。
ロース肉の
うまみを生かして

材料（1人分）

豚ロース肉（しょうが焼き用）…50g
たまねぎ…30g
もやし…30g
ピーマン…（小）$\frac{1}{3}$コ（10g）
サラダ油…小さじ1
塩…ミニスプーン$\frac{1}{4}$弱
こしょう…少々

Ⓐ
- しょうが（すりおろす）…2g
- みりん…小さじ1強
- しょうゆ…小さじ$\frac{2}{3}$

1 豚肉は、筋を切る。たまねぎは1cm幅のくし形に切る。ピーマンはヘタと種を除き、せん切りにする。

2 フライパンにサラダ油を中火で熱し、たまねぎ、ピーマン、もやしを炒め、塩、こしょうをふって取り出す。

3 同じフライパンに豚肉を1枚ずつ広げて入れ、両面をこんがりと焼く。混ぜ合わせたⒶを加えてからめる。器に盛り、2を添える。

減塩 Memo

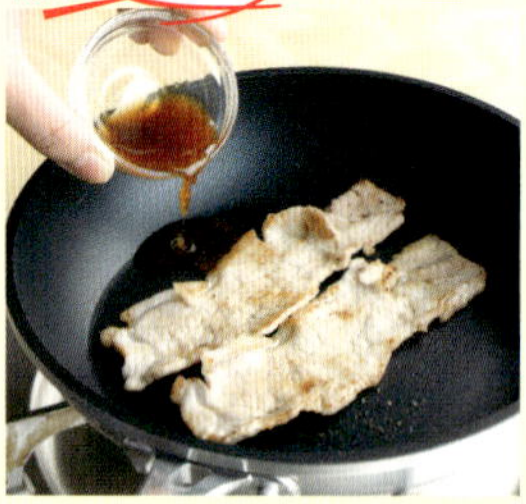

豚肉は下味をつけずに、最後に調味料を加えてからめます。表面だけに味をつけることで、調味料が控えられ、減塩できます。

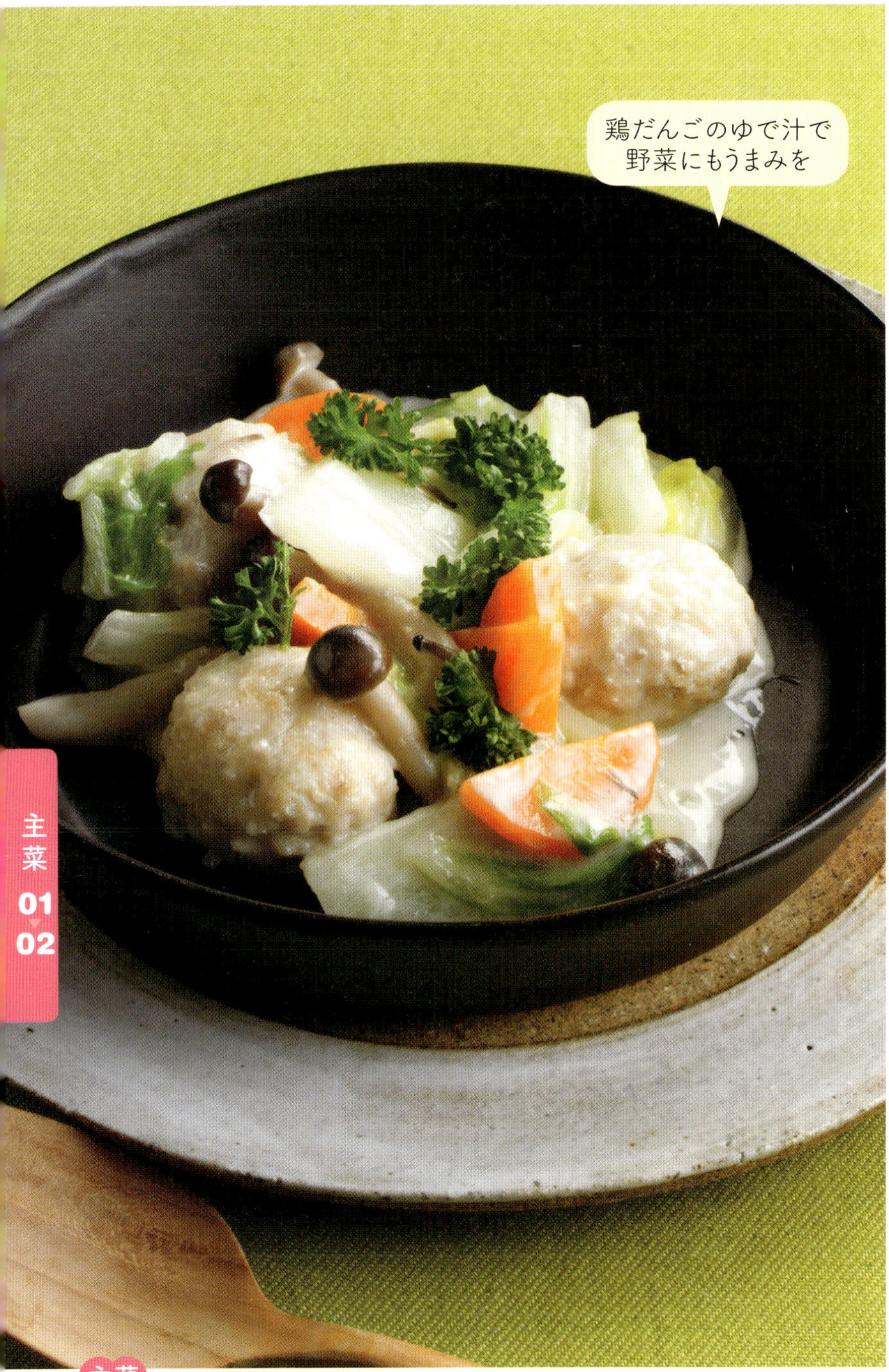

主菜

02 鶏だんごのクリーム煮

ご飯にもパンにも合う温かなおかず。
ひき肉は少量にしてたんぱく質を減らしますが、
生クリームでコクを出すので満足感があります。

199kcal 塩分0.8g (た)10.2g (カ)360mg

材料（1人分）

鶏ひき肉 …50g
白菜 …40g
にんじん…15g
しめじ…15g
Ⓐ
ねぎ（みじん切り）…10g
しょうが（すりおろす）…1g
かたくり粉…小さじ1
塩…ミニスプーン¼弱
顆粒《かりゅう》スープの素《もと》（洋風）
…小さじ½
生クリーム…大さじ1
こしょう…少々
かたくり粉…小さじ1
パセリ…1g

1 白菜は5cm幅に、にんじんは半月形に切る。しめじは根元を切ってほぐす。

2 ボウルにひき肉とⒶを入れてよく混ぜ、3等分にして丸める。小鍋に湯を沸かし、鶏だんごを入れて中火で2～3分間ゆで、取り出す。

3 小鍋かフライパンに2のゆで汁カップ1、スープの素、1を加えて煮る。野菜に火が通ったら2、生クリーム、こしょうを加える。かたくり粉を倍量の水で溶いて回し入れ、混ぜながらとろみをつける。器に盛り、ちぎったパセリを散らす。

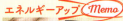

エネルギーアップ Memo

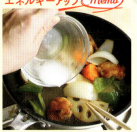

生クリーム（乳脂肪）は、低たんぱくでエネルギーが増やせるので、おすすめ。料理に加えて、コクを出すのに便利です。

材料（1人分）

鶏もも肉…40g
れんこん…30g
にんじん…20g
たまねぎ…30g
ピーマン…（大）½コ（20g）
しょうゆ…小さじ⅓
酒…小さじ½
サラダ油…小さじ1½
かたくり粉…小さじ⅔

Ⓐ
- 黒酢…小さじ1½
- しょうゆ…小さじ⅔
- 砂糖…小さじ1

Ⓑ
- かたくり粉…小さじ⅔
- 水…大さじ1

1　鶏肉は一口大に切り、しょうゆ、酒をからめる。れんこんは薄めの輪切りにし、大きければ半分に切る。にんじんは乱切りにして、竹串がスッと通るまでゆでる。たまねぎは厚めのくし形に切る。ピーマンはヘタと種を除いて乱切りにする。

2　フライパンにサラダ油の半量を中火で熱し、すべての野菜を炒めて取り出す。

3　1の鶏肉は汁けをきって、かたくり粉をまぶす。フライパンに残りのサラダ油を中火で熱して鶏肉を並べ入れる。両面をこんがりと焼いて火を通したら、2、混ぜ合わせたⒶを加えてからめる。混ぜ合わせたⒷを回し入れ、とろみがつくまで全体を混ぜる。

減塩 Memo

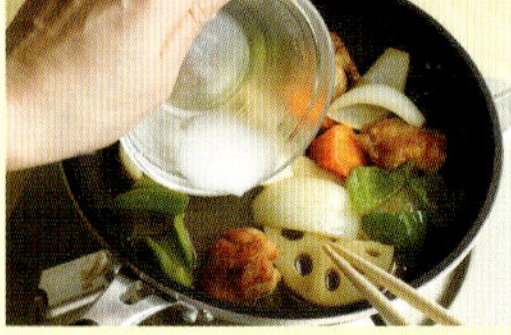

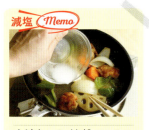

水溶きかたくり粉でとろみをつけると味がからみやすくなるため、しょうゆの量を減らすことができます。

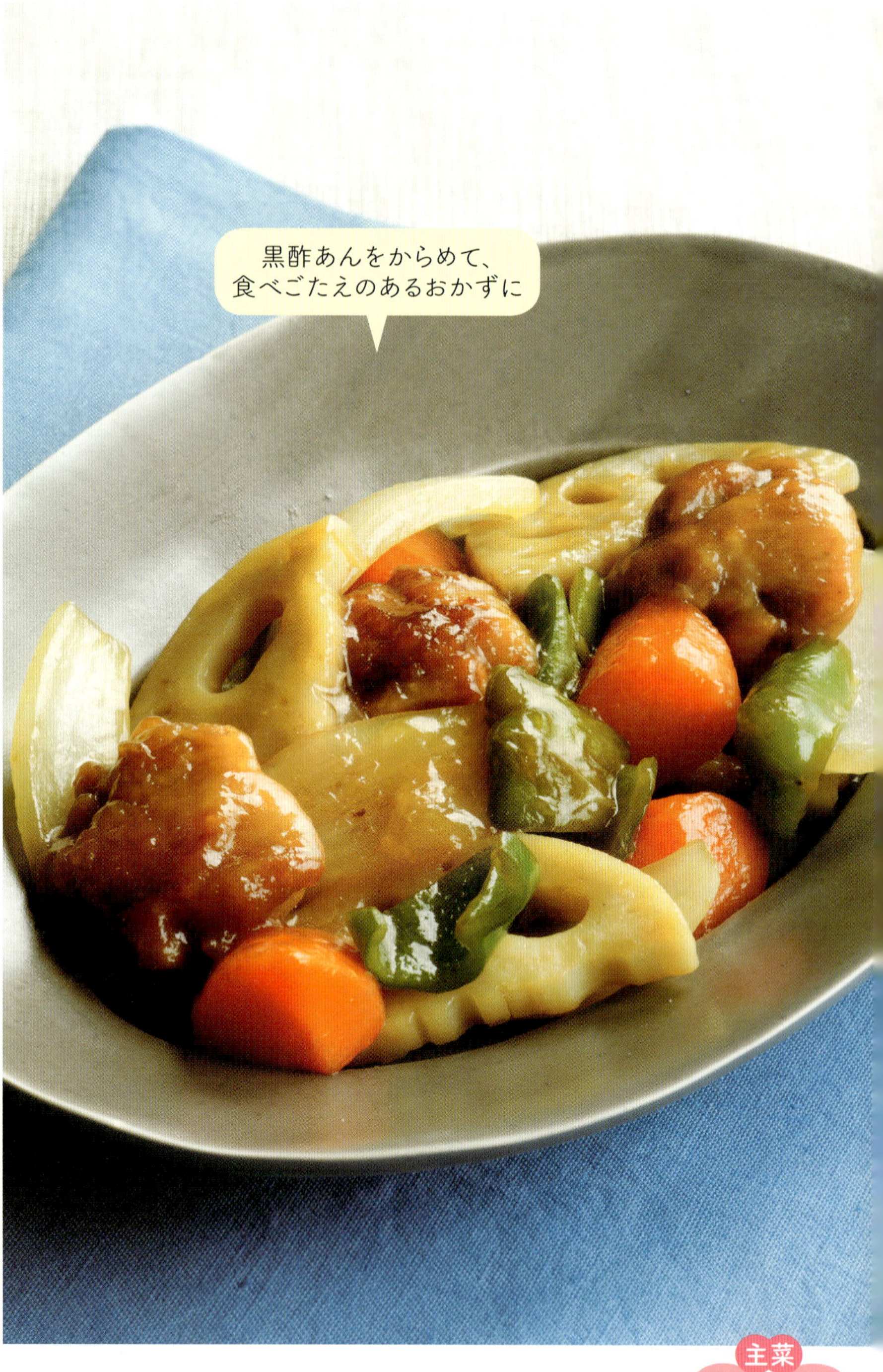
黒酢あんをからめて、
食べごたえのあるおかずに

主菜 03

野菜と鶏肉の黒酢あん

まろやかな酸味とうまみのある黒酢あんの中国風おかず。
火の通りにくい野菜は、
あらかじめ電子レンジにかけておいても。

215kcal　塩分1.0g　㋟8.4g　㋕413mg

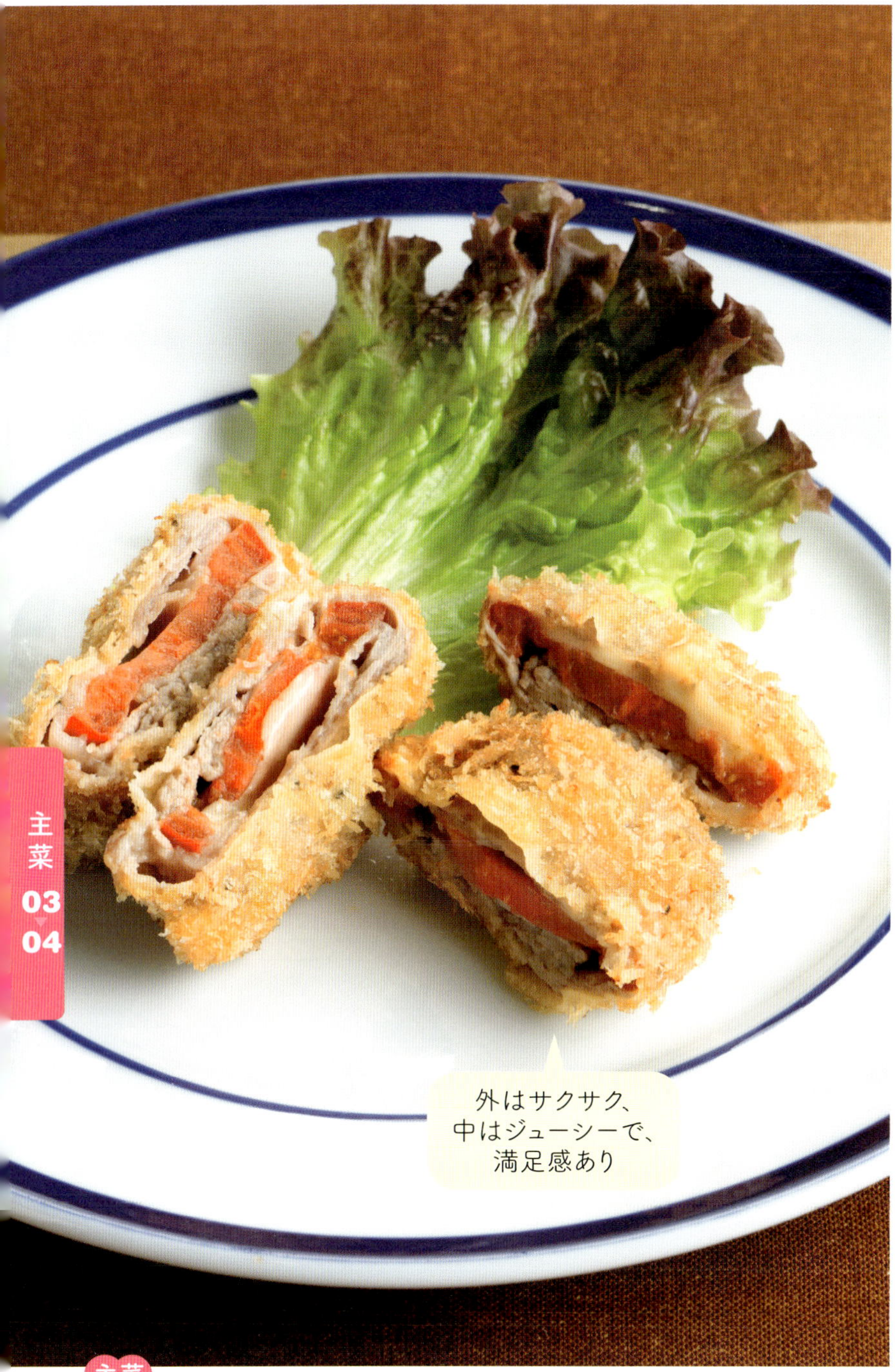

主菜

04 トマトチーズサンドカツ

トマトの酸味とうまみ、チーズのコクで、
肉の量が少なくても、食べごたえは十分。
ソースはかけずにいただきます。

296kcal 塩分0.9g た12.8g カ248mg

材料（1人分）

豚肩ロース肉（しゃぶしゃぶ用）…40g
スライスチーズ…½枚（10g）
トマト（輪切り）…2枚（30g）
塩…ミニスプーン⅓
こしょう…少々
衣
［小麦粉・溶き卵・パン粉…各適量
揚げ油…適量
サニーレタス…（小）½枚

1 スライスチーズは半分に切る。豚肉を広げてトマトとチーズ各1切れをのせて巻き、2コつくる。塩、こしょうをふる。

2 小麦粉、溶き卵、パン粉の順に衣をつける。

3 揚げ油を180℃に熱して**2**をこんがりと揚げ、油をきる。食べやすく切り、サニーレタスを敷いて器に盛る。

減塩Memo

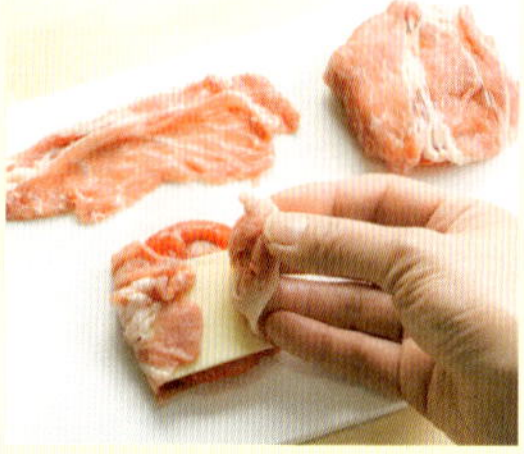

塩分を含むチーズをはさみ、肉にごく少量の塩、こしょうをふって揚げると、ソースをかけなくても十分おいしい。

主菜

05

いわしのロール焼き 野菜ビネガーソース

バジルを使って風味よく。
カラフルでさっぱりとした野菜ソースを添えて。

162kcal 塩分0.9g (た)8.2g (カ)220mg

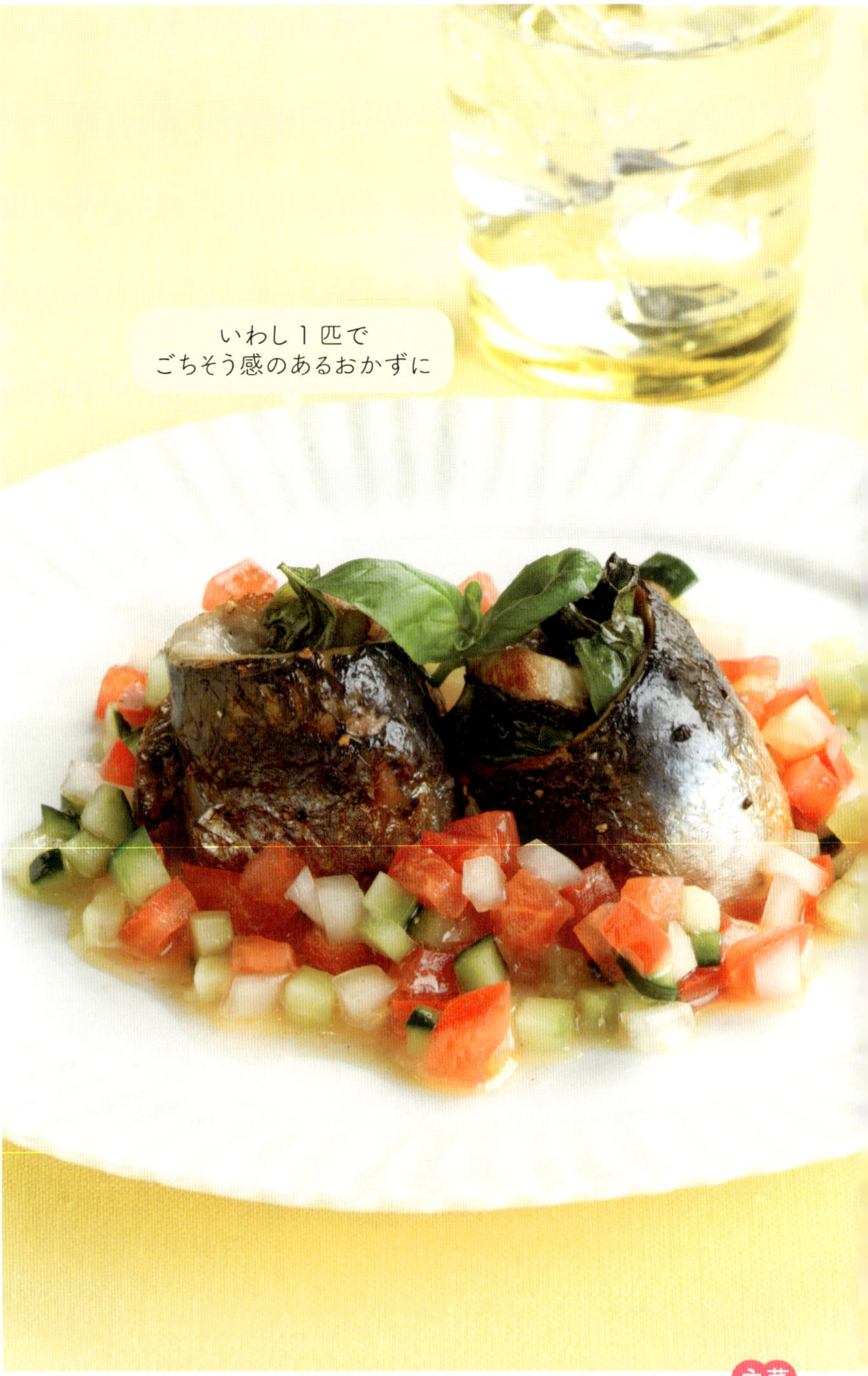

材料（1人分）

いわし…1匹（正味40g）
バジルの葉…（小）7～8枚
トマト…20g
たまねぎ…10g
きゅうり…10g

Ⓐ
- オリーブ油…小さじ1
- 酢…小さじ1
- 砂糖…小さじ⅔
- 塩…ミニスプーン⅓
- 黒こしょう（粗びき）…少々

塩…ミニスプーン⅓
黒こしょう（粗びき）…少々
オリーブ油…小さじ1
飾り用のバジルの葉…少々

1 野菜ビネガーソースをつくる。トマト、たまねぎ、きゅうりは５㎜角に切る。ボウルにⒶと刻んだ野菜を合わせて混ぜる。

2 いわしは三枚におろし、皮側に塩、黒こしょうをふる。バジルを等分にのせて巻き、ようじで留める。

3 フライパンにオリーブ油を中火で熱し、**2**を並べ入れ、全体に焼き色がつくように焼く。ようじを外して側面も焼き、火を通す。

4 器に**3**を盛り、まわりに**1**をかけ、飾り用のバジルを添える。

減塩 Memo

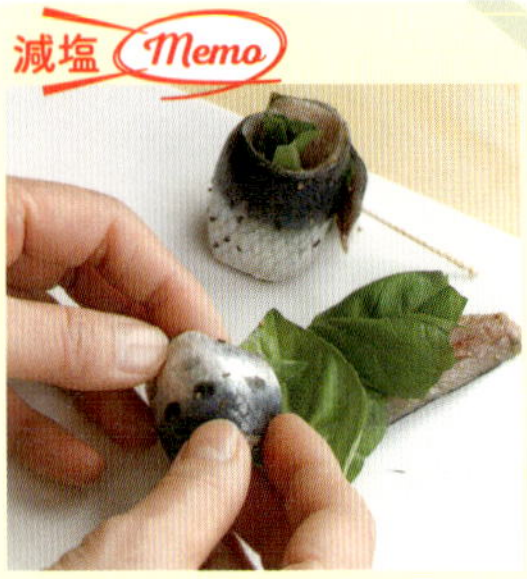

バジルの葉をはさんで巻くと香りがよく、塩分を控えめにしても、いわしのくさみが気になりません。

主菜

06 たいの中国風刺身

シャキシャキとしたせん切り野菜と、カリッとしたピーナツの食感で食べごたえが出ます。ごま油入りの酢じょうゆだれで。

128kcal 塩分0.6g ㋟10.0g ㋕349mg

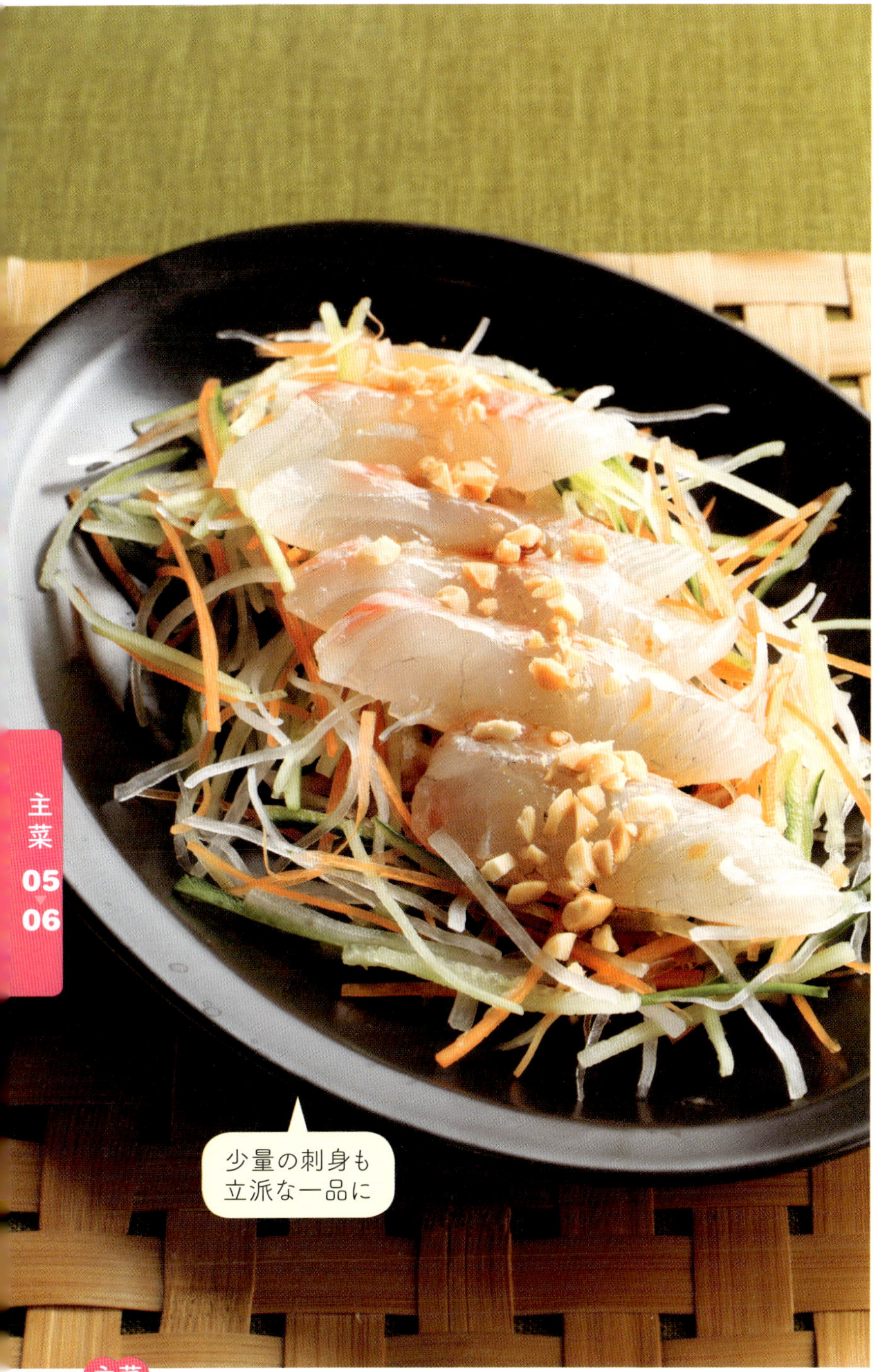

材料（1人分）

たい（刺身用）…40g
大根…20g
にんじん…10g
きゅうり…20g
ピーナツ…3g

Ⓐ
- ごま油…小さじ1
- しょうゆ…小さじ$\frac{2}{3}$
- 酢…小さじ1

1 たいは薄く切る。大根、にんじん、きゅうりは、せん切りにして5分間ほど水にさらし、パリッとさせ、水けをきる。ピーナツは粗く刻む。

2 器に野菜を盛ってたいをのせ、ピーナツを散らす。混ぜ合わせたⒶをかける。

カリウムダウン Memo

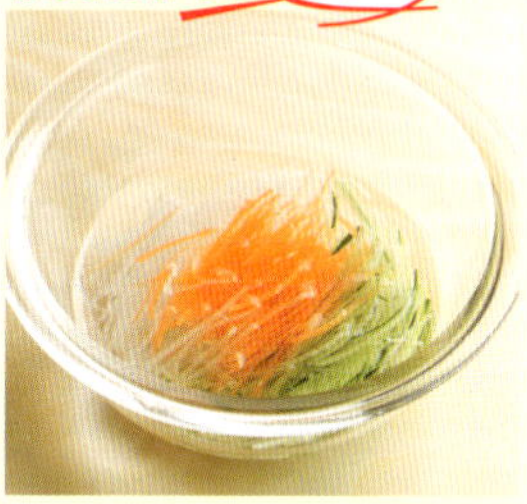

野菜は細く切って水にさらすと、カリウムが減らせます。パリッとさせることで歯ごたえがよくなり、たんぱく質源の刺身の量が少なくても満足感があります。

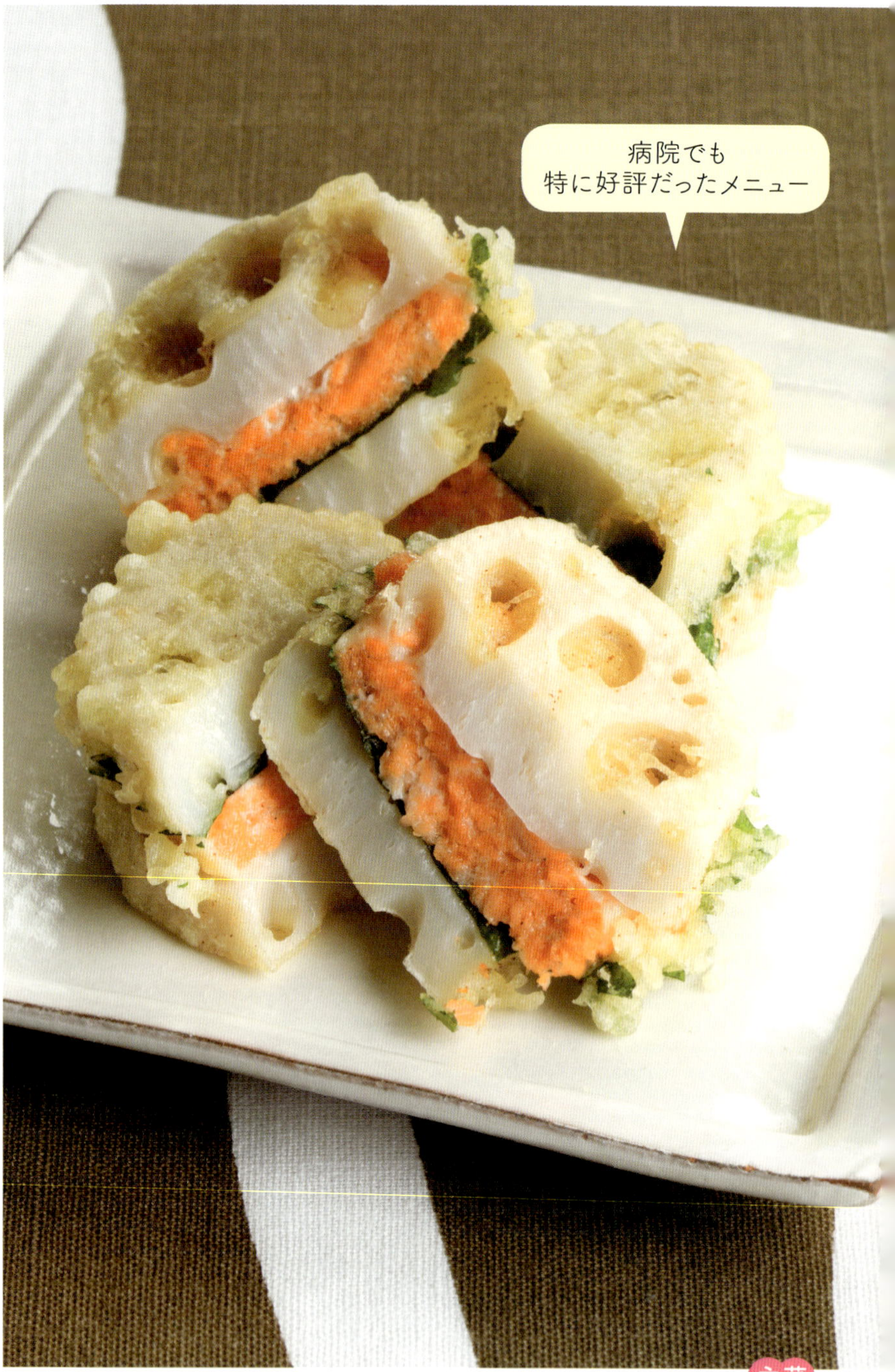

主菜

07

れんこんの
鮭《さけ》はさみ揚げ

**ほっくりとしたれんこんの食感と
青じその香りで、鮭の分量を控えても
満足できます。**

186kcal　塩分0.5g　(た)7.5g　(カ)307mg

材料（1人分）

生鮭（切り身）…½切れ（正味30g）
れんこん…40g
青じそ…2枚
Ⓐ
- 酒…小さじ½
- 塩…ミニスプーン⅓
- 練りがらし…0.4g
- こしょう…少々
- かたくり粉…小さじ⅔

天ぷら粉…大さじ1
揚げ油…適量

1　れんこんは皮をむいて7㎜厚さの輪切り4枚にする。

2　鮭は皮と骨を除いて包丁で粗めにたたき、ボウルに入れ、Ⓐを加えて混ぜる。

3　れんこんの片面に薄くかたくり粉（分量外）をつけ、青じそと**2**を等分にのせてはさむ。

4　別のボウルに天ぷら粉を入れて同量の水で溶き、**3**にからめる。180℃に熱した揚げ油で3～4分間揚げ、油をきる。

たんぱく質減 Memo

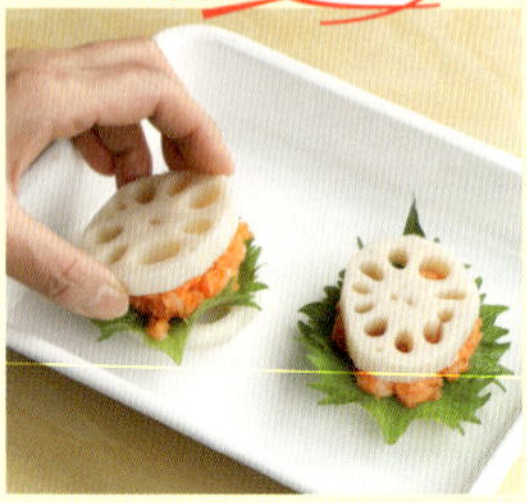

たんぱく質源の鮭は、れんこんではさんで揚げると、少量でもボリューム感が出ます。

主菜

08 あじの南蛮漬け

あじを揚げてエネルギー量を増やします。ピリッと辛みをきかせた南蛮酢に漬けると、塩分が控えられるうえ、食欲もアップ！

136kcal　塩分1.0g　㋟10.7g　㋕279mg

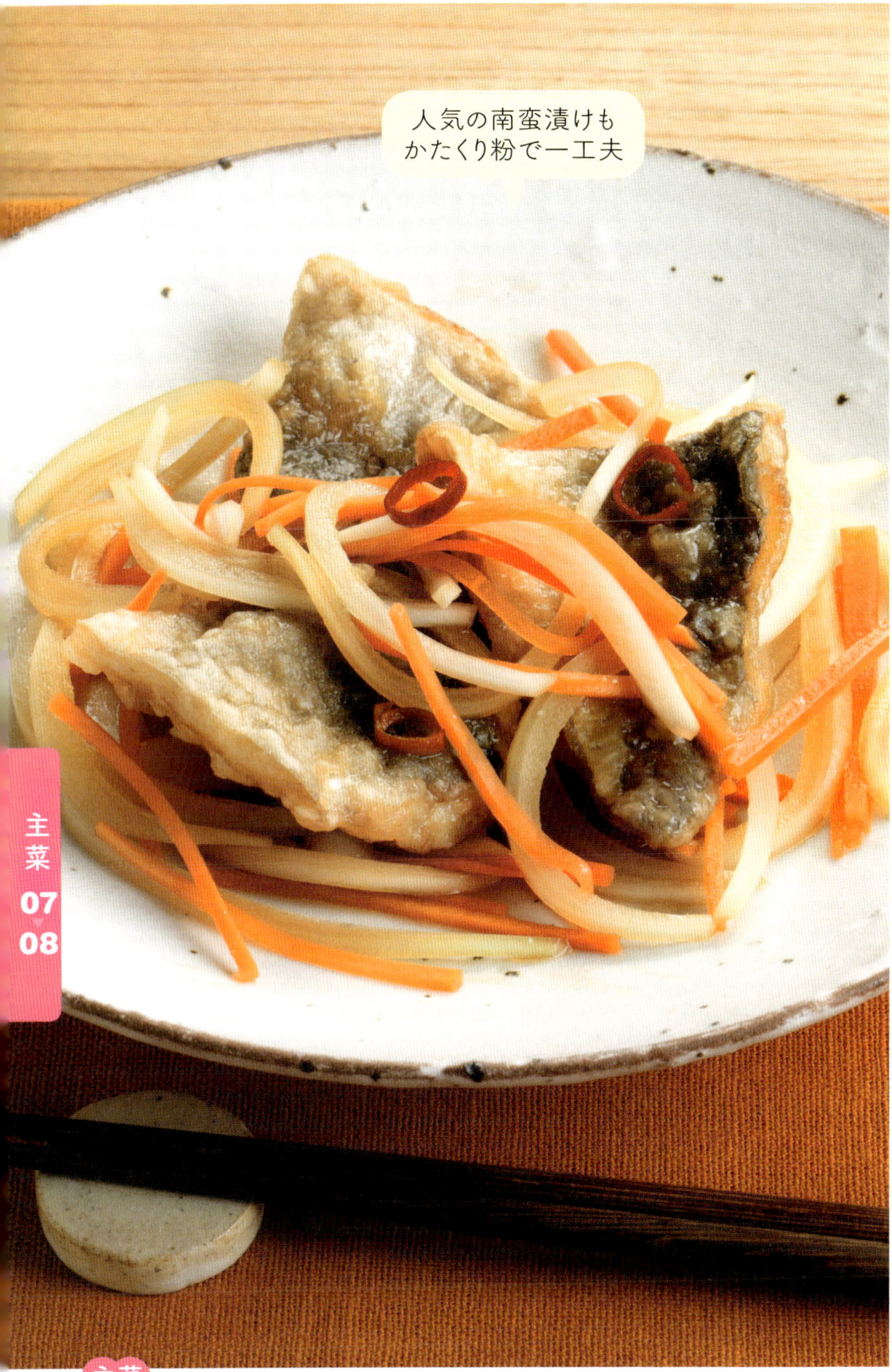

材料（1人分）

あじ
（三枚におろしたもの）…50g
たまねぎ…30g
にんじん…10g

Ⓐ
- 砂糖…小さじ1
- しょうゆ…小さじ1
- 酢…小さじ2
- だし…小さじ1
- 赤とうがらし（小口切り）…少々

かたくり粉…小さじ1
揚げ油…適量

1 あじは一口大に切る。たまねぎは薄切りに、にんじんは細く切る。

2 小さめのバットにⒶを合わせ、切った野菜を漬ける。

3 あじは水けを拭いてかたくり粉をまぶし、180℃に熱した揚げ油で揚げる。熱いうちに2に漬け込み、途中で返して、15分間ほどしたら器に盛る。

たんぱく質減 Memo

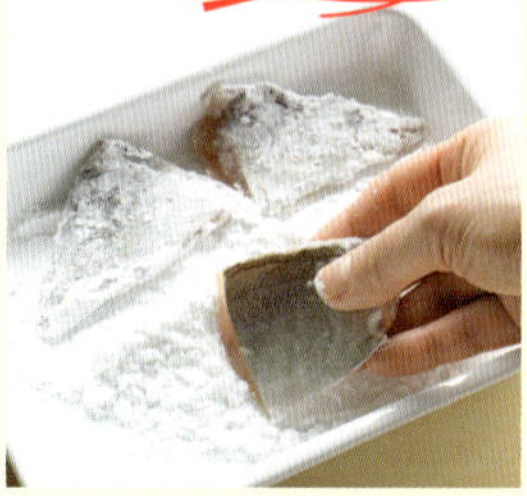

あじは揚げてエネルギーアップ。あじの衣は、たんぱく質をほとんど含まないかたくり粉を使います。

主菜 09

厚揚げとキャベツの塩こしょう炒め

ビタミンやカルシウムも豊富に含む厚揚げを主菜に。
炒めてもくずれにくく、食べごたえも十分です。

160kcal　塩分0.7g　㋟8.4g　㋕225mg

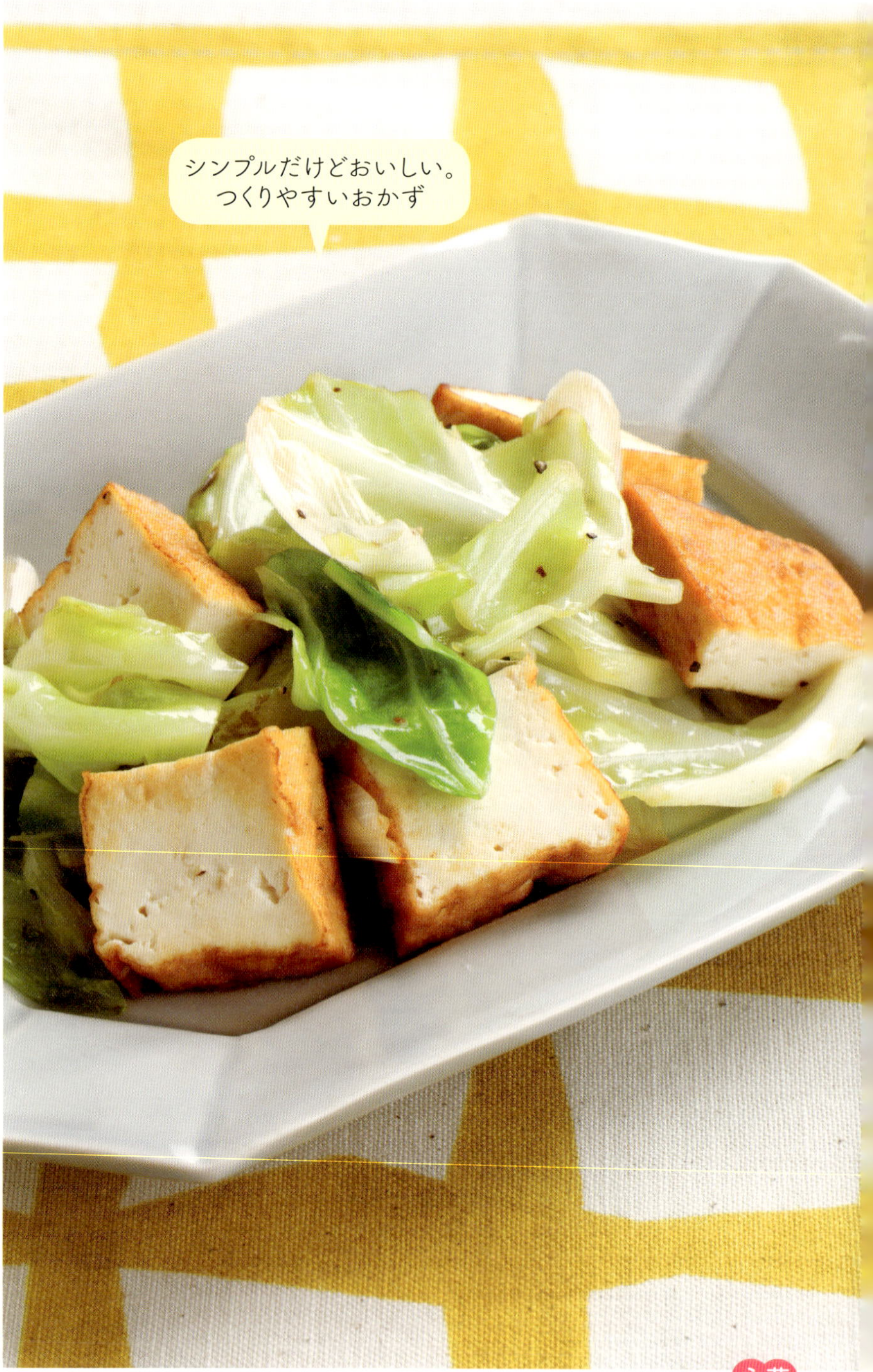
シンプルだけどおいしい。
つくりやすいおかず

材料（1人分）

厚揚げ…½枚（70g）
キャベツ…（大）1枚（50g）
ねぎ…20g
ごま油…小さじ1
塩…ミニスプーン½強
黒こしょう（粗びき）…少々

1　厚揚げは縦に半分に切ってから1㎝幅に切り、熱湯を回しかけて油抜きをする。

2　キャベツは5㎝四方に切る。ねぎは斜め薄切りにする。

3　フライパンにごま油小さじ½を中火で熱し、厚揚げを両面焼いて取り出す。同じフライパンに残りのごま油を足し、キャベツ、ねぎを炒める。キャベツがしんなりとしたら厚揚げを戻し入れ、塩、黒こしょうをふる。

減塩Memo

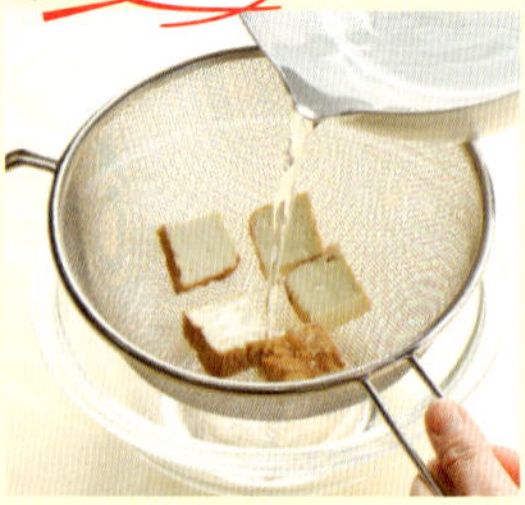

厚揚げは油抜きをすることで、独特な油のにおいがやわらぎ、厚揚げの風味を感じやすくなります。塩分控えめでもおいしい。

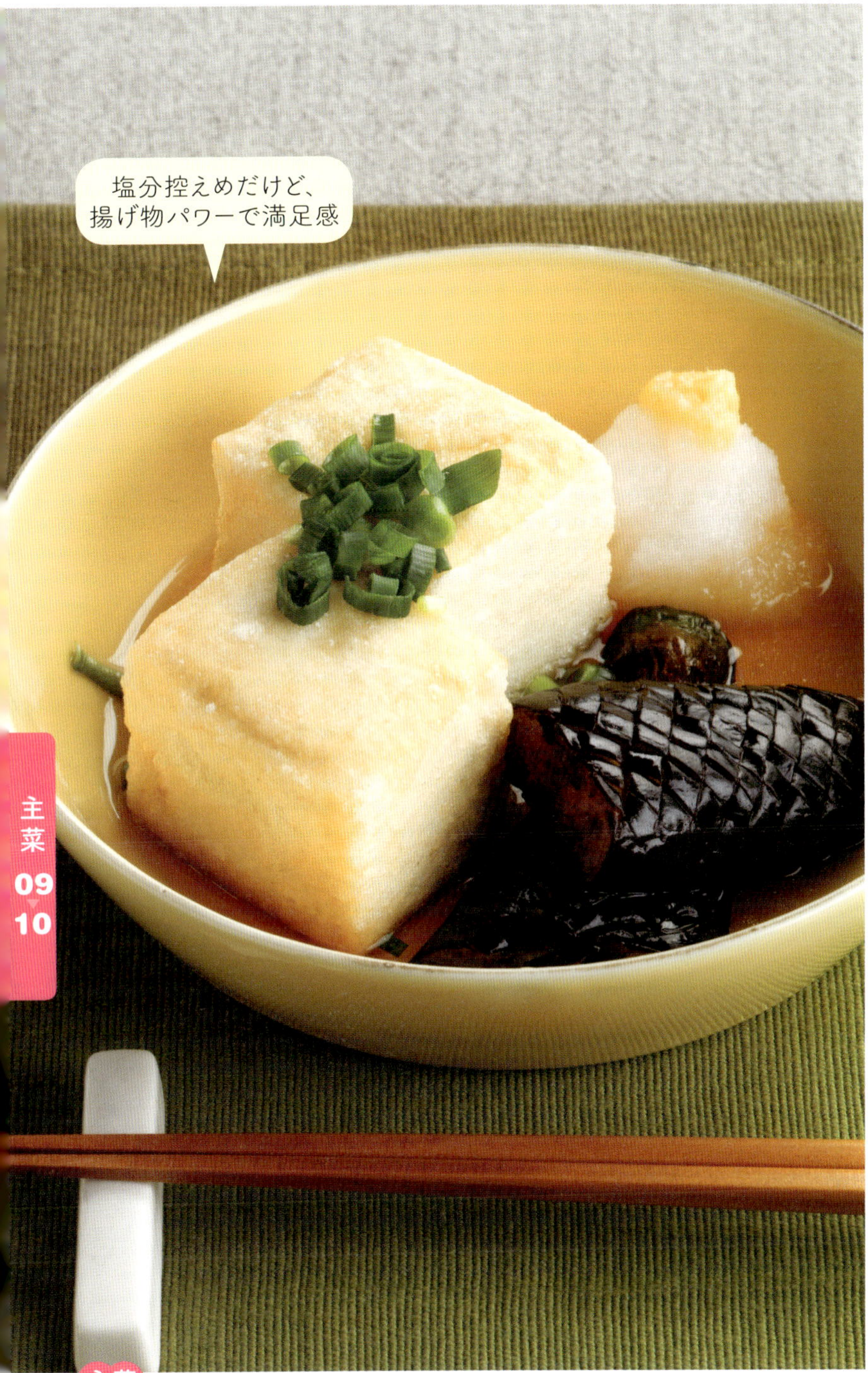
塩分控えめだけど、
揚げ物パワーで満足感

主菜

10 揚げだし豆腐

豆腐にかたくり粉をまぶして揚げ、エネルギーがしっかりとれる一品に。一緒に揚げたなすのとろりとした食感が、おいしいアクセントです。

201kcal 塩分0.6g (た)7.5g (カ)283mg

材料(1人分)

木綿豆腐…100g
なす…(小)½コ(30g)
大根(すりおろす)…20g
しょうが(すりおろす)…少々
細ねぎ(小口切り)…2g
Ⓐ だし…大さじ2
　 しょうゆ…小さじ½
　 みりん…小さじ½
揚げ油…適量
かたくり粉…小さじ1½

1 豆腐は紙タオルに包んでおもしをし、15分間おいて水きりする。なすは縦半分に切り、格子状に切り目を入れる。

2 小鍋にⒶを合わせ、弱火で温める。

3 揚げ油を180℃に熱し、なすを素揚げにする。1の豆腐を食べやすい大きさに切り、かたくり粉をまぶして、4～5分間揚げる(油はねに注意)。

4 器に3の豆腐となすを盛り、2を張って大根おろし、しょうが、細ねぎを添える。

エネルギーアップ Memo

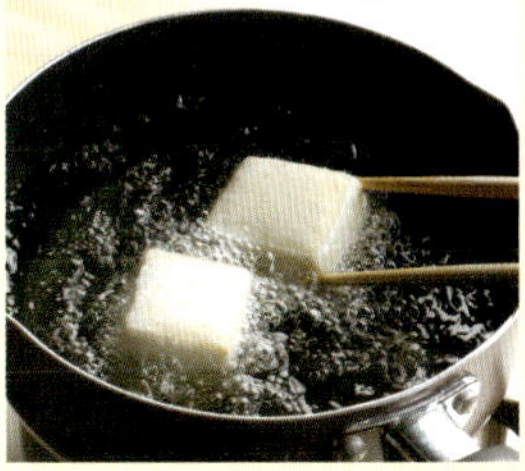

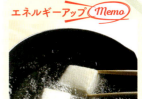

豆腐も衣をつけて揚げると、エネルギーが増やせます。よく水きりし、たんぱく質をほとんど含まないかたくり粉をまぶします。

材料（1人分）

卵…1コ
たまねぎ…50g
にんじん…10g
みつば…3g

Ⓐ
- だし…カップ½
- しょうゆ…小さじ1弱
- 砂糖…小さじ⅔
- みりん…小さじ⅓
- 酒…小さじ½

1　たまねぎは2cm幅のくし形に切る。にんじんは4cm長さの拍子木形に切る。みつばは2cm長さに切る。

2　小鍋にⒶを合わせて煮立て、たまねぎ、にんじんを入れる。

3　卵は溶きほぐし、野菜に火が通ったら回し入れる。半熟状になったら火を止め、器に盛ってみつばを散らす。

たんぱく質減 Memo

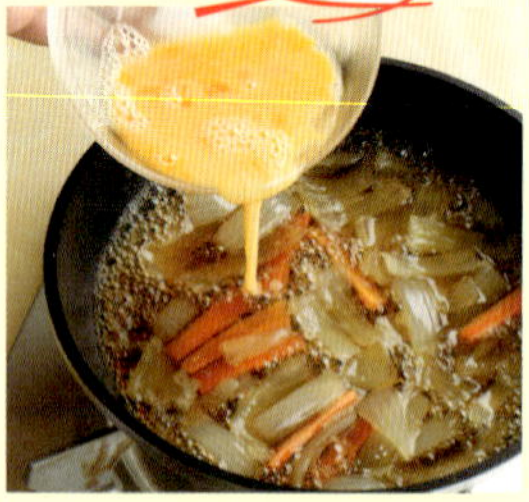

溶いた卵を、煮立ったところに加えてふんわり仕上げれば、卵1コでもボリューム感が出せます。

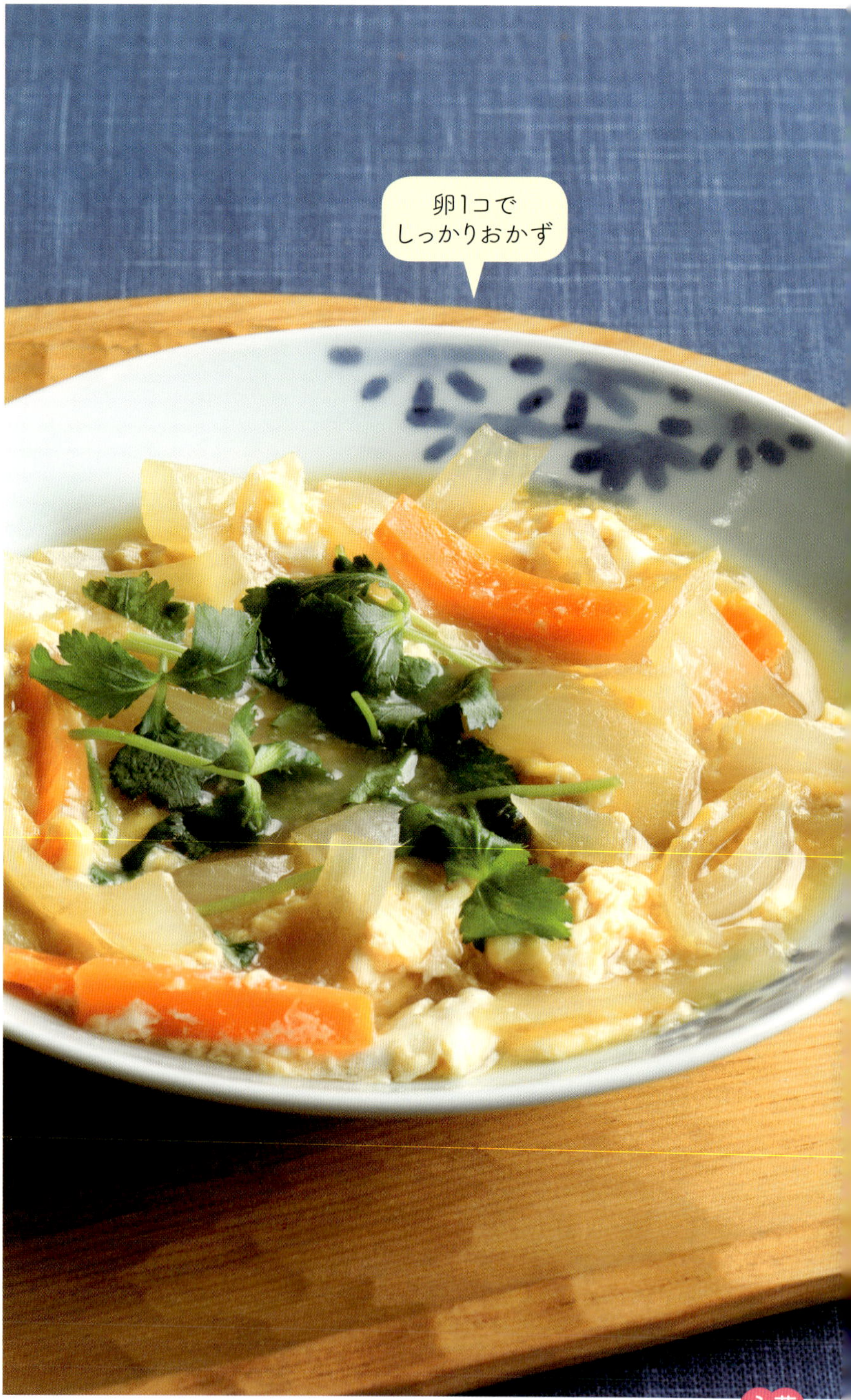

主菜 11

野菜の卵とじ

良質のたんぱく質を含む卵も、
食べる量に気をつければ、使い勝手のよい食材です。
ご飯にのせて丼仕立てにしても。

120kcal　塩分1.0g　(た)7.7g　(カ)232mg

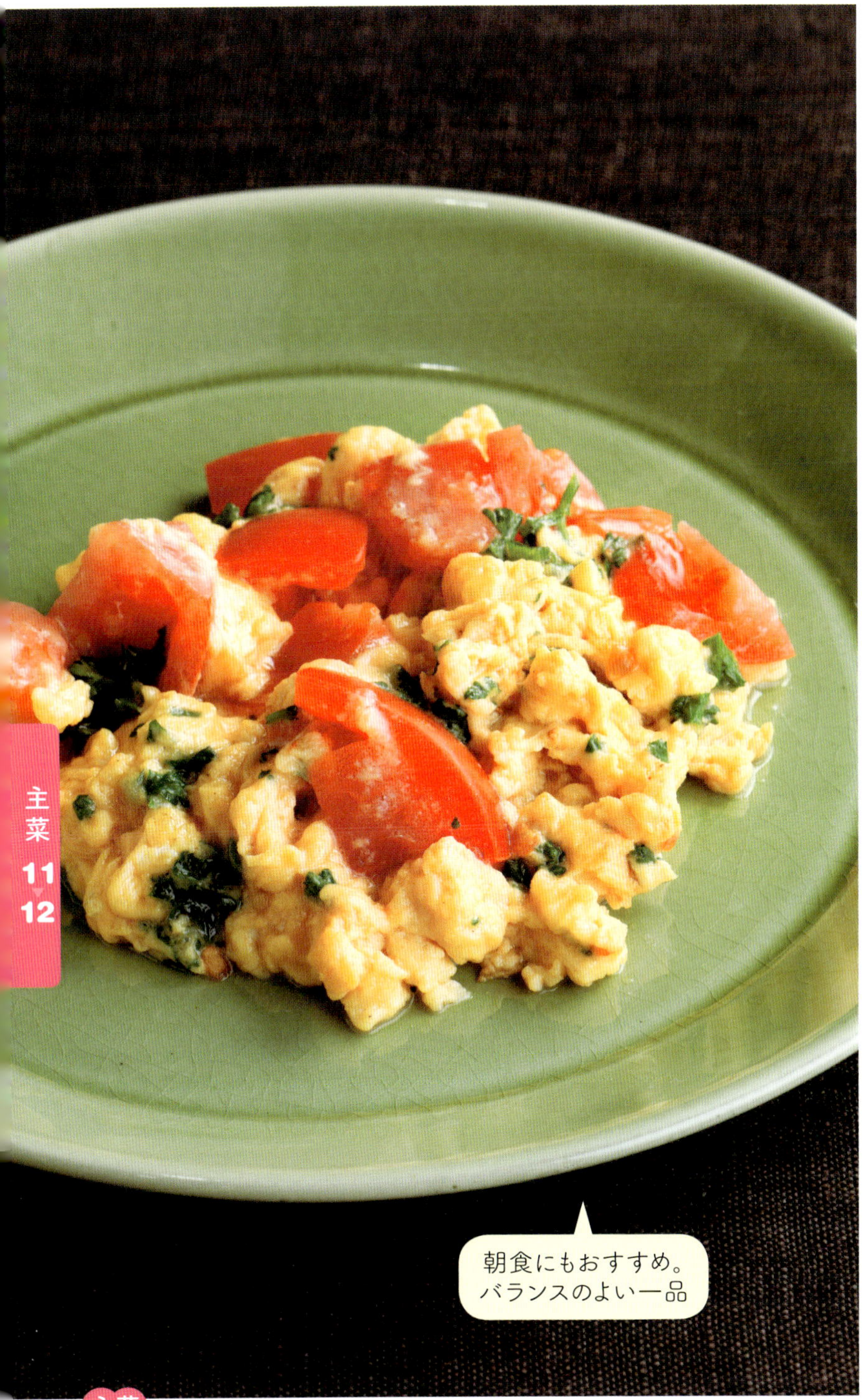

主菜

12 トマトスクランブル

うまみとほどよい酸味のあるトマトを
たっぷり使ったスクランブルエッグ。
溶き卵にマヨネーズを加えてふんわり仕上げます。

157kcal 塩分0.6g ㋟6.6g ㋕181mg

材料（1人分）

トマト…50g
卵…1コ
パセリ（みじん切り）…1g
Ⓐ［マヨネーズ…小さじ1強
　塩…ミニスプーン¼
　こしょう…少々
サラダ油…小さじ1

1 トマトは2cm角に切る。
2 ボウルに卵を溶きほぐし、Ⓐ、1を加えて混ぜる。
3 フライパンにサラダ油を中火で熱し、2を流し入れる。大きく数回混ぜて、好みの堅さのスクランブルエッグにする。パセリをふる。

エネルギーアップ Memo

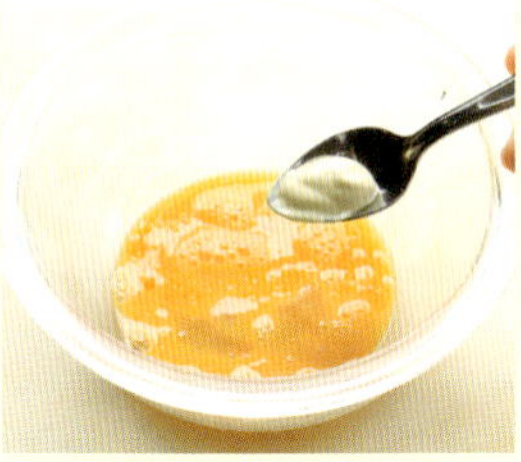

溶きほぐした卵にマヨネーズを加えると、手軽にエネルギー量が増やせ、コクも出ます。

白菜としいたけの煮物

少ない煮汁をよく煮含めて、塩分を控えます。

24kcal　塩分0.8g　(た)2.3g　(カ)192mg

材料（1人分）

白菜…50g
生しいたけ…（小）1枚（10g）

Ⓐ
- だし…カップ½
- しょうゆ…小さじ1弱
- みりん…小さじ⅓
- 削り節…少々

1　白菜は軸と葉に分け、縦半分に切ってから3cm幅に切る。しいたけは石づきを取り、4等分に切る。

2　小鍋にⒶを入れて煮立て、白菜の軸としいたけを加える。再び煮立ったら白菜の葉を加えて、しんなりとするまで煮る。

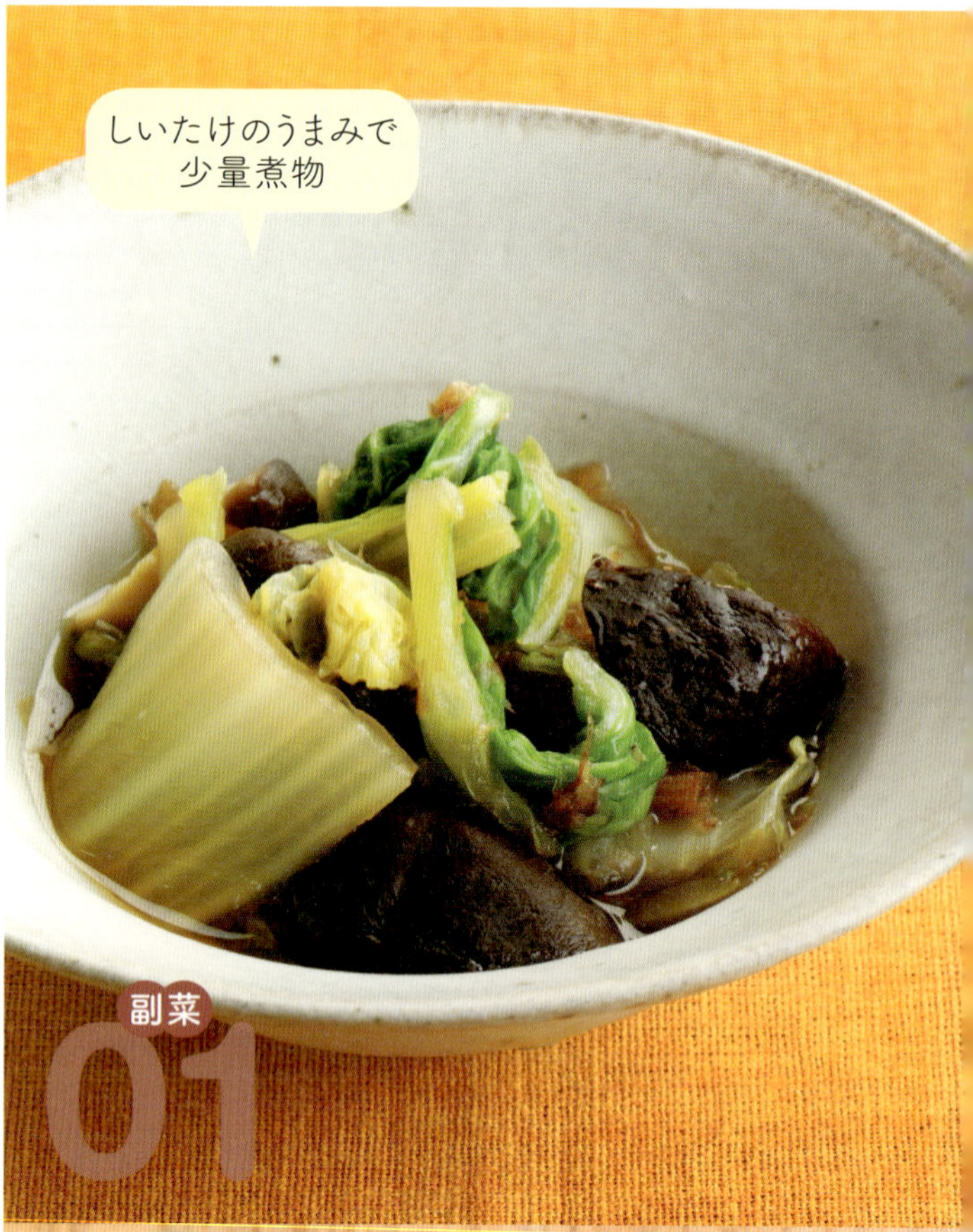
しいたけのうまみで
少量煮物
副菜
01

こんにゃくのバターソテー

バターの風味とこんにゃくの歯ごたえが献立のアクセントに。

49kcal　塩分0.5g　(た)0.3g　(カ)44mg

材料（1人分）

こんにゃく…70g
バター…5g

Ⓐ
- しょうゆ…小さじ½
- みりん…小さじ⅓
- 黒こしょう（粗びき）…少々

1　こんにゃくは斜め格子状に切り込みを入れてから一口大に切り、下ゆでして水けをきる。

2　フライパンにバターを中火で溶かして**1**を焼く。全体がこんがりとしたら、Ⓐを加えてからめる。

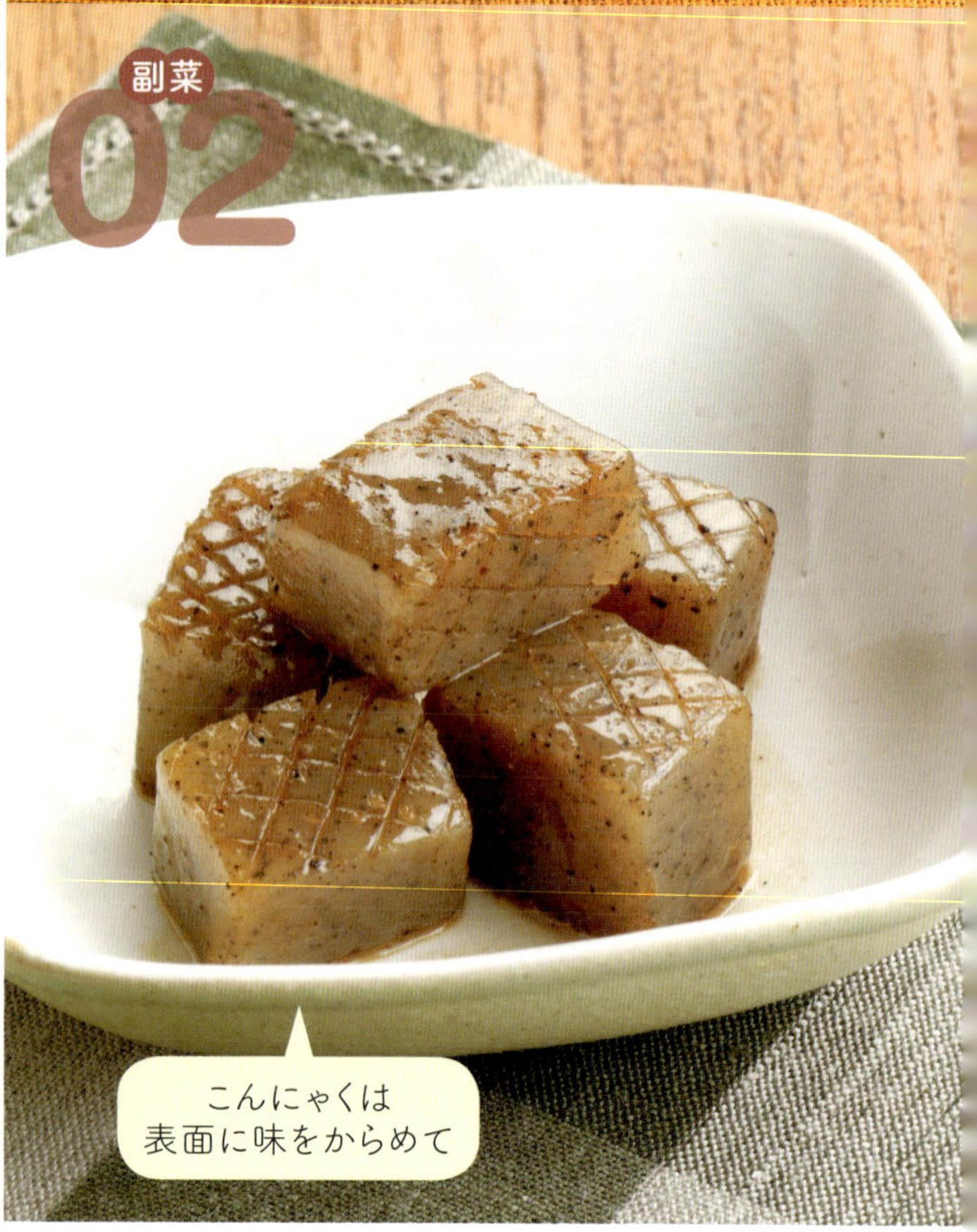
副菜
02
こんにゃくは
表面に味をからめて

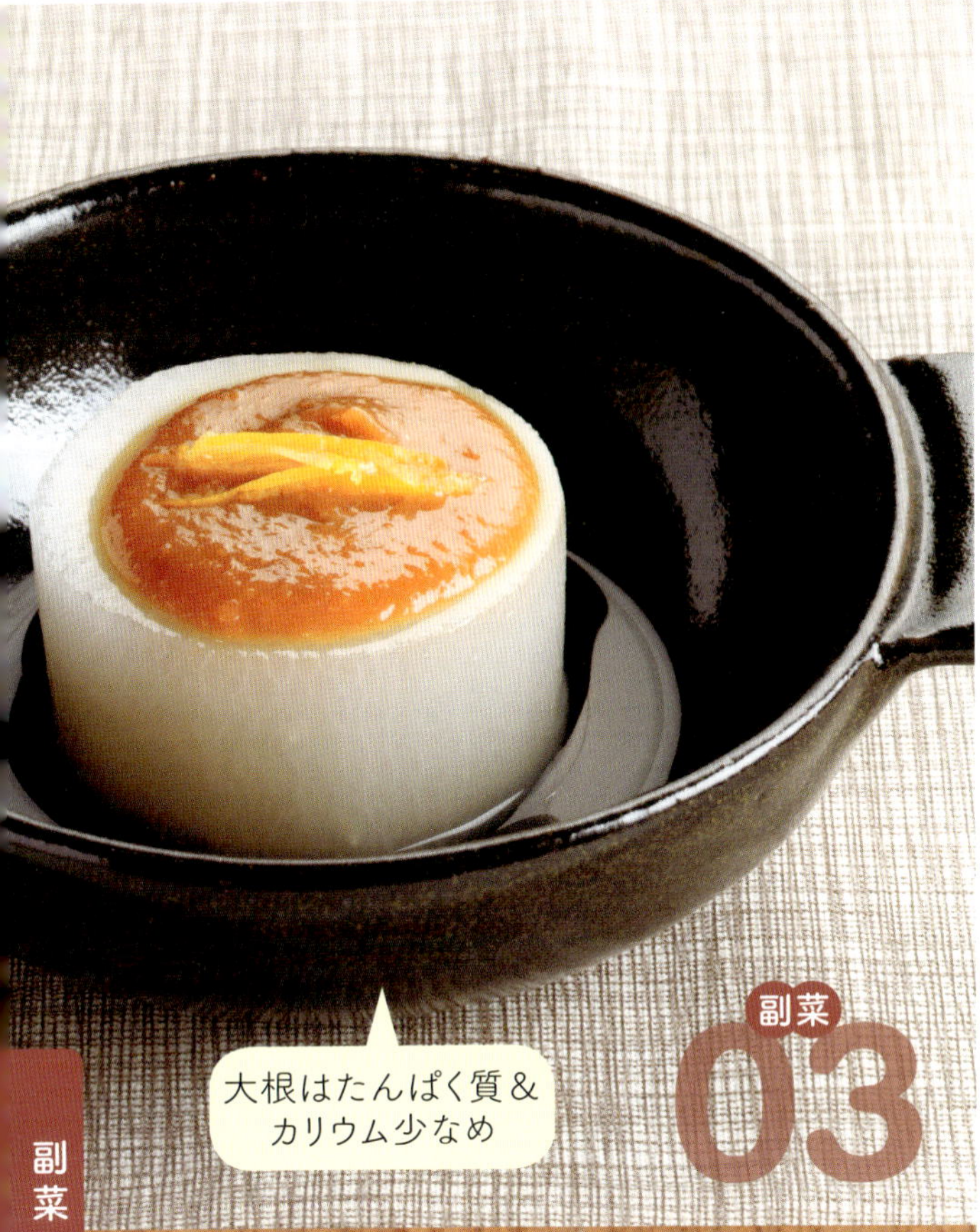
大根はたんぱく質＆
カリウム少なめ
副菜
03

大根の田楽

**大きめに切って、
大根のおいしさを味わいます。**

46kcal　塩分0.7g　㋟1.9g　㋕261mg

材料（1人分）

大根…80g
だし…適量
Ⓐ
- みそ・砂糖…各小さじ$\frac{2}{3}$
- みりん…小さじ$\frac{1}{2}$
- だし…小さじ2

柚《ゆ》子《ず》の皮（刻む）…5g

1　大根は輪切りにして厚めに皮をむき、十文字に切り込みを入れる。小鍋に大根と大根がかぶるくらいのだしを入れ、竹串がスッと通るまで中火で煮る。

2　別の小鍋にⒶを入れて混ぜ、弱火にかけ、小さめの耐熱べらで、とろみが出るまで混ぜる。

3　器に**1**を盛り、**2**をかける。柚子の皮をのせる。

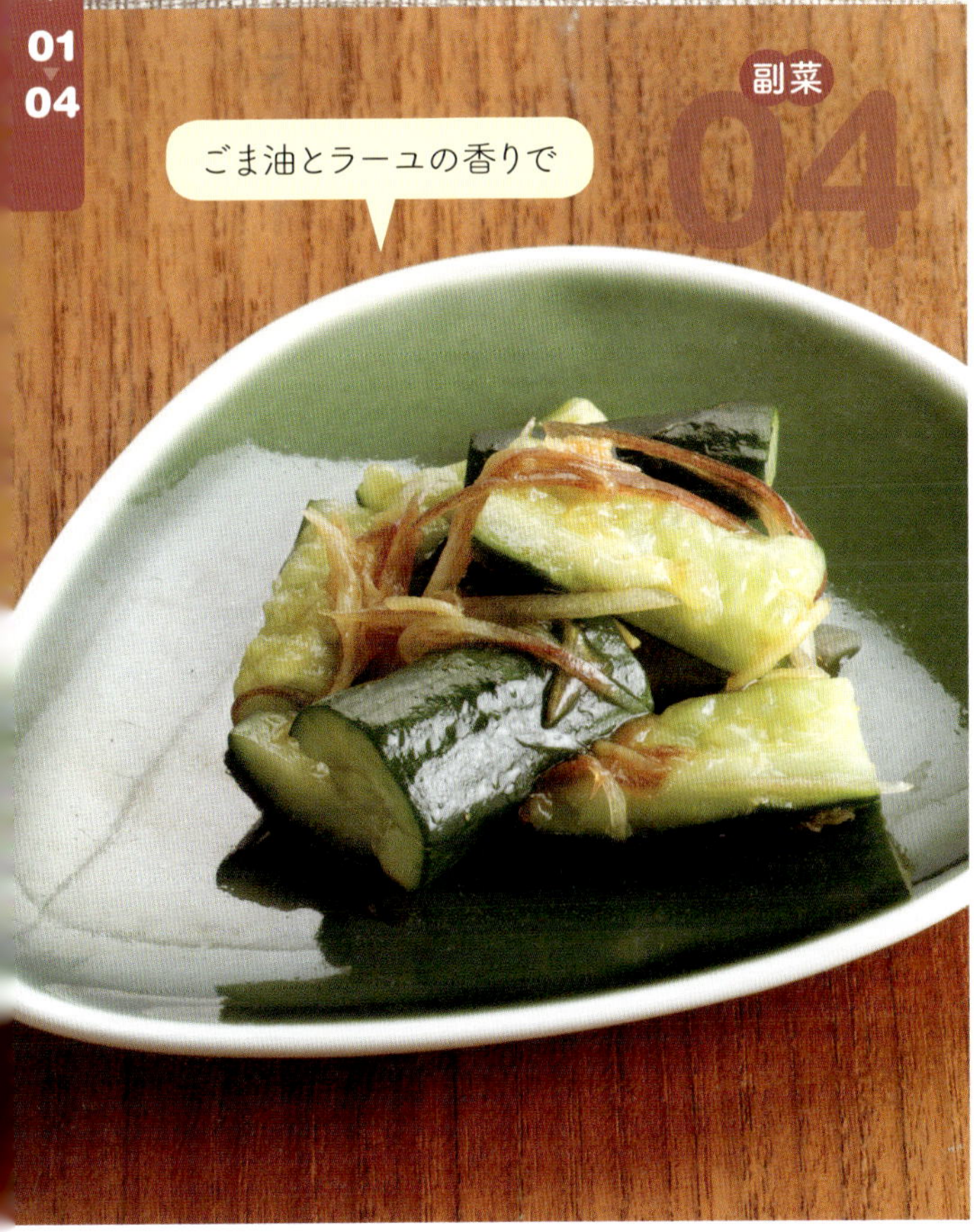
副菜
04
ごま油とラーユの香りで

たたききゅうりのラーユあえ

**香味野菜とラーユで、
塩分控えめでもおいしく。**

34kcal　塩分0.5g　㋟0.8g　㋕124mg

材料（1人分）

きゅうり…50g
塩…少々
みょうが…4g
しょうが（すりおろす）…1g
Ⓐ
- しょうゆ…小さじ$\frac{1}{2}$
- 酢…小さじ1
- ごま油…小さじ$\frac{1}{4}$
- 砂糖…小さじ$\frac{2}{3}$
- ラーユ…1〜2滴

1　きゅうりはすりこ木などでたたいてから、乱切りにする。塩をまぶし、しんなりとしたら水けを絞る。みょうがはせん切りにする。

2　ポリ袋に**1**としょうが、Ⓐを入れる。袋の上から軽くもんで全体をなじませ、冷蔵庫に30分間おく。

わけぎの酢みそあえ

**かまぼこは分量を守って、
食感のアクセントに。**

51kcal　塩分0.6g　(た)2.7g　(カ)148mg

材料（1人分）

わけぎ…50g

かまぼこ…10g

Ⓐ
- 西京みそ…小さじ1弱
- 酢…小さじ1
- 砂糖…小さじ⅔
- 練りがらし…適量

すりごま(白)…小さじ¼

1　わけぎはサッとゆでて冷水にとり、水けをよく絞って4㎝長さに切る。

2　かまぼこは1㎝幅の短冊形に切る。

3　ボウルにⒶを合わせて混ぜ、**1**と**2**を加えてあえる。器に盛り、すりごまをふる。

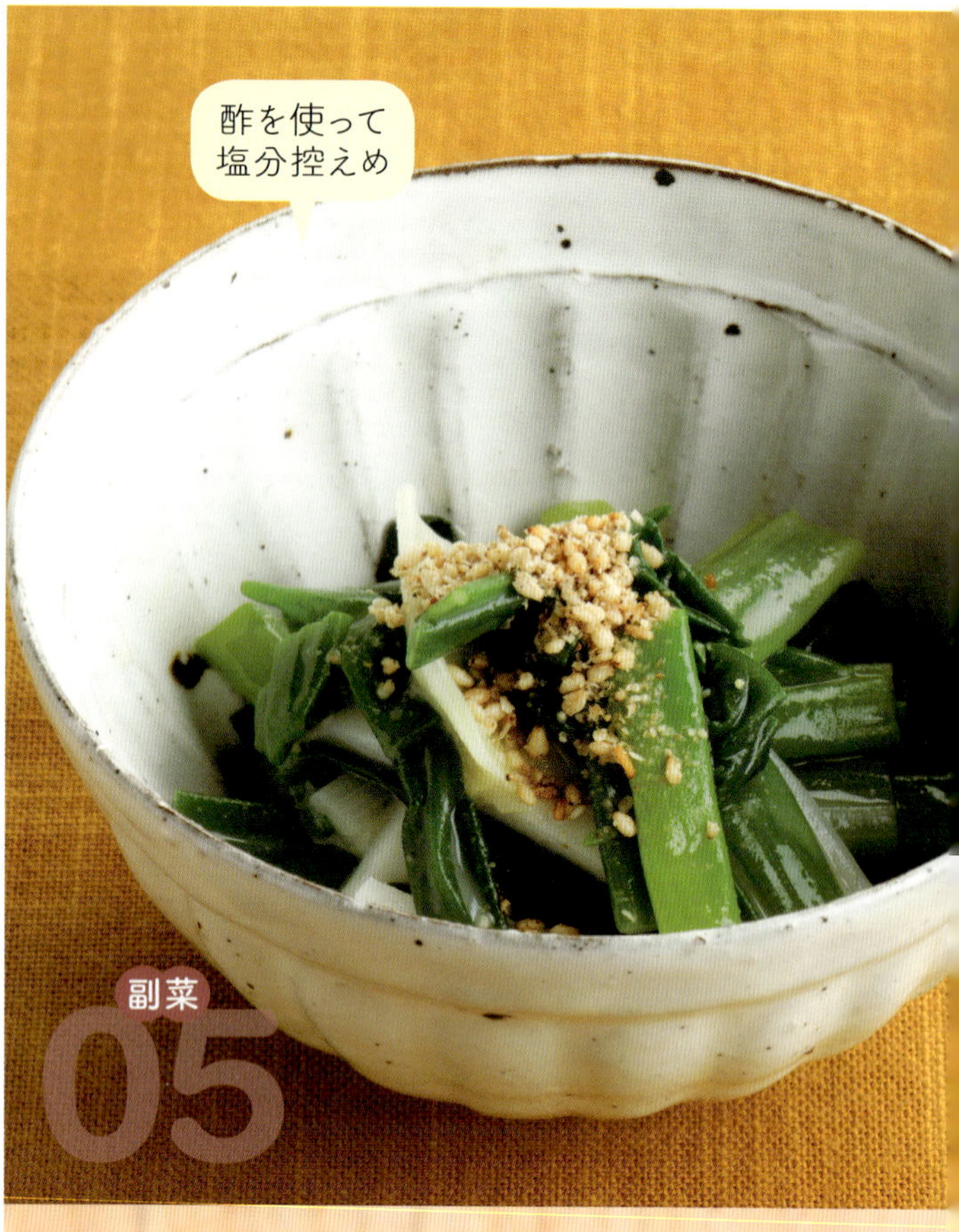
酢を使って
塩分控えめ
副菜
05

ほうれんそうのおひたし

**だしじょうゆであえるので
塩分控えめでもおいしい。**

14kcal　塩分0.4g　(た)1.7g　(カ)365mg

材料（1人分）

ほうれんそう…40g

しめじ…20g

Ⓐ
- だし…小さじ1
- しょうゆ…小さじ½

1　ほうれんそうはゆでて水にとり、水けを絞って4㎝長さに切る。

2　しめじは根元を除いてほぐし、30秒間ほどゆでて、水けをきる。

3　ボウルにⒶを合わせて混ぜ、**1**、**2**を加えてあえる。

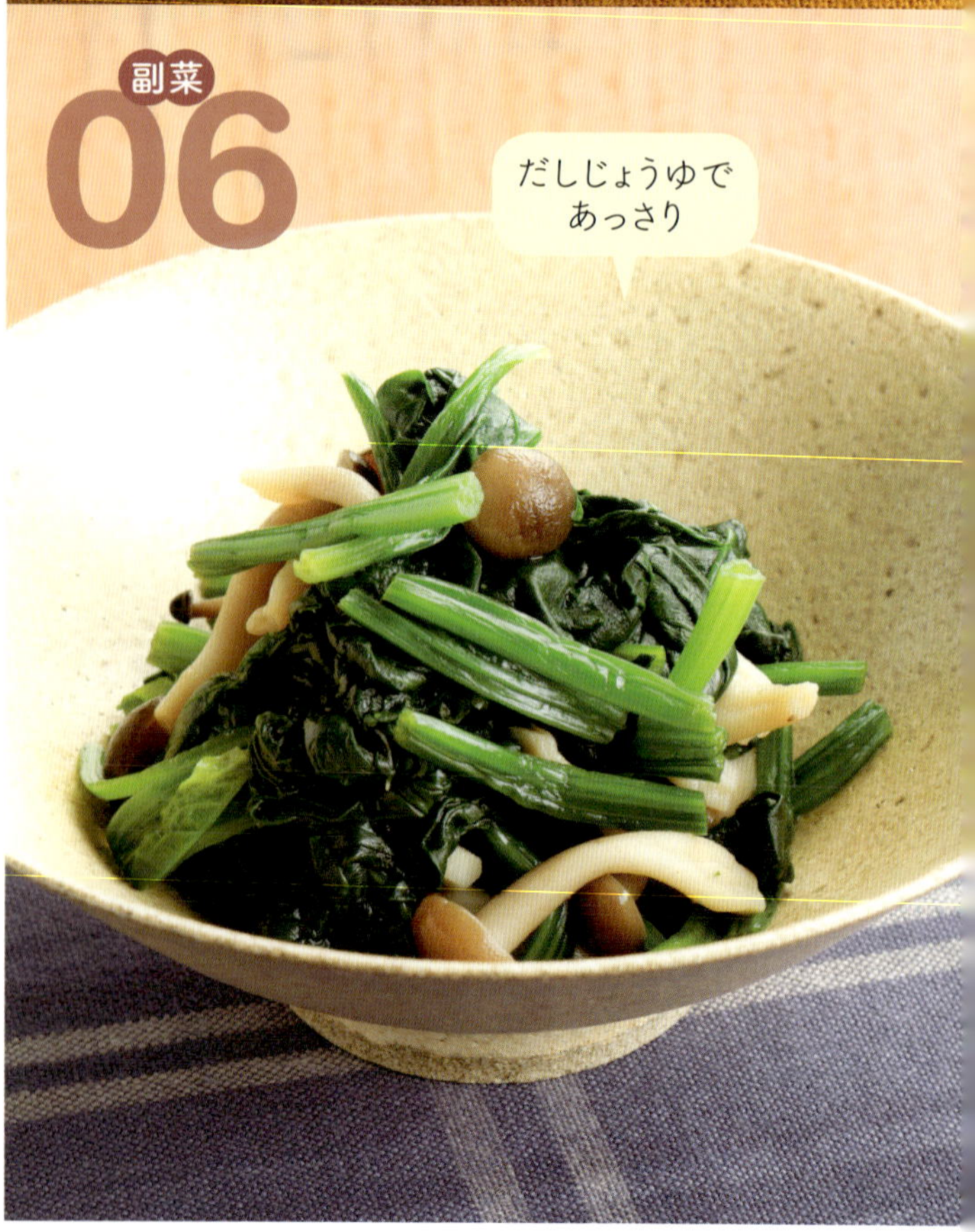
副菜
06
だしじょうゆで
あっさり

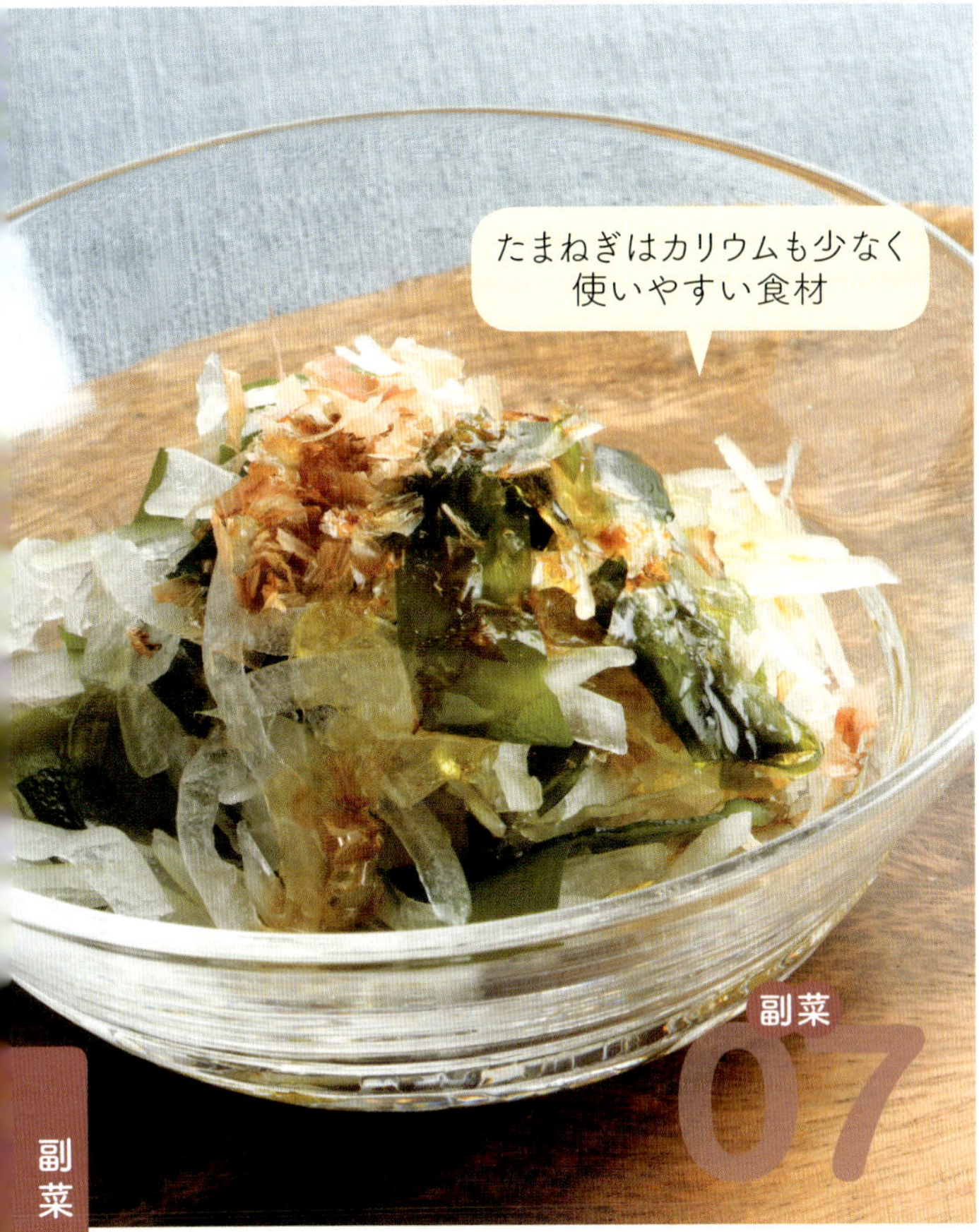
たまねぎはカリウムも少なく
使いやすい食材
副菜
07

スライスオニオン

**和風ドレッシングであえて、
ご飯にも合う味に。**

61kcal　塩分0.6g　㋟1.3g　㋕92mg

材料（1人分）

たまねぎ…50g
わかめ（戻したもの）…10g
削り節…少々
Ⓐ［MCTオイル（またはオリーブ油）…小さじ1
　しょうゆ…小さじ½
　酢…小さじ½

1　たまねぎは薄く切り、水に10分間さらして紙タオルで水けを取る。わかめは絞って一口大に切る。

2　**1**を軽く混ぜて器に盛り、削り節をのせる。混ぜ合わせたⒶをかける。

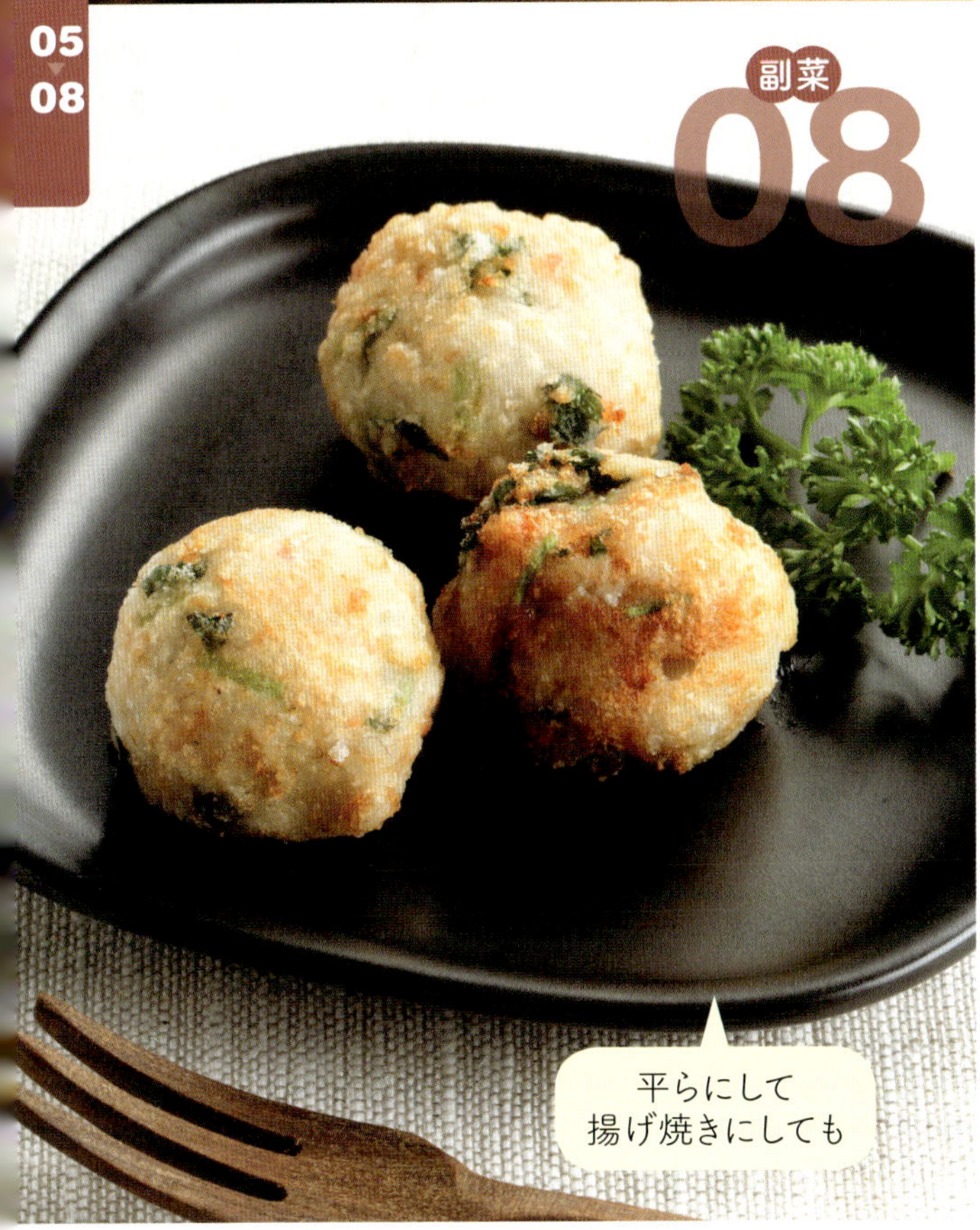
副菜
08
平らにして
揚げ焼きにしても

里芋の揚げだんご

**桜えびのうまみとみつばの香りで、
風味豊かなおいしさです。**

104kcal　塩分0.4g　㋟1.6g　㋕411mg

材料（1人分。3コ）

里芋…60g
みつば…2g
桜えび…1g
Ⓐ［塩…ミニスプーン¼弱
　しょうゆ…2〜3滴
かたくり粉…小さじ1
揚げ油…適量
パセリ…適宜

1　里芋は皮をむき、一口大に切って柔らかくゆでる。水けをきってボウルに入れ、熱いうちにつぶす。みつばは1cm長さに切る。

2　**1**の里芋に桜えびとⒶ、みつばを加えて混ぜ合わせ、3等分にして丸める。

3　**2**にかたくり粉をまぶして、180℃に熱した揚げ油に入れ、こんがりと揚げる。器に盛り、あればパセリを添える。

小松菜と油揚げの炒め物

小松菜は下ゆでしてから炒めると、カリウムが減らせます。

87kcal　塩分0.4g　(た)3.3g　㋕272mg

材料（1人分）

小松菜…50g
油揚げ…10g
ごま油…小さじ1
Ⓐ［だし…小さじ1
　 しょうゆ…小さじ$\frac{1}{2}$

1　小松菜は4cm長さに切り、さっとゆでて水にさらし、水けを絞る。油揚げは熱湯をかけて油抜きし、1cm幅に切る。

2　フライパンにごま油を中火で熱し、**1**を炒める。小松菜がしんなりとしたら混ぜ合わせたⒶを回しかける。

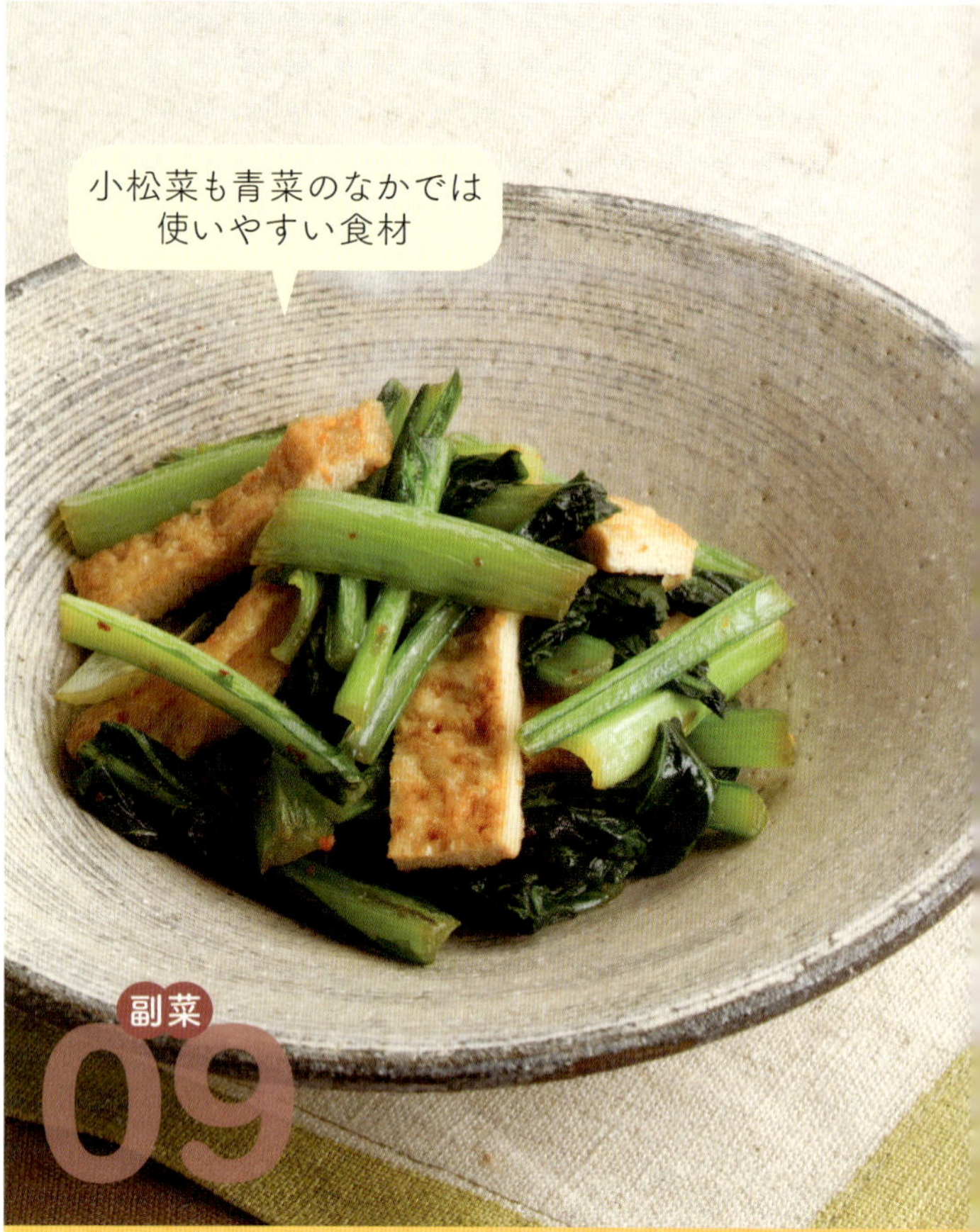
小松菜も青菜のなかでは
使いやすい食材
副菜
09

キャベツのマヨネーズ炒め

マヨネーズはエネルギーアップとコク出しに。ソーセージは分量を守って。

131kcal　塩分0.4g　(た)2.3g　㋕130mg

材料（1人分）

キャベツ…50g
ウインナーソーセージ…$\frac{1}{2}$本（10g）
にんにく（みじん切り）…$\frac{1}{2}$かけ分
マヨネーズ…大さじ1
こしょう…少々

1　キャベツは1cm幅に切る。ソーセージは斜めに薄く切る。

2　フライパンにマヨネーズの半量を入れて中火にかけ、にんにく、ソーセージを炒める。キャベツを加えてさらに炒め、残りのマヨネーズとこしょうを加えて混ぜる。

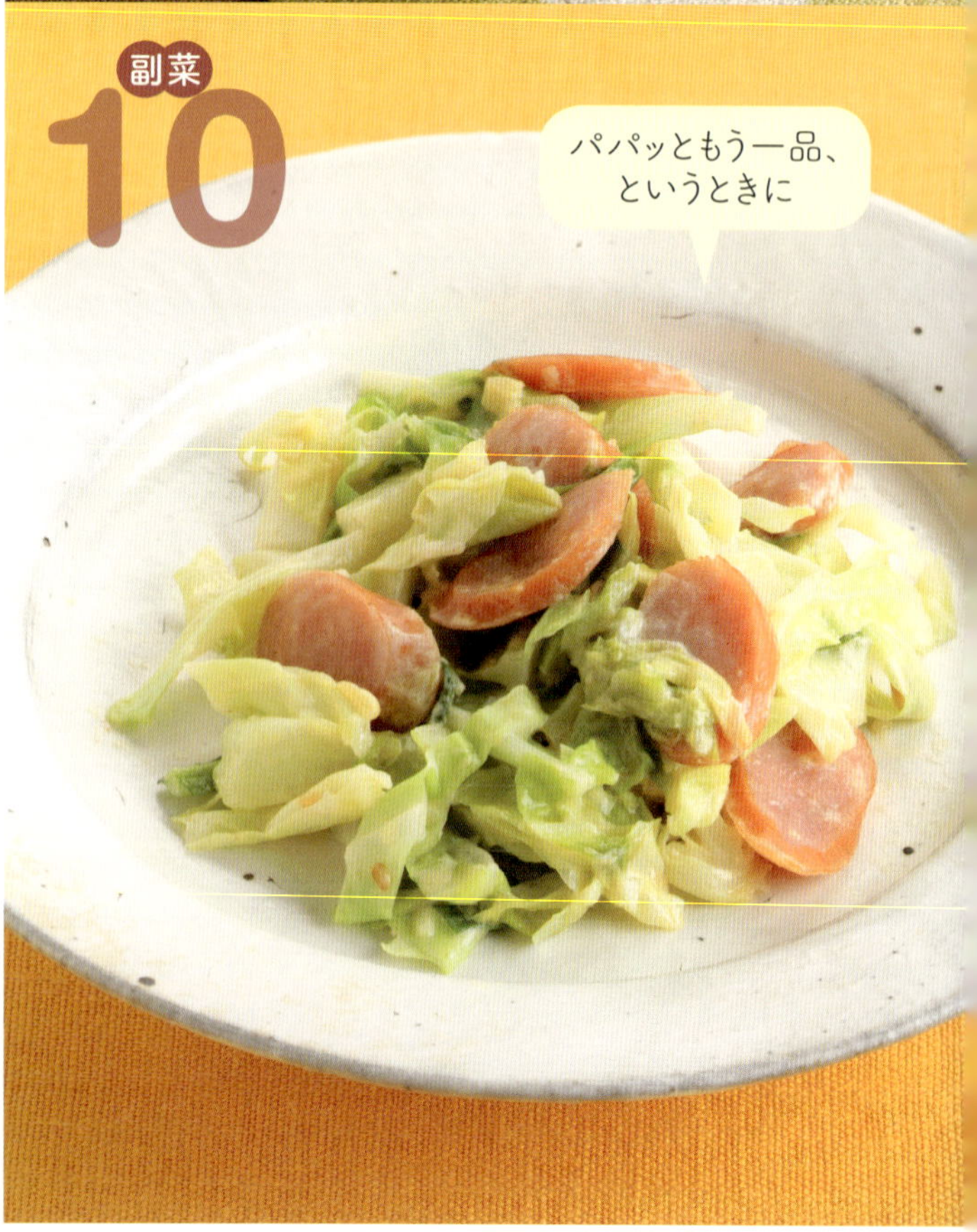
副菜
10
パパッともう一品、
というときに

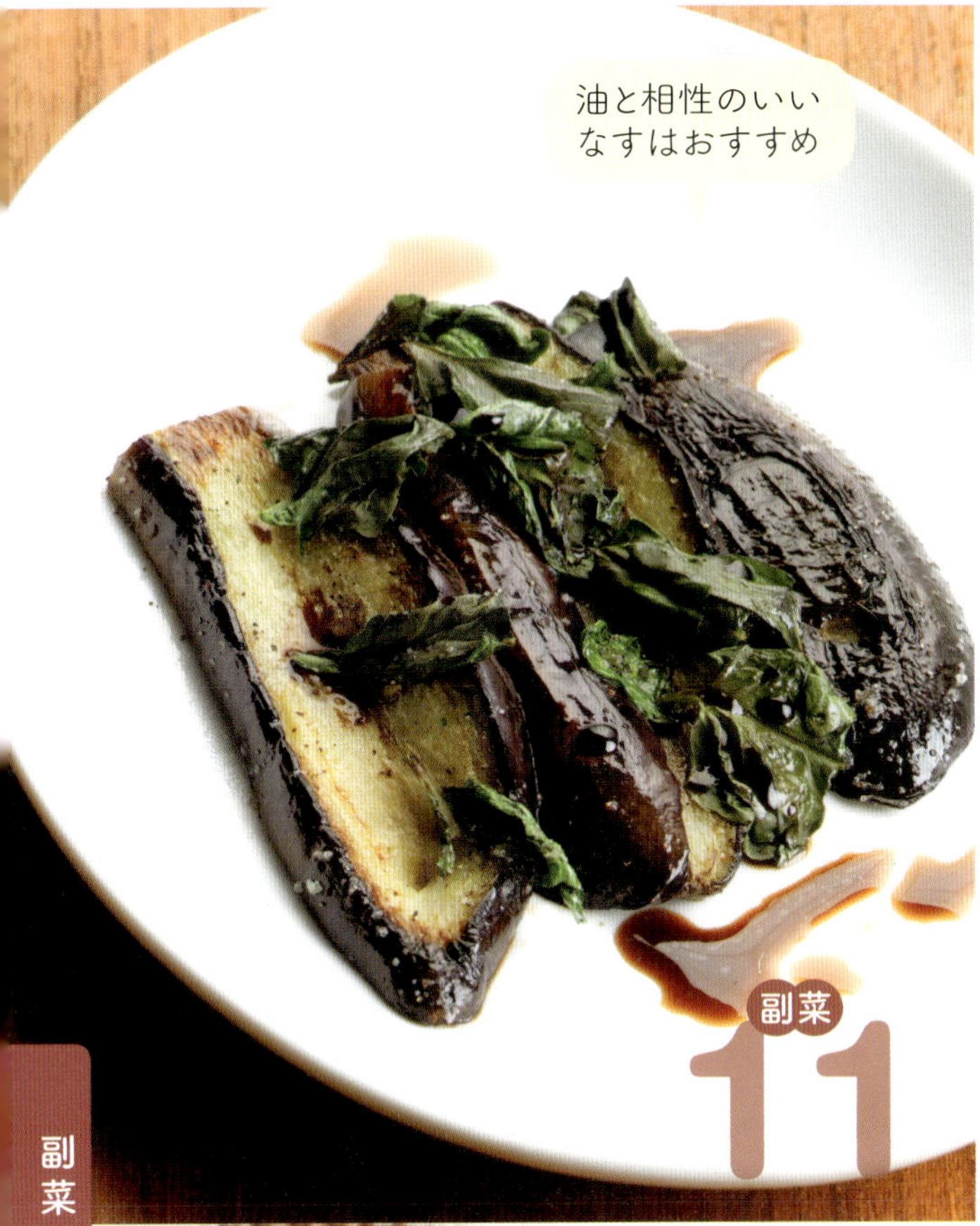
油と相性のいい
なすはおすすめ
副菜
11

なすのハーブグリル

**バジルの風味とバルサミコ酢で、
さっぱりとしたおいしさに。**

77kcal　塩分0.4g　(た)0.9g　(カ)158mg

材料（1人分）

なす…（小）1コ（60g）
にんにく（薄切り）…½かけ分
オリーブ油…小さじ1½
塩…ミニスプーン⅓
こしょう…少々
バジルの葉…2枚
バルサミコ酢…小さじ1

1　なすはヘタを落とし、縦に1cm幅に切る。
2　フライパンにオリーブ油とにんにくを入れて弱火で炒める。香りがたったらにんにくを取り出し、なすを並べ入れ両面を焼く。
3　塩、こしょうをふり、バジルをちぎり入れて軽く炒める。器に盛り、バルサミコ酢をかける。

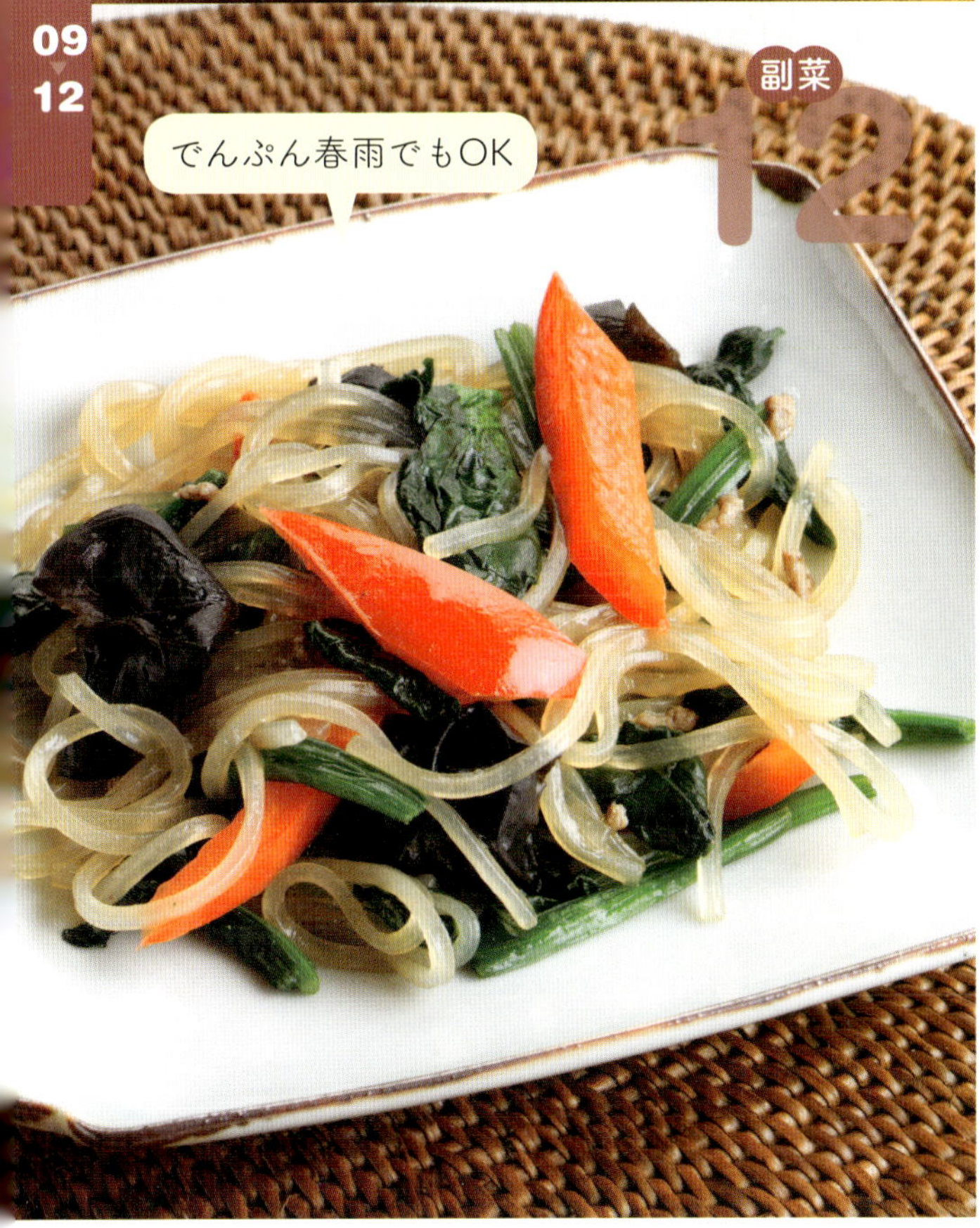
でんぷん春雨でもOK
副菜
12

チャプチェ

**たんぱく質をほとんど含まない春雨と、
野菜を一緒に。**

125kcal　塩分1.1g　(た)2.9g　(カ)233mg

材料（1人分）

韓国春雨（乾）*…10g
牛ひき肉…10g
きくらげ（乾）…2g
パプリカ（赤）…10g
ほうれんそう…20g
ごま油…小さじ1

Ⓐ
しょうゆ…小さじ1弱
酒…小さじ½
砂糖…小さじ⅔
顆粒《かりゅう》スープの素《もと》（中国風）…小さじ⅓
こしょう…少々

*さつまいものでんぷんが原料。

1　春雨は袋の表示どおりにゆでて水けをきり、食べやすい長さに切る。
2　きくらげは水で戻して一口大に切る。パプリカは細長い乱切りにする。ほうれんそうは4cm長さに切って、サッとゆでて水にさらし、水けを絞る。
3　フライパンにごま油を中火で熱し、ひき肉を炒める。ポロポロになったら**2**を入れてさらに炒める。
4　全体に火が通ったら**1**の春雨を加えて炒め、Ⓐを加えていりつける。

カレーライス

ルーは少なめでも、材料を炒めてうまみを出しています。
まとめてつくるときは、肉やルーの盛り付ける量が多くならないよう注意しましょう。

578kcal 塩分1.7g ㋟11.3g ㋕476mg

通常ご飯(180g)
588kcal 塩分1.7g ㋟15.6g ㋕528mg

材料(1人分)

牛肩ロース肉(薄切り)…50g
たまねぎ…40g
じゃがいも…40g
にんじん…20g
サラダ油…小さじ1
カレールー(市販)…15g
低たんぱくご飯
(1/25。温かいもの)…180g

1 牛肉は食べやすい大きさに切る。たまねぎはくし形に、じゃがいもは一口大に切る。にんじんは乱切りにする。

2 鍋にサラダ油を中火で熱し**1**をよく炒める。水カップ½〜¾を加え、煮立ったらアクを取り、弱火〜中火で15分間ほど煮込む。

3 火を止めてルーを入れ、弱火でさらに10分間ほど煮込む。器にご飯を盛り、カレーをかける。

Memo
●市販のカレールーには塩分も多いので量を少なめにしていますが、材料を炒めるときにカレー粉を少量加えると、塩分を心配せずに、よりスパイシーなカレーも楽しめます。

●カレーはまとめてつくって、1食分ずつ冷凍しておくと便利です。じゃがいもはつぶすか取り除いてから冷凍します。じゃがいもの代わりにズッキーニ、なす、トマトなどを使ってもよいでしょう。

市販のルーを
少量使って

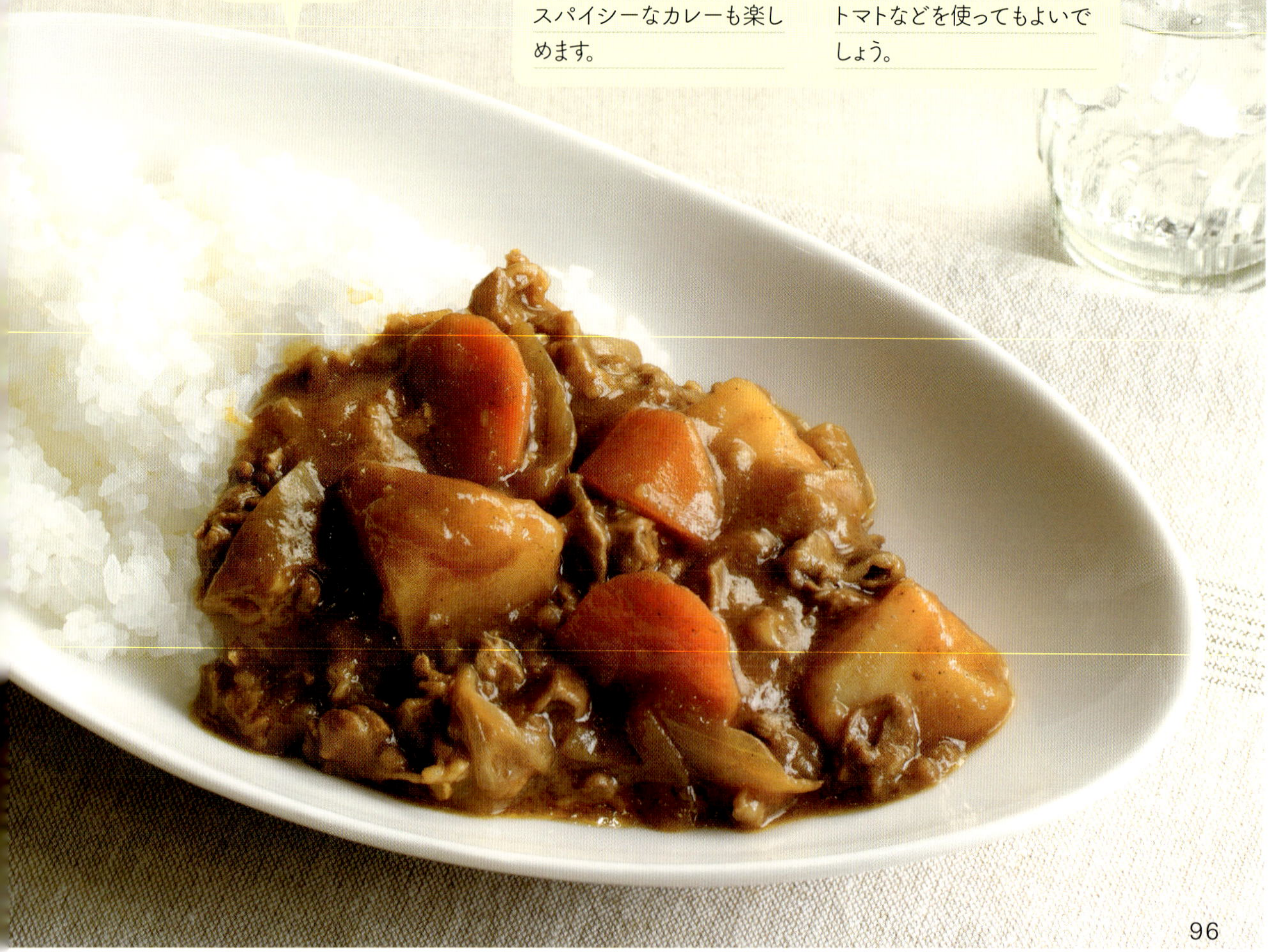

主菜＋主食

02 マーボー豆腐丼

うまみのあるオイスターソースを加えると、
塩分を控えてもおいしくできます。

499kcal 塩分2.0g (た)10.2g (カ)254mg

通常ご飯(180g) 510kcal 塩分2.0g (た)14.5g (カ)307mg

材料(1人分)

豚ひき肉…20g
木綿豆腐…80g
ねぎ(みじん切り)…10g
しょうが(みじん切り)…2g
にんにく(みじん切り)…2g
豆板醤(トーバンジャン)…小さじ⅙
サラダ油…小さじ1強
Ⓐ
- オイスターソース…小さじ1弱
- しょうゆ…小さじ⅔
- 酒…小さじ1
- 砂糖(三温糖)…小さじ⅔
- 顆粒《かりゅう》スープの素《もと》(中国風)…小さじ½
- 水…カップ¼

かたくり粉…小さじ⅔
ごま油…小さじ½
低たんぱくご飯(1/25。温かいもの)…180g
細ねぎ(小口切り)…2g

1　豆腐は2cm角に切り、2分間ゆでてざるに上げ、水けをきる。Ⓐは混ぜ合わせておく。

2　フライパンにサラダ油を中火で熱し、ねぎ、しょうが、にんにくを炒める。香りがたったら豆板醤を加えて炒める。ひき肉を加えて炒め、ポロポロになったらⒶを加えて混ぜる。

3　煮立ったら豆腐を加えしばらく煮、かたくり粉を倍量の水で溶いて回し入れ、とろみをつける。仕上げにごま油を回し入れる。器にご飯を盛り、マーボー豆腐をかけ、細ねぎを散らす。

Memo
●かたくり粉でとろみをつけた「あんかけ料理」は、食材の表面に味をからめることで、少量の肉や調味料でつくってもおいしく食べられます。
●豆板醤はごく少量使うだけでも、うす味料理にピリ辛風味のアクセントを加えることができます。

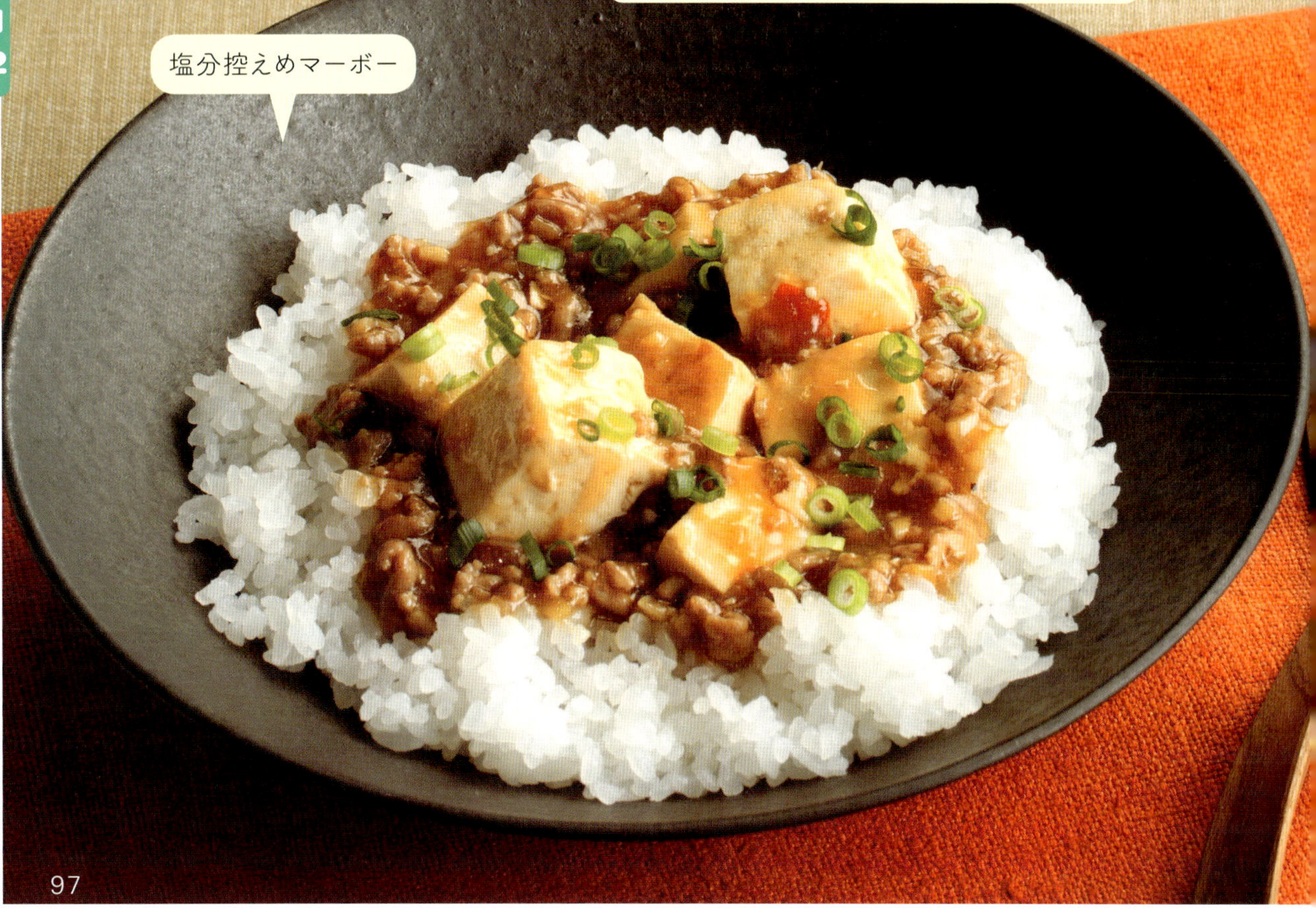

トマトスパゲッティ

低たんぱくスパゲッティで、たんぱく質量を控えます。
ツナとトマトのうまみたっぷりソースで。

488kcal 塩分1.4g ㋟7.6g ㋕403mg

通常スパゲッティ(80g)
506kcal 塩分1.4g ㋟17.0g ㋕551mg

材料(1人分)

低たんぱくスパゲッティ…80g
なす…(小)½コ(30g)
オリーブ油…小さじ2
にんにく(みじん切り)…3g
たまねぎ(みじん切り)…30g
ツナ(缶詰)…30g
トマト水煮(缶詰)…80g
顆粒《かりゅう》スープの素《もと》(洋風)…小さじ½
塩…ミニスプーン½
こしょう…少々
イタリアンパセリ…適宜

1　スパゲッティはたっぷりの湯で袋の表示どおりにゆでる(塩は入れない)。

2　なすは斜め薄切りにする。フライパンにオリーブ油の半量を中火でを熱し、なすを両面焼いて取り出す。

3　残りのオリーブ油を加え、にんにくを炒める。香りがたったらたまねぎを加えて炒める。ツナ、トマト水煮、スープの素を加えて弱火で煮込み、塩、こしょうをふる。

4　**1**、**2**を加えて手早くからめる。皿に盛り、好みでイタリアンパセリをのせる。

Memo ●トマト味のパスタソースは、いろいろな食材で応用できます。ツナに代えて、えび、いか、あさり(缶詰/水煮)、合いびき肉、鶏もも肉などを使ってもよいでしょう。えび、いか、あさりを使うと、エネルギー量は少なめになります。

トマトのうまみで
塩分控えめ

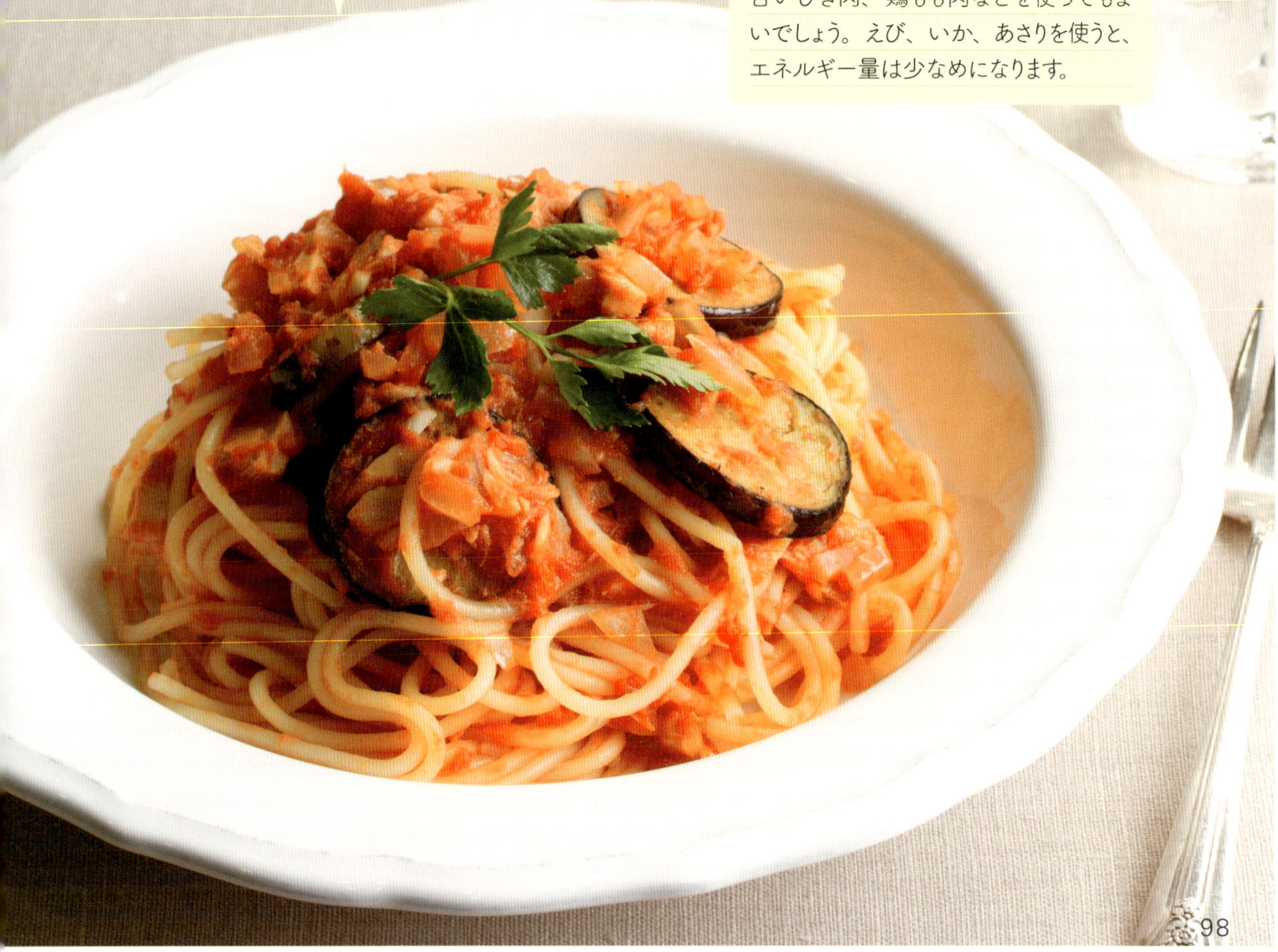

炊き込みご飯

**具材とだしのうまみで、
低たんぱく米をおいしく仕上げます。**

378kcal 塩分1.3g ㋟6.9g ㋕174mg
※数値は1人分。

通常米（180g／2人分）
428kcal 塩分1.3g ㋟12.3g ㋕249mg
※数値は1人分。

材料（2人分）

低たんぱく米*…180g
鶏もも肉…40g
ごぼう…20g
にんじん… 20g
油揚げ… 20g
だし… 180mℓ
Ⓐ 塩…ミニスプーン$\frac{2}{3}$
　 しょうゆ…大さじ$\frac{1}{2}$強
　 みりん…小さじ1
*炊き方は P.22 参照。

1 鶏肉は 2cm角に切る。ごぼうはささがきにし、水にさらして、水けをきる。にんじんは 3cm長さの拍子木形に切る。

2 油揚げは熱湯を回しかけて油抜きし、細切りにする。

3 1 合炊き機能のある炊飯器に米とだしを入れ、1、2、Ⓐを加えて軽く混ぜ、すぐに炊く。

Memo
●炊き込みご飯は、まとめてつくって、1食分ずつ小分けして冷凍しておくと便利です。食べるときは電子レンジにかけます。
●主食に肉を使っているので、献立としては、主菜をたんぱく質が少なめの料理にするか量を少なめにします。あるいは副菜2品を組み合わせるとよいでしょう。

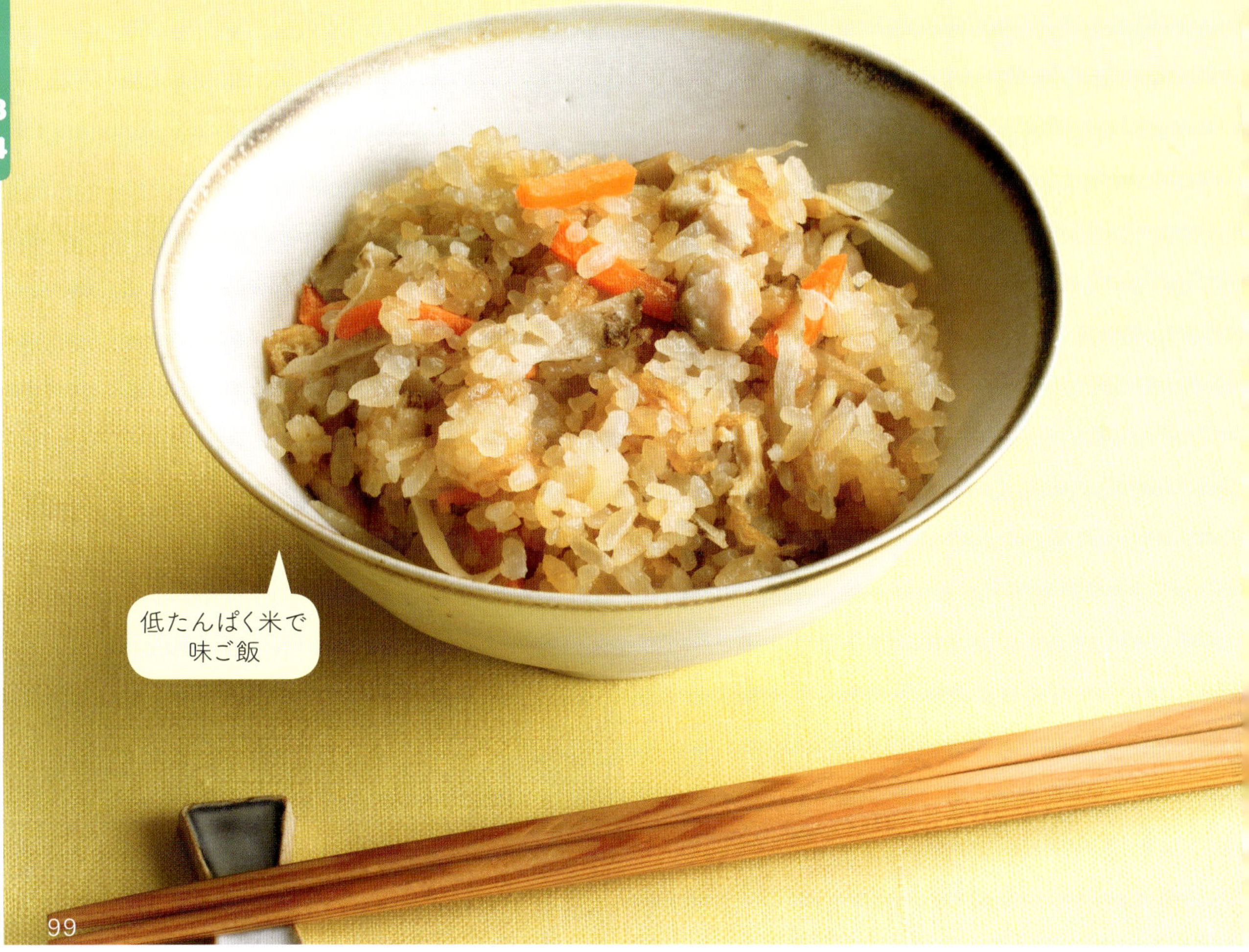

蒸しパン

**低たんぱくのホットケーキミックスに
さつまいもの自然な甘みをプラス。**

154kcal　塩分0g　㋟0.9g　㋕62mg

材料（1人分。直径5cmのココット型1コ分）

さつまいも…10g
砂糖…5g
低たんぱくホットケーキミックス…30g
水…大さじ1強

1　さつまいもは皮付きのまま1cm角に切り、5分間水にさらして水けをきる。鍋に入れ、いもが浸る程度の水（分量外）と砂糖を加えて5分間ゆでる。

2　ボウルにホットケーキミックス、分量の水を加えて混ぜる。

3　耐熱の器に紙カップを敷き、**2**を入れ、さつまいもを散らす。蒸気の上がった蒸し器で10分間蒸す。

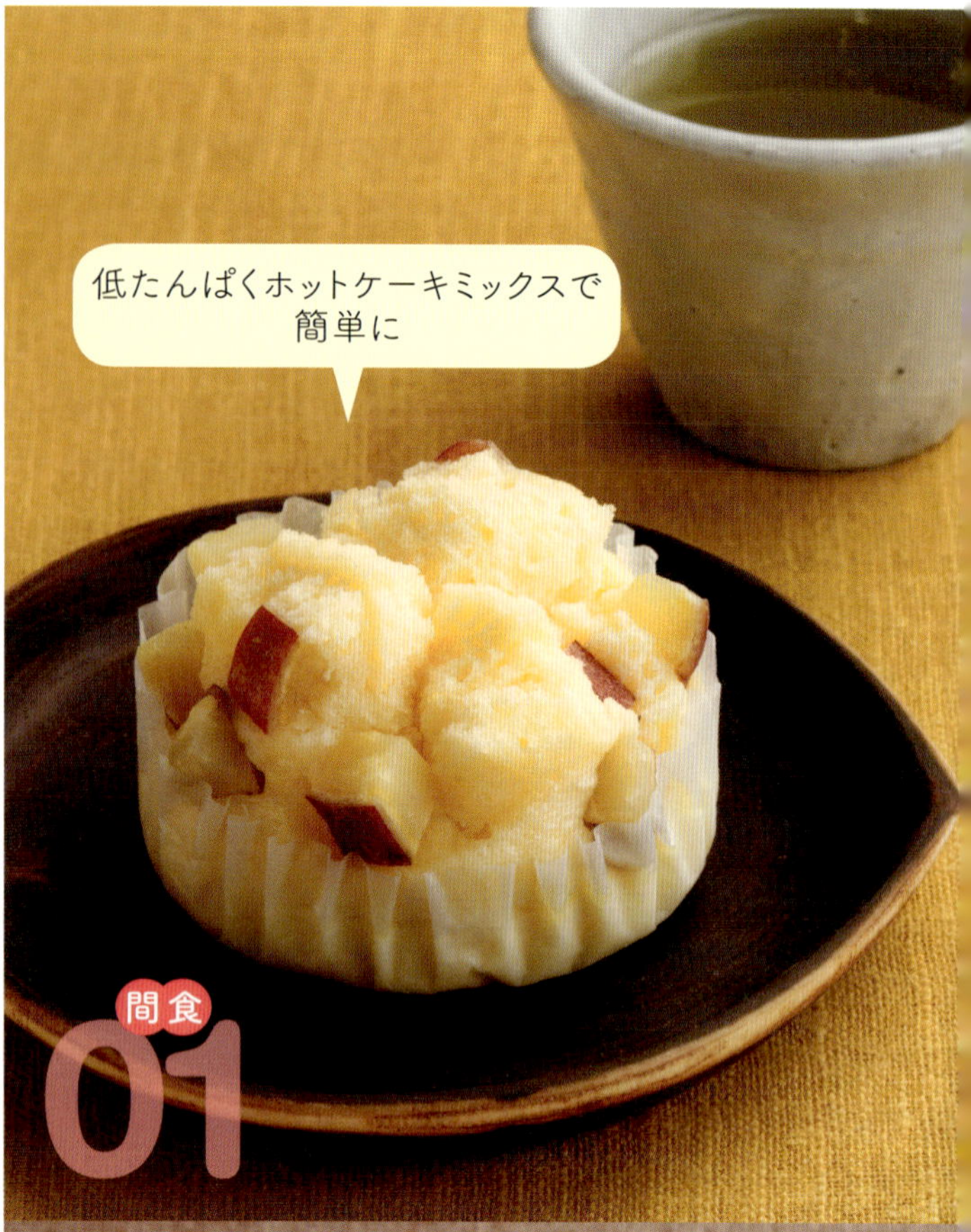
低たんぱくホットケーキミックスで
簡単に
間食
01

みたらしだんご

**白玉粉にかたくり粉を加えて
たんぱく質量を控えます。**

101kcal　塩分0.4g　㋟1.2g　㋕15mg

材料（1人分）

白玉粉…15g
かたくり粉…7g
水…大さじ1$\frac{1}{3}$

Ⓐ
砂糖…小さじ1$\frac{1}{3}$
しょうゆ…小さじ$\frac{1}{2}$
かたくり粉…小さじ$\frac{1}{2}$
水…大さじ1

1　ボウルに白玉粉とかたくり粉、分量の水を合わせて混ぜ、よくこねる。耳たぶくらいの堅さになったら、3等分して丸める。

2　鍋に湯を沸かし**1**をゆでる。浮き上がってきたらさらに2～3分間ゆで、冷水にとって冷まし、水けをきる。

3　耐熱容器にⒶを入れてよく混ぜる。ラップをかけて電子レンジ（600W）に30秒間かける。取り出して混ぜ、とろみが足りなければ、ほどよくとろみがつくまで様子を見ながら10秒間ずつ電子レンジにかける。

4　**2**を器に盛り、**3**をかける。

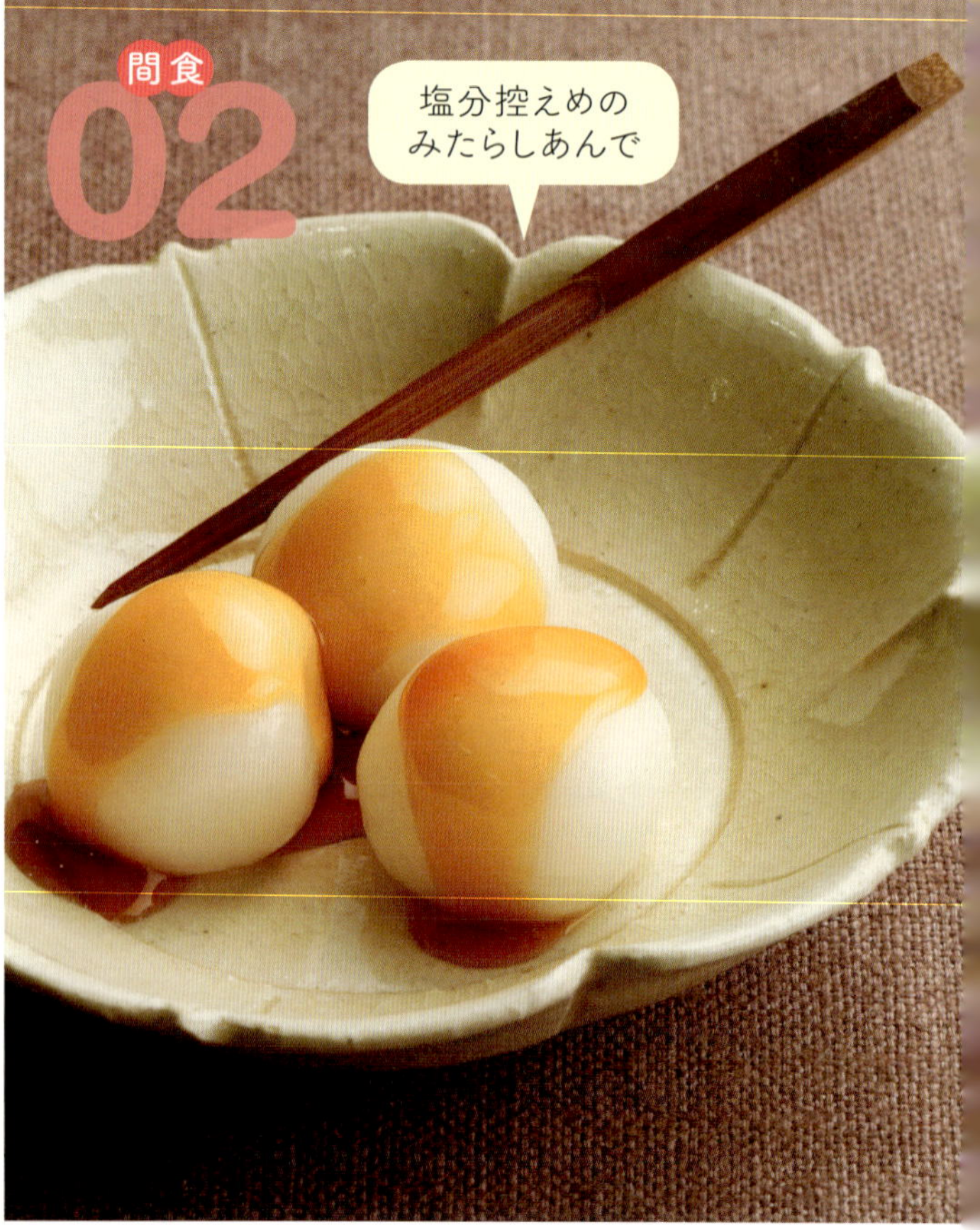
間食
02
塩分控えめの
みたらしあんで

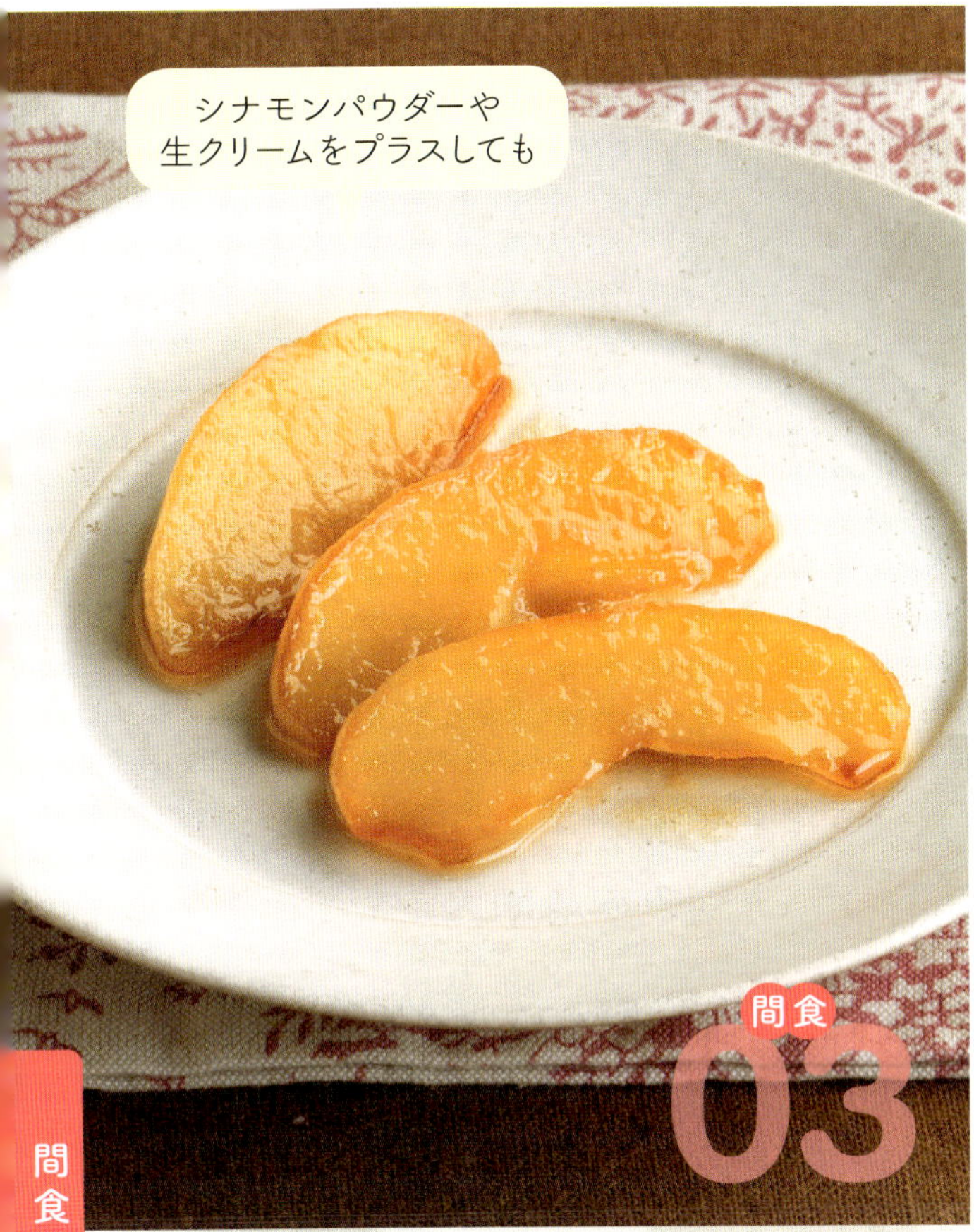
シナモンパウダーや
生クリームをプラスしても
間食
03

りんごのカラメルソテー

**カラメルの香ばしさで、
りんごがひと味違うおいしさに。**

104kcal　塩分0.1g　(た)0.1g　(カ)61mg

材料（1人分）

りんご…¼コ(50g)
バター…5g
グラニュー糖…小さじ2½

1　りんごは皮をむき、薄いくし形に切る。
2　フライパンにバターを中火で溶かし、りんごを並べ入れる。両面を焼いたら、グラニュー糖を加えて強火にし、全体が濃い茶色に色づくまで焼く。

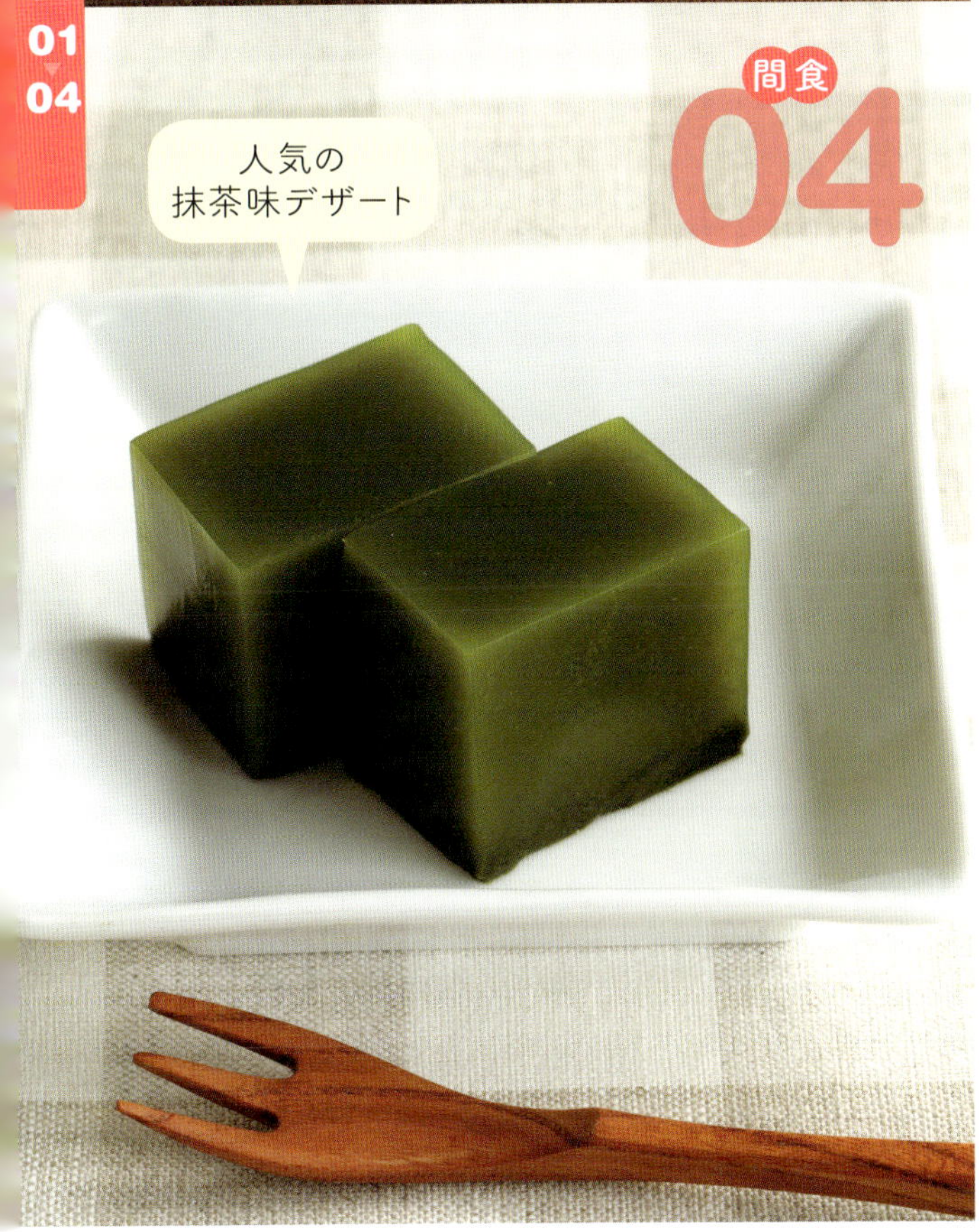
間食
04
人気の
抹茶味デザート

抹茶寒天

**低たんぱく質、低カリウムの
寒天デザート。**

62kcal　塩分0g　(た)0.3g　(カ)28mg
※数値は1人分。

材料（3人分。400mℓ程度の容器1コ分）

粉寒天…3g
水…360mℓ
抹茶…3g
砂糖…45g

1　小鍋に分量の水と粉寒天を入れて中火にかけ、沸騰したら火を弱めて混ぜながら1分間煮て寒天を溶かす。
2　器に抹茶と砂糖を入れて混ぜ、1を小さじ1～2杯加えてよく溶き混ぜる。溶けたら1に移してよく混ぜる。
3　容器に茶こしでこしながら流し入れる。粗熱を取り、冷蔵庫で1時間ほど冷やし固め、切り分ける。

コーヒーゼリー

たんぱく質をほとんど含まない粉寒天を使います。

96kcal　塩分0g　(た)0.5g　(カ)80mg

※数値は1人分。

材料(2人分)

粉寒天…1.6g
水…カップ1
インスタントコーヒー…小さじ2
砂糖…24g
生クリーム…小さじ4

1　小鍋に分量の水と粉寒天を入れて中火にかける。沸騰したら火を弱め、混ぜながら1分間煮る。

2　コーヒーと砂糖を加え、よく混ぜて溶かす。火を止めて粗熱を取り、器に流し入れ、冷蔵庫で冷やし固める。食べるときに生クリームをかける。

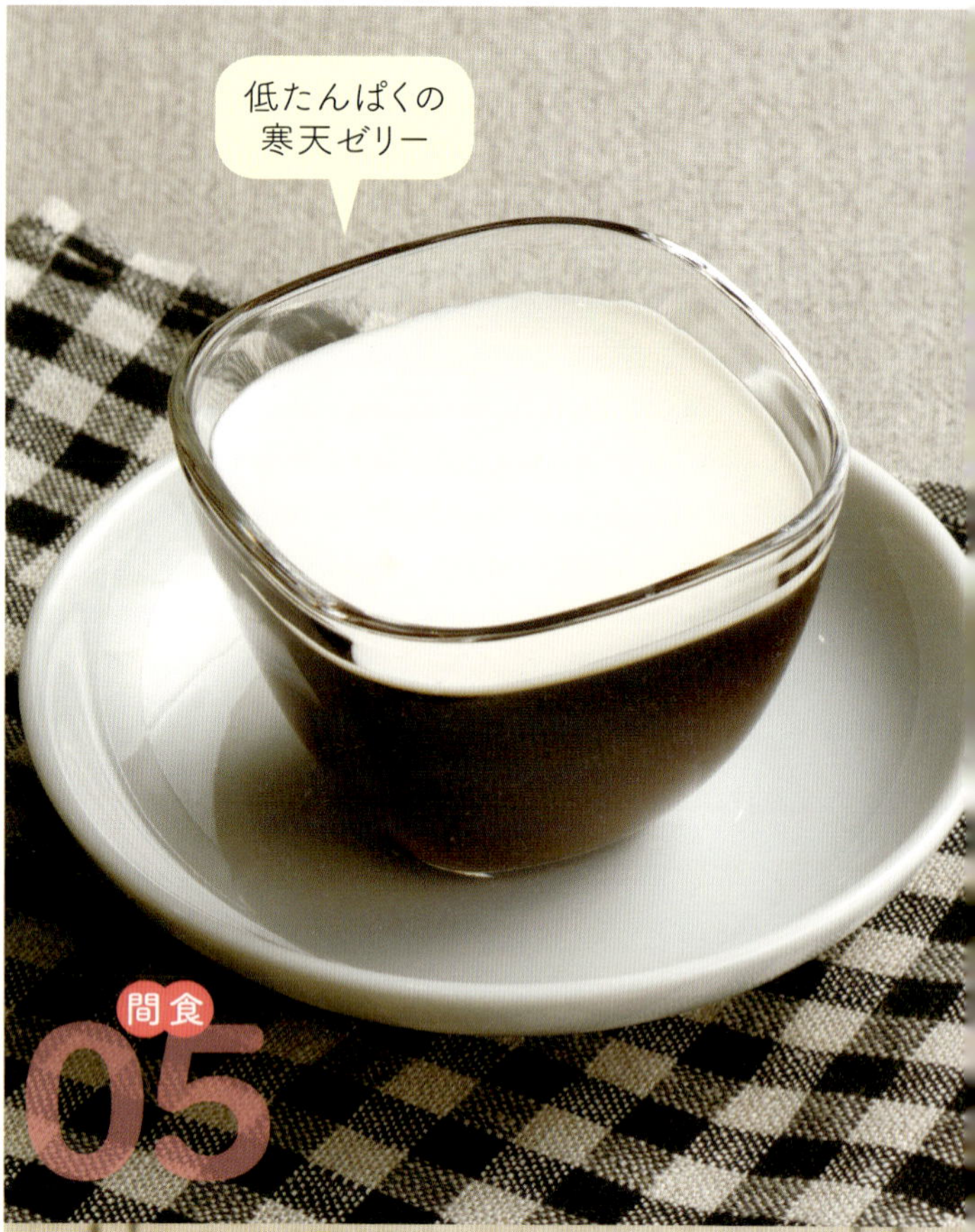
低たんぱくの
寒天ゼリー
間食
05

紅茶のパンナコッタ

低たんぱくの生クリームに紅茶を加えて、香り豊かなデザートに。

226kcal　塩分0g　(た)1.0g　(カ)36mg

材料(1人分)

濃いめの紅茶液(アールグレイ)…カップ1/4
生クリーム…40mℓ
砂糖…大さじ1
コーンスターチ…小さじ2½

1　紅茶を生クリームとともに小鍋に入れる。砂糖、コーンスターチを加えてよく混ぜる。

2　中火にかけてよく混ぜ、煮立ったら弱火にしてトロトロになるまでさらに混ぜる。火を止め、粗熱を取り、器に流し入れて冷蔵庫で1時間ほど冷やし固める。

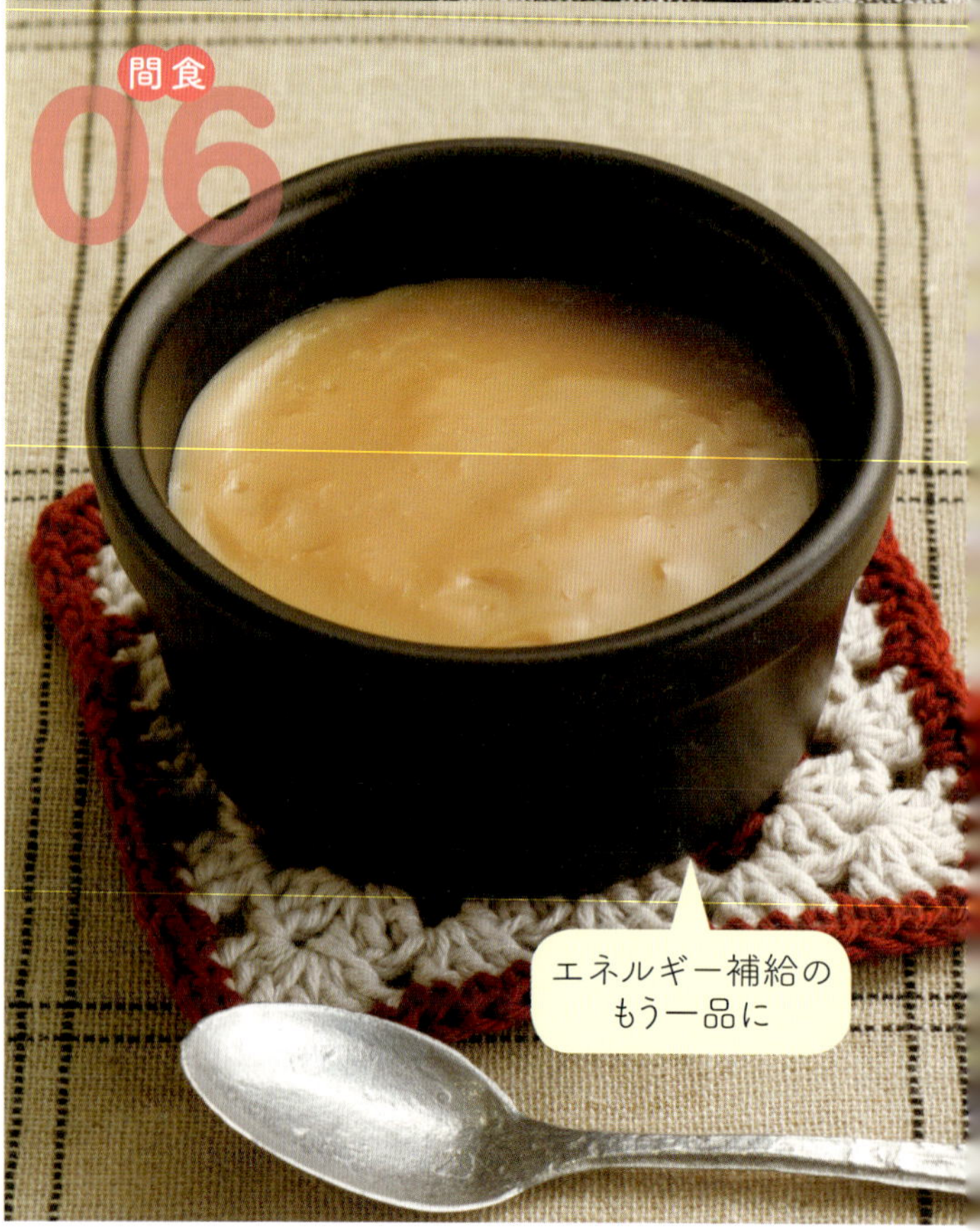
間食
06
エネルギー補給の
もう一品に

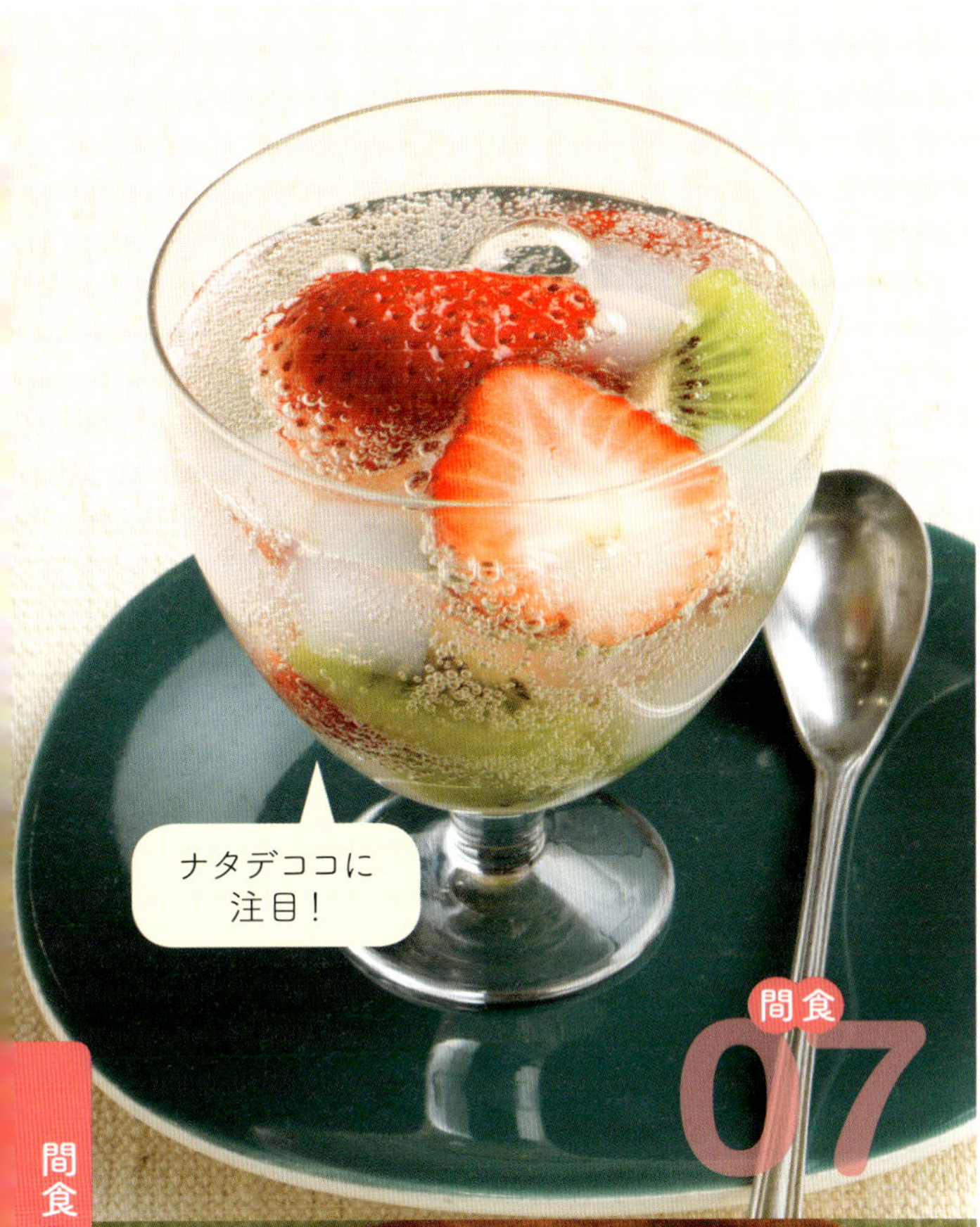

ナタデココに
注目！
間食
07

ナタデココ入り フルーツポンチ

たんぱく質とカリウムを含まない
ナタデココでボリュームアップ。

92kcal　塩分0g　㋟0.7g　㋕155mg

材料（1人分）

いちご…2コ（40g）
キウイフルーツ…¼コ（30g）
ナタデココ（市販）…30g
サイダー…カップ½

1　いちご、キウイフルーツは食べやすい大きさに切る。
2　器に1、汁けをきったナタデココを入れ、サイダーを注ぐ。

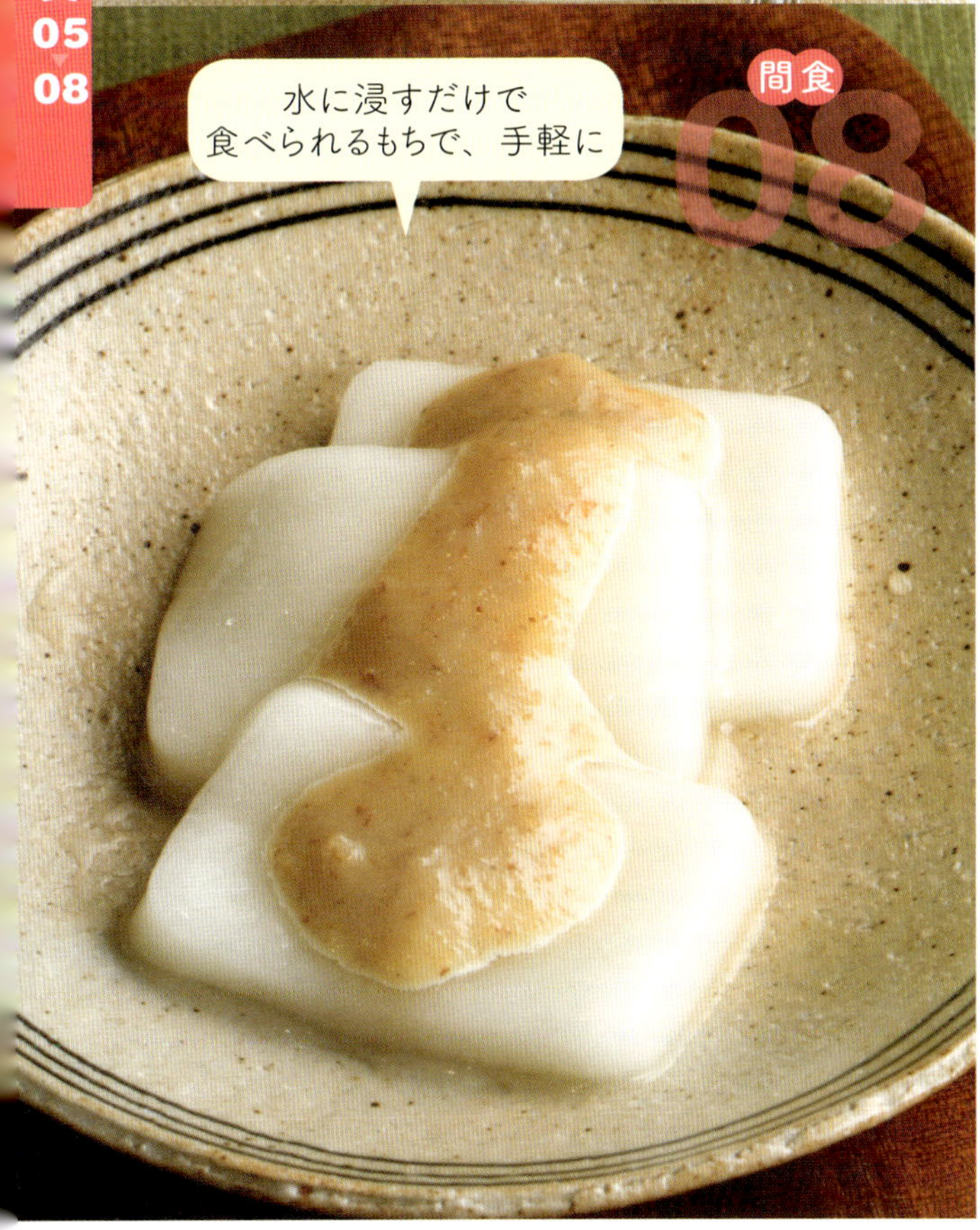

水に浸すだけで
食べられるもちで、手軽に
間食
08

くるみもち

こっくりとしたくるみだれで、
低たんぱくもちでも満足感が得られます。

133kcal　塩分0.1g　㋟0.8g　㋕27mg

※数値は1人分。

材料（1人分）

低たんぱく即席もち…45g
くるみだれ（3人分）
- くるみ…15g
- Ⓐ
  - 砂糖…15g
  - 塩…ミニスプーン¼
- 水…大さじ1

1　バットなどに即席もちを重ならないように並べ、袋の表示どおりに水に浸して戻す。
2　くるみだれを作る。小さめのすり鉢にくるみを入れてなめらかにすり、Ⓐを加えて混ぜる。水を少しずつ加え、好みの堅さにする。
3　器に1の水けをきって盛り、2をかける。

column

お弁当をつくろう

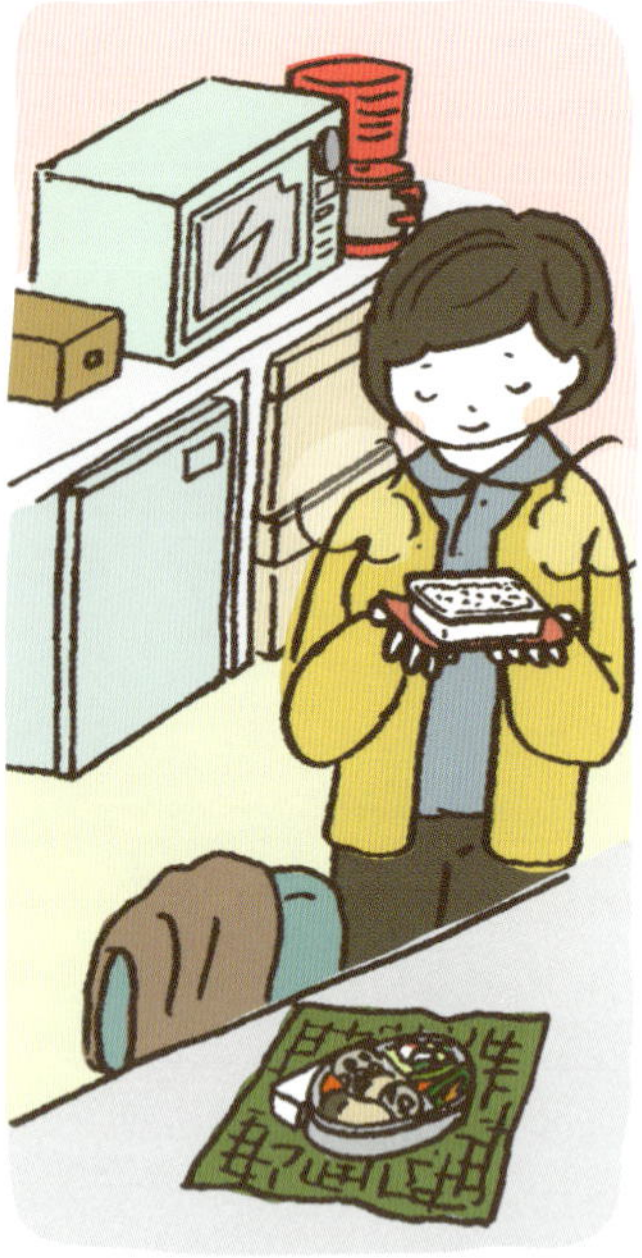

手づくり弁当なら たんぱく質も調整しやすい

外食や出来合いのお弁当は塩分が多く、たんぱく質の制限が厳しくなるほど、メニュー選びも難しくなります。できればお弁当を手づくりすると、たんぱく質を調整しやすく、少ないたんぱく質量でも食べごたえのあるお弁当にできます。

写真の「白身魚の甘酢あん弁当」のほかにも、本書ではお弁当のおかずにも向く料理を紹介していますので、上手に組み合わせて活用してください。

お弁当用には、なるべく水分の出にくい料理を選び、献立と同様に、肉や魚、卵などを使った「主菜」、野菜やきのこなどを使った「副菜」、「主食」のご飯やパンとそろえると、栄養バランスが整います。

塩分は合計で2g未満を目安にし、自分がとってよいたんぱく質やエネルギーの量を考えてお弁当箱に詰めましょう。

低たんぱくの主食をお弁当に使うには

たんぱく質の制限が厳しくなったら、お弁当にも低たんぱくの主食を取り入れるとおかずをより充実させることができます。

主食だけ低たんぱくご飯などを持っていって、おかずはコンビニなどで買うという方法も考えられます。

●低たんぱくご飯を利用する場合

できればトレータイプのご飯を持参して、食前に電子レンジにかけるといちばんおいしく食べられます。お弁当箱に詰めて持っていく場合も、食べる直前に電子レンジにかけるとよいでしょう。

職場で電子レンジを使えない場合は、朝温めてお弁当箱に詰めたご飯を昼に食べることも可能ですが、食味は少し落ちるので、保温のきくランチジャーなどを利用したほうが食べやすいでしょう。

●低たんぱくパンを利用する場合

加熱が必要な低たんぱく食パンなどは、包装のまま持参して、食べる直前に電子レンジかトースターで温めます。

電子レンジやトースターが使えなければ、加熱しなくてもそのまま食べられるタイプの低たんぱくクロワッサンもあります。お弁当に使う場合は、個包装になっているものを袋のまま持参し、食べるときに開封したほうがおいしく食べられます。

エネルギー補給の間食用に、この低たんぱくクロワッサンを利用している人もいます。

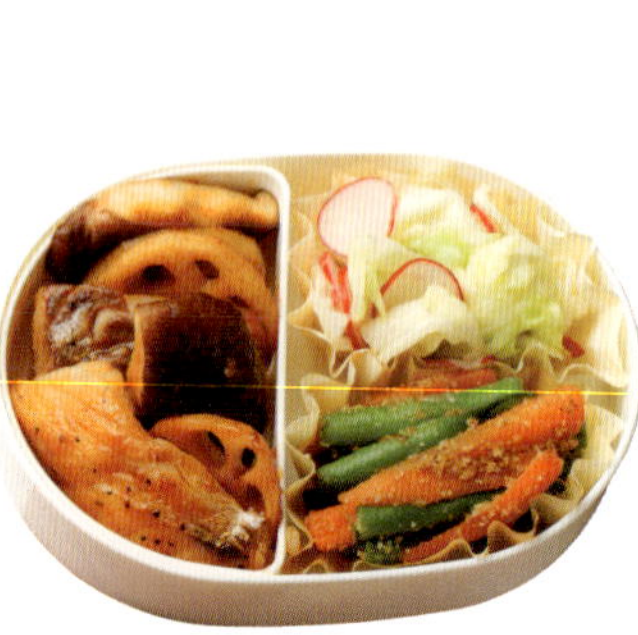

白身魚の甘酢あん弁当
（つくり方は57ページ参照）

PART 4

慢性腎臓病とその治療

これだけは知っておきましょう

腎臓病の食事療法が必要といわれるのは「慢性腎臓病」の方です。
どうすれば治療はうまくいくのでしょうか。
ここでは、慢性腎臓病とその治療についての
基本的な知識を解説します。病気と上手につきあいながら、
食事療法を続けていくためにぜひ知っておいてください。

独立行政法人
地域医療機能推進機構（ＪＣＨＯ）
東京高輪病院 院長
木村健二郎

慢性腎臓病（CKD）ってどんな病気？

腎障害があったり腎機能の低下が続く状態

「慢性腎臓病（CKD）」とは一つの病気を指すものではなく、腎臓の障害や腎機能の低下が慢性的に続く状態の総称です。「慢性糸球体《しきゅうたい》腎炎」など、腎臓そのものの病気が原因のこともありますが、生活習慣病などを背景に起きているものも含まれます。特に近年増えているのが、糖尿病の合併症の「糖尿病性腎症」や、高血圧や加齢による「腎硬化症」などの腎臓病です。

　腎臓は血液を濾過《ろか》して尿をつくっている臓器で、老廃物を取り除いて血液をきれいにする、体内の水分の量や成分を調節するなど、私たちの体に欠かせない重要な働きをしています。しかし、腎臓に病気が起きても、ほとんど自覚症状がなく、気付かないうちに進行していることが少なくありません。それを防ぐためには、早く病気を見つけて治療を行う必要があります。そこで、早期発見を目指して提唱されたのが、慢性

腎臓はどんな働きをしているか

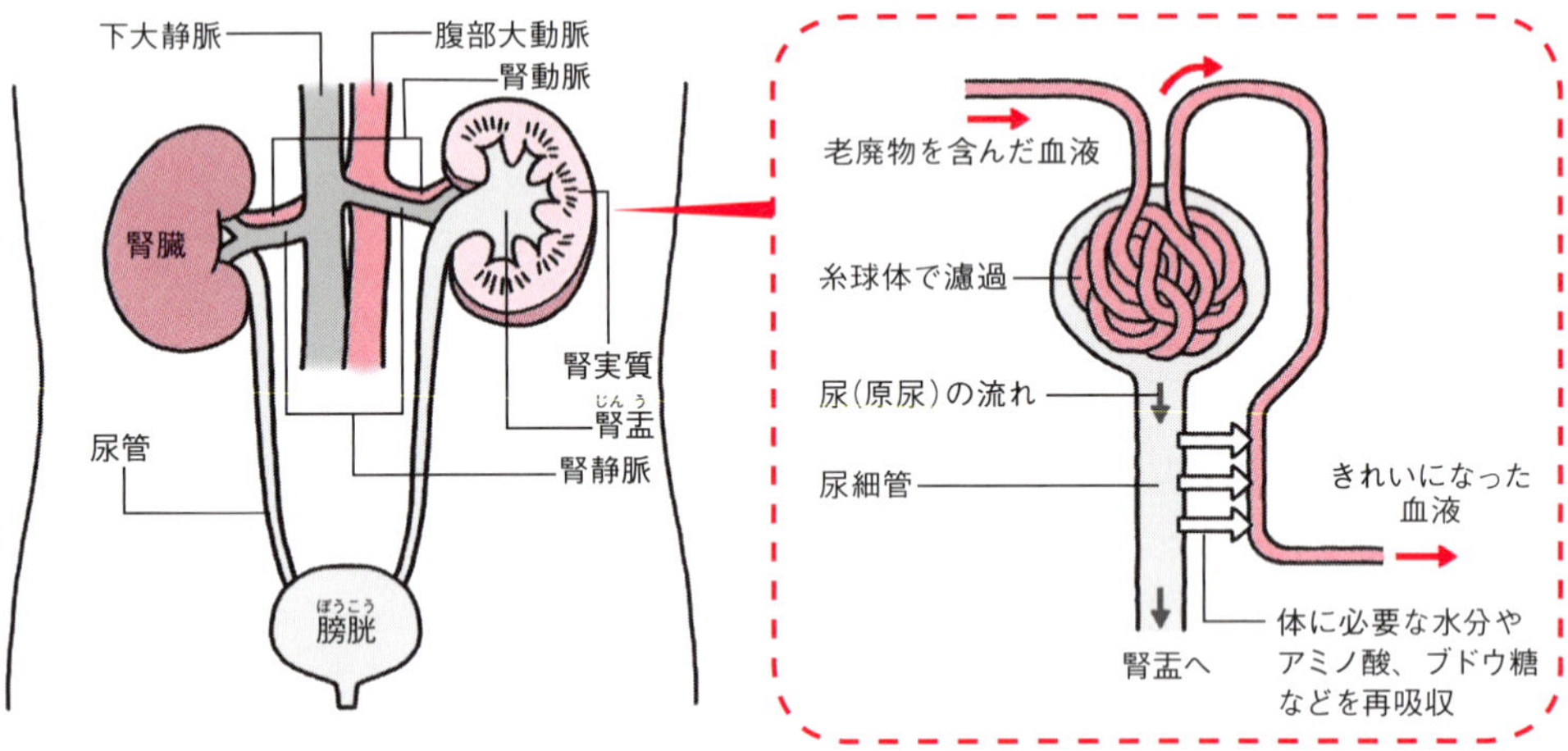

血液中の老廃物を取り除き、尿をつくる

糸球体で血液を濾過して、老廃物を取り除き、余分な水分などとともに尿として排泄《はいせつ》する。

体内の水分量や体液の成分を一定範囲に保つ

体内の水分の量や電解質（ナトリウム、カリウム、カルシウム、リンなど）の濃度が一定範囲になるように調節する。

ホルモンを分泌し、体の内部環境を整える

赤血球をつくるのに必要なホルモンや血圧を調節するホルモンを分泌したり、ビタミンDを活性化したりする。

腎臓病というとらえ方です。日本では成人の8人に1人が当てはまるともいわれ、新たな国民病として注目されています。

末期腎不全や心血管疾患の危険性が高くなる

慢性腎臓病は、尿検査で「尿たんぱく」を調べ、血液検査で「血清クレアチニン」を調べれば、診断がつきます。尿たんぱくが陽性なら腎臓に障害があると考えられます。血清クレアチニンの値からは腎機能の指標である「糸球体濾過量（GFR）」を算出できます。これらにより、腎障害や腎機能の低下（GFR60mL／分／1.73㎡未満）のいずれか、あるいは両方が3か月以上続いていれば、慢性腎臓病です。

腎臓病が進行すると透析《とうせき》療法や腎移植が必要な「末期腎不全」になることはよく知られています。しかし、そればかりでなく、腎臓病が進行する状態は、心筋梗塞や脳卒中などの「心血管疾患」を起こす危険も増大させます。末期腎不全に至る前に心血管疾患で命を落とす人も少なくありません。慢性腎臓病を早く見つけて治療することは、そうした危険も併せて減らしてくれます。

慢性腎臓病（CKD）の診断

「慢性腎臓病」は、原因が何であれ、腎臓の障害や腎機能の低下が慢性的に続く病気の総称で、尿検査と血液検査で診断することができます。

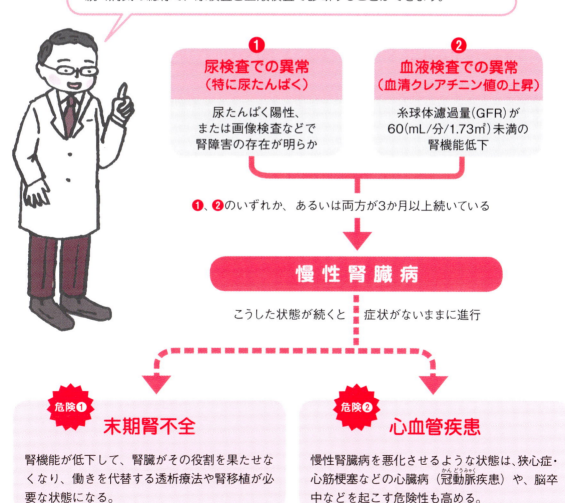

❶ **尿検査での異常（特に尿たんぱく）**
尿たんぱく陽性、または画像検査などで腎障害の存在が明らか

❷ **血液検査での異常（血清クレアチニン値の上昇）**
糸球体濾過量（GFR）が60（mL/分/1.73㎡）未満の腎機能低下

❶、❷のいずれか、あるいは両方が3か月以上続いている

↓

慢性腎臓病

こうした状態が続くと　症状がないままに進行

危険❶ 末期腎不全
腎機能が低下して、腎臓がその役割を果たせなくなり、働きを代替する透析療法や腎移植が必要な状態になる。

危険❷ 心血管疾患
慢性腎臓病を悪化させるような状態は、狭心症・心筋梗塞などの心臓病（冠動脈《かんどうみゃく》疾患）や、脳卒中などを起こす危険性も高める。

慢性腎臓病はどのように治療するの？

原因疾患の治療と慢性腎臓病の進行に応じた治療を併せて行う

　慢性腎臓病はいわば危険性のある人をふるい分けるためのとらえ方ですから、診断された人が皆、末期腎不全になったり心血管疾患を起こしたりするわけではありません。ただ、慢性腎臓病であるとわかったら、まず、どんな原因があるのか、腎障害や腎機能の程度はどのくらいなのかを把握する必要があります。そのうえで、悪化につながる要因のうち治療できるものは治療し、取り除ける要因は取り除いていきます。

　治療では、原因となっている病気の治療と並行して、慢性腎臓病の重症度（末期腎不全や心血管疾患の危険度）に応じた治療が行われます。例えば、現在、末期腎不全の原因で最も多く、半数近くを占めるのが糖尿病性腎症です。その場合は、まず糖尿病の治療の基本である血糖コントロールを行いながら、腎障害や腎機能低下の程度に応じた腎臓病治療を行うことになります。

この段階で行うこと

軽度の慢性腎臓病

腎機能はほぼ正常だが、たんぱく尿（糖尿病がある場合は微量アルブミン尿）があれば、治療を始める。腎障害の原因を調べ、合併症があればそれも治療する。

中等度の慢性腎臓病

腎機能低下の原因を調べ、悪化を防ぐための治療を行う。ステージG3b、あるいはステージG3aでも高度たんぱく尿がある場合（A3）は、専門医への受診が勧められる。

重度の慢性腎臓病

原因を詳しく調べ、進行させないための治療を行う。G5になると「末期腎不全」で、腎機能を代替する透析療法や腎移植が必要になってくる。

主な治療法

生活改善

禁煙、肥満の解消、適度な運動など

＋

食事療法

減塩、たんぱく質制限、
エネルギーの適正化、
高カリウム血症があれば
カリウム制限など

＋

薬物療法

合併症に応じて薬を使い、
危険因子を軽減
（血圧、血糖、血中脂質など
のコントロール）

透析療法・腎移植

治療法には、体外の透析装置によって血液をきれいにする「血液透析」、自分の腹膜（腹壁や内臓の表面を覆う膜）を使って血液をきれいにする「腹膜透析」、健康な腎臓を移植する「腎移植」がある。

近年、増えている腎硬化症も、まず高血圧に対する治療をしっかり行うことが大切です。

治療の基本は「食事療法＋生活改善＋必要に応じた薬」

実際に行う治療としては、食事療法と生活習慣の改善を行い、それだけで改善しない場合は薬を使うのが基本です。糖尿病や高血圧がある人では、血糖降下薬や降圧薬を使って血糖や血圧のコントロールを行い、併せもつ危険因子があれば、必要に応じてそれらに対する薬も用いられます。

食事療法や生活習慣については、こうした生活習慣病で目指すべき基本はおおかた共通していますが、腎臓病の状態によっては、さらに腎臓の負担を軽くする配慮が必要になります。

こうして、なるべく腎臓病が悪化しないように治療していくわけですが、それでも進行して末期腎不全となったら、腎臓の働きを代替する透析《とうせき》療法や腎移植が必要になります。そのときは、ぜひ気持ちを切り替えて、生きていくための治療に取り組んでください。

慢性腎臓病（CKD）の重症度分類（ステージ表）

				たんぱく尿区分（悪化→）			
				A1	A2	A3	
糖尿病がある場合		尿アルブミン（mg/日） 尿アルブミン/Cr比（mg/gCr）		正常	微量アルブミン尿	顕性アルブミン尿	
				30未満	30〜299	300以上	
糖尿病がない場合（高血圧、腎炎、多発性嚢胞《のうほう》腎、移植腎など）		尿たんぱく（g/日） 尿たんぱく/Cr比（g/gCr）		正常	軽度たんぱく尿	高度たんぱく尿	
				0.15未満	0.15〜0.49	0.50以上	
腎機能 ↓ 低下 GFR区分（mL/分/1.73㎡）	G1	正常または高値	90以上	低	軽	中	軽度→
	G2	正常または軽度低下	60〜89	低	軽	中	
	G3a	軽度〜中等度低下	45〜59	軽	中	高	中等度→
	G3b	中等度〜高度低下	30〜44	中	高	高	
	G4	高度低下	15〜29	高	高	高	重度→
	G5	末期腎不全	15未満	高	高	高	

［表の見方］ 図の縦軸は腎機能（GFR）による区分、横軸は尿たんぱく（尿アルブミンを含む）による区分で、縦軸は下へいくほど、横軸は右へいくほど悪化した状態を示しています。縦軸と横軸それぞれの、自分の検査値が当てはまる区分が交わるところがあなたの慢性腎臓病の「重症度」になります。
低→軽→中→高と、末期腎不全や心血管疾患による死亡の危険度が高くなります。低の部分は慢性腎臓病ではありません。

（資料：日本腎臓学会編「エビデンスに基づくCKD診療ガイドライン2018」一部改変）

どうしてこういう治療が必要なの？

腎臓の働きが低下したら それに応じた食べ方が必要になる

健康な人はふだん自分がどれだけの塩分やたんぱく質をとっているかを意識することなく食べているでしょう。それは腎臓の働きがあればこそです。

例えば塩分は体にとってなくてはならないものですが、多くなりすぎれば体内の水分が過剰になり、むくんだり血圧が上がったり、場合によっては肺に水がたまり命に関わることもあります。逆に塩分が少なすぎれば体内の水分が少なくなり、血圧が下がるなど脱水症状が出ます。腎臓はこのようなことがないように、とった塩分に応じた量を常に尿中に排泄《はいせつ》しています。多く塩分をとれば多く尿中に排泄し、少なくとれば少なく尿中に排泄します。このような調節は塩分だけでなく、水やカリウムなどさまざまな成分に対して行ってくれているのです。しかし、腎機能が低下するとこうした調節が十分に行えなくなります。

食事療法のポイント

塩分の摂取量を減らす

減塩の目標は1日6g未満3g以上。塩分のとりすぎは腎臓に負担をかけ、高血圧を招きやすい。ただし、極端な減らしすぎも危険。

たんぱく質の摂取量を減らす

腎機能に応じ、標準体重1kgあたり1日に0.8～1.0g（ステージG3a）、0.6～0.8g（ステージG3b・G4・G5）などと制限する。

適正なエネルギーをとる

標準体重1kgあたり25～35kcal（健康な人と同程度）。肥満があれば解消を目指す。たんぱく質制限を行う場合は、適正エネルギーの十分な確保に留意する。

高カリウム血症になったら カリウム摂取を抑える

慢性腎臓病が進行すると高カリウム血症が起こりやすく、心臓などに悪影響を与えることから、カリウム制限が必要になることがある。

生活改善のポイント

たばこはやめる

喫煙は動脈硬化を進みやすくして心臓病や脳卒中などの合併症を起こす危険性を高める。腎臓にも悪影響を及ぼすことがわかっている。禁煙は必須。

適度な運動をする

基本は、生活習慣病で一般に勧められている1日30分間以上の有酸素運動（早足歩行など）。病状によって、運動量の調節が必要になることもある。

お酒は適量にとどめる

適正な飲酒量の目安は、男性なら1日にビールなら500mL缶（中びん）1本、日本酒なら1合以下、女性はその半量程度。

休養はしっかりとる

十分な睡眠をとり、規則正しい生活を心がける。心身のストレスをため込まない。

同様に、たんぱく質は体をつくる大切な栄養素ですが、それから出る老廃物を処理するには腎臓に負担がかかります。腎機能が低下すると、老廃物をうまく尿中に出せなくなって血液中に増えてしまいます。

　そのため腎臓病の食事療法では、体に入る塩分やたんぱく質などの量を腎臓の働きに応じて調節する必要が出てくるのです。

腎臓病を進行させ、合併症の危険性を高める要因を減らす

「食事療法」の目的は、腎臓の負担を軽減するとともに、高血圧、糖尿病、脂質異常症など、腎臓病を進行させる原因となり合併症の危険性を高める要因を管理することにあります。「薬物療法」もそうした病気に対する治療薬が中心になります。その効果を検査で確かめながら治療を行っていくことが大切です。血圧管理のためには「家庭血圧の測定」が勧められます（下図参照）。

　また、日常生活では「適度な運動」が大切です。昔は腎臓病のある人は安静にすべきといわれましたが、最近ではむしろ適度な運動をしたほうが病気の進行が遅いのではないかと考えられています。

家庭血圧を測ろう

上腕で測るタイプの血圧計を使い、朝と晩に測定します。朝は、起床後1時間以内で、トイレを済ませ、朝食をとる前に測ります。夜は寝る前、晩酌をする人は酔いがさめてから測ります。朝晩それぞれ2回ずつ測定して、それぞれ平均を記録します。記録は、受診した際に医師に見せるようにしましょう。家庭で測る血圧は、医師が診察室で測る血圧よりも慢性腎臓病の進行や心血管疾患の発症に関係が深いことがわかってきています。

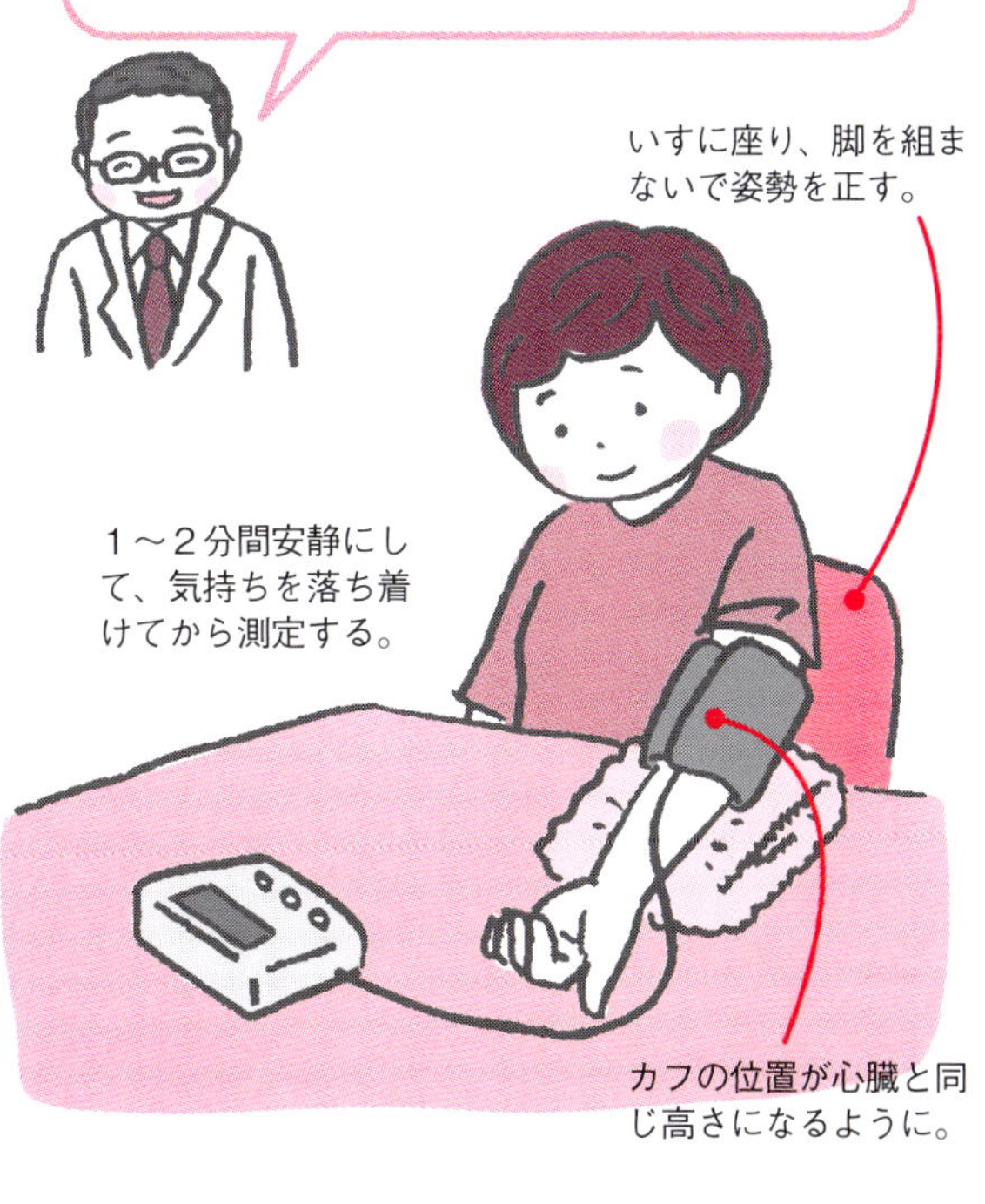
いすに座り、脚を組まないで姿勢を正す。
１～２分間安静にして、気持ちを落ち着けてから測定する。
カフの位置が心臓と同じ高さになるように。

高齢者は要注意！
運動不足によるサルコペニアとフレイル

筋肉量が減って、筋力や運動能力が低下していく状態を「サルコペニア」といいます。運動不足の高齢者に起こりやすく、それが「フレイル（脆弱《ぜいじゃく》性）」を来す要因ともなることから注意が必要とされています。

　フレイルとは、高齢になってさまざまなストレスに弱くなることで、要介護状態の前段階と位置づけられています。①筋力の低下、②歩行速度の低下、③活動度の低下、④体重の減少、⑤疲れやすい、このうち３つ以上当てはまるとフレイルが疑われます。

　高齢の慢性腎臓病の人はサルコペニアやフレイルになりやすく、そうなると腎臓の働きが低下したり、心筋梗塞や脳卒中といった心血管疾患を発症しやすいことがわかっています。「腎臓病だから運動は控える」といった誤った考え方や、厳格なたんぱく質制限をするあまりのエネルギー不足が原因になることもあります。病気があるからあれもいけないこれもいけない、ではなく、無理のない範囲で体を動かし、十分な栄養をとることが重要です。

原因別・治療と対策❶

糖尿病がある人は？

血糖管理をしっかり行って糖尿病性腎症の進行を防ぐ

糖尿病によって血糖値が高い状態が長く続くと、全身の血管が傷んできます。特に細い血管から障害が現れやすく、それによって起こるのが「糖尿病性網膜症」「糖尿病性神経障害」「糖尿病性腎症」という三大合併症です。

糖尿病性腎症は、毛細血管の塊のような糸球体《しきゅうたい》や細い動脈が障害されて、腎臓の働きが低下していきます。慢性腎臓病のなかでも、現在、透析《とうせき》療法が必要な末期腎不全になる最大の原因となっています。

糖尿病性腎症の進行を防ぐには、何より血糖管理が大切です。そのためには、糖尿病の「食事療法」と「運動療法」とともに、血糖降下薬やインスリン注射による「薬物療法」も行います。なるべく早期に見つけて治療することが重要なので、糖尿病がある人は「尿アルブミン」の検査を定期的に受けましょう。

腎機能が低下してきたらたんぱく質制限を加える

糖尿病の食事療法では、摂取エネルギー量を適正にして、肥満があれば解消し、適正体重の維持を目指します。そのエネルギー量で、バランスよく、規則正しく食べることが基本です。合併症の発症や進行を抑えるには、減塩や血圧管理など、危険因子を減らすように努めることも大切です。

腎症が進んで腎機能が低下したら、食事のたんぱく質制限が必要になる場合もありますが、基本は変わりません。たんぱく質を減らすとエネルギーを多くとらなければならないとむやみに増やす人がいますが、指示されたエネルギー量を守ってください。

糖尿病性腎症の治療のポイント

食事療法

- **摂取エネルギー量を適正に**
- **塩分は１日６ｇ未満 3g 以上に**
- **病状に応じてたんぱく質制限**

CKDステージ G3a……………………1日 0.8 ～ 1.0g（標準体重 1kgあたり）

ステージ G3b・G4・G5……1日 0.6 ～ 0.8g（標準体重 1kgあたり）

運動

過激な運動は避け、有酸素運動を中心に。

薬物療法

- **血糖降下薬**
- **インスリン注射**　など

腎機能が低下すると、のみ薬の一部は使えなくなったり、用量の調節が必要になったりする。薬物により低血糖が起こりやすくなる。

アルブミン尿検査で早期発見

早期の糖尿病性腎症は微量アルブミン尿（たんぱく尿の一種）で見つかることが多い。一般的な尿たんぱくの検査ではわからないことが多い。

血糖管理の目標

ヘモグロビンA1c《エーワンシー》　7.0％（NGSP値）未満

血圧管理の目標

収縮期血圧（上の血圧）　130㎜Hg 未満

拡張期血圧（下の血圧）　80㎜Hg 未満

原因別・治療と対策❷ 高血圧がある人は？

高血圧と腎臓病は互いに悪化させ、悪循環を招く

心臓は、収縮と拡張を繰り返すことで、ポンプのように全身に血液を巡らせる働きをしています。「血圧」とは心臓から送り出された血液が血管壁に与える圧力をいい、それが高くなりすぎた状態が高血圧です。

高血圧があると血管壁には常に強い力が加わり続けるため、しだいに傷んで、厚く、硬くなり、動脈硬化が進んでしまいます。血管壁にコレステロールなどがたまって起こる動脈硬化に比べ、比較的細い血管に起こりやすく、血液の通る血管の内腔《ないくう》が狭くなって、血流が悪くなります。細い血管の塊のような腎臓も当然血流が悪くなり、それが腎機能の低下を招きます。これが「腎硬化症」です。

腎臓には血圧をコントロールするホルモンを分泌する働きもあるため、腎機能が低下すると、それが高血圧の悪化にもつながり、悪循環になりがちです。

降圧薬を使うだけでなく減塩の徹底が有効

高血圧があれば、まず血圧管理を徹底します。血圧を下げるには降圧薬が使われますが、併せて食事療法や運動療法を行います。食事療法では特に「減塩」が有効です。ただし、高齢者では慎重に経過をみながら行います。また、禁煙や肥満の解消など、ほかの危険因子を減らすことも大切です。

尿たんぱくが陽性の場合や糖尿病性腎症がある人は、降圧薬のなかでもＡＣＥ[*1]阻害薬やＡＲＢ[*2]と呼ばれる薬が腎臓を保護するように働くといわれています。ただし、これらは血中のカリウム濃度を上げやすいので、カリウムの検査をしながら使います。

尿たんぱくが陰性の慢性腎臓病では、カルシウム拮抗《きっこう》薬といわれる薬を主に使います。

腎硬化症の治療のポイント

食事療法

- **塩分は１日６g 未満３g 以上に**
- **摂取エネルギー量を適正に**
- **病状に応じてたんぱく質制限**

主に CKD ステージ G3b 以降
……1 日 0.6 ～ 0.8g（標準体重 1kgあたり）
軽度の腎機能障害（CKD ステージ G3a）の場合は、
1 日 0.8 ～ 1.0g から始めてもよい。

運動

- **有酸素運動を定期的に行う**

（1 日合計 30 分間以上を目標に）

薬物療法

- **降圧薬**：カルシウム拮抗薬
  ACE阻害薬
  ARB
  利尿薬

家庭血圧の測定

朝晩それぞれ２回ずつ自宅で測定する（111 ページ参照）

血圧管理の目標

- **糖尿病も尿たんぱくもない場合**

収縮期血圧（上の血圧） 140㎜Hg 未満
拡張期血圧（下の血圧） 90㎜Hg 未満

- **糖尿病や尿たんぱくがある場合**

収縮期血圧（上の血圧） 130㎜Hg 未満
拡張期血圧（下の血圧） 80㎜Hg 未満

＊1 アンジオテンシン変換酵素 ＊2 アンジオテンシンⅡ《ツー》受容体拮抗薬

原因別・治療と対策❸

慢性糸球体腎炎がある人は？

たんぱく尿などが持続する さまざまな腎臓病が含まれる

慢性糸球体《しきゅうたい》腎炎は、透析《とうせき》導入の原因疾患で2番目に多いものですが、実は一つの病気ではなく、糸球体という毛細血管の球状の塊（一つの腎臓に100万個あるといわれている）に炎症を起こしているさまざまな腎臓病の総称です。日本人に最も多いのが「IgA《アイジーエー》腎症」で、慢性糸球体腎炎の約半数を占めます。そのほか、「膜性腎症（腎炎）」や「紫《し》斑《はん》病《びょう》性腎炎」などがあります。

特に多いIgA腎症は、発症の原因はわかっていませんが、発症から10年で10～15％、20年で約40％が末期腎不全に至るといわれています。確定診断には腎臓の組織を少量採取して顕微鏡で調べる「腎生検」が必要ですが、1日に0.5g以上の尿たんぱくが続いている場合、あるいはそれ以下の尿たんぱくでも血尿（血液が尿中に漏れている）を伴う場合は、IgA腎症かどうか、専門医に調べてもらうことが勧められます。

IgA腎症では尿たんぱくや 腎機能に応じた治療で進行を抑える

IgA腎症であれば、治療法としては、降圧薬やステロイド薬などによる薬物療法、扁桃《へんとう》を摘出する手術などがあります。ステロイド薬は内服のほか、点滴で3日間多量に投与する「ステロイドパルス療法」も行われています。パルス療法後は一定期間、内服のステロイド薬をのみ続けます。これらを尿たんぱくの程度や腎機能、腎生検の所見などに応じて選択し、尿たんぱくを減らして進行を抑えることを目指します。

食事療法では減塩が中心になり、そのほか必要に応じて血圧・脂質・血糖の管理、生活の改善なども行います。

IgA腎症の治療のポイント

薬物療法

- **降圧薬**：ACE阻害薬、ARB、カルシウム拮抗薬
- **ステロイド薬**：内服、ステロイドパルス療法
- **免疫抑制薬**　● **抗血小板薬**　● **n-3系脂肪酸**（魚油）など

扁桃摘出（手術）

手術後にステロイドパルス療法を行うことが多い。

食事療法・生活改善

- **塩分は1日6g未満3g以上に**
- **禁煙、節酒、体重管理**
- **運動は無理のない程度に。過度な運動制限は不要**

↓

たんぱく尿のない状態を目指す

IgA腎症の腎機能障害の進行を抑える治療（成人の場合）

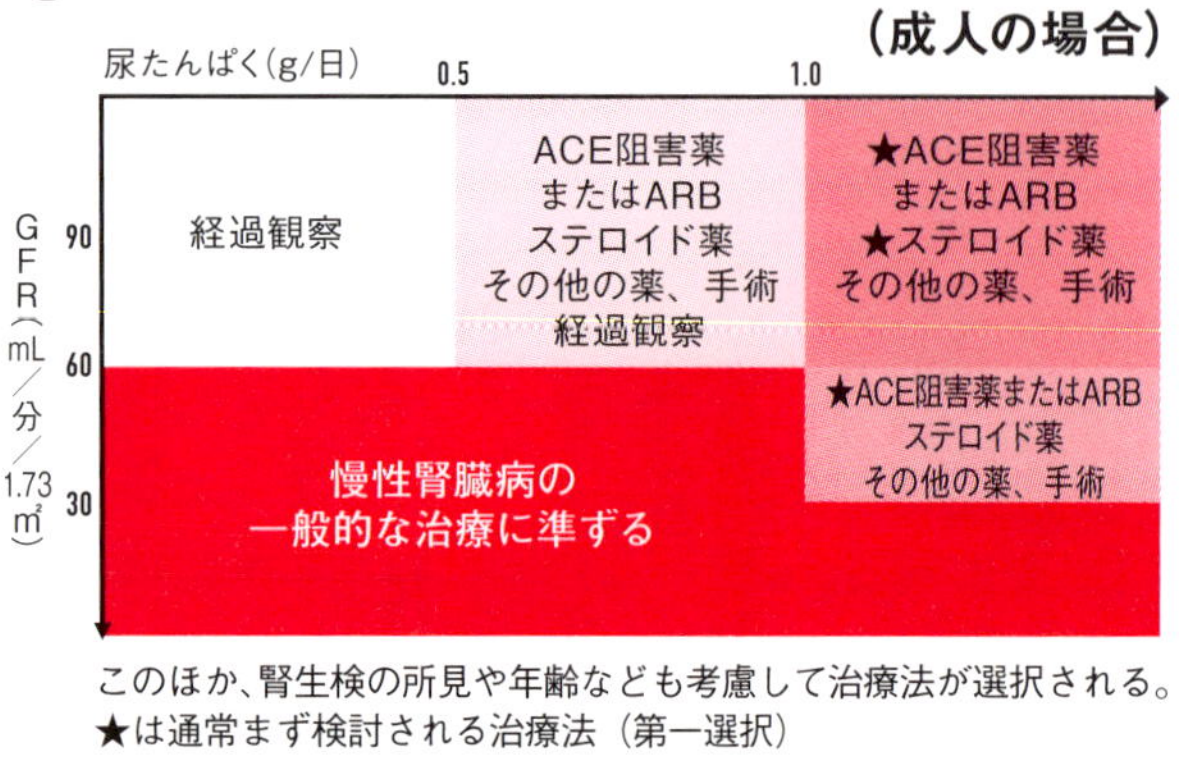

このほか、腎生検の所見や年齢なども考慮して治療法が選択される。
★は通常まず検討される治療法（第一選択）

（「エビデンスに基づくCKD診療ガイドライン2013」を基に作成）

原因別・治療と対策④

脂質異常症やメタボリックシンドロームがある人は？

慢性腎臓病と心血管疾患は共通する危険因子が多い

脂質異常症（高脂血症）があると、コレステロールなどが血管壁にたまって動脈硬化が進みやすいことから、狭心症・心筋梗塞や脳卒中などの「心血管疾患」を発症する危険度が高まることが知られています。腎臓でも細い血管が障害されて、働きが低下します。

心血管疾患と慢性腎臓病には共通の危険因子が多く、脂質異常症により心筋梗塞などが起こりやすい状態は、慢性腎臓病が進行しやすい状態でもあります。危険因子のなかには「男性」「加齢」など避けられないものもありますが、そのほかは治療によって改善が期待できます。

危険因子のなかで改善できることに取り組む

脂質異常症の治療、なかでも〝悪玉〟とされるLDLコレステロール値を下げることは、狭心症・心筋梗塞の予防とともに、慢性腎臓病の進行を抑えるためにも大切です。脂質異常症の治療は、食事療法と運動療法が基本ですが、それらで十分に改善されない場合には薬物療法を加えます。動脈硬化の危険度が高い状態にあるほど、LDLコレステロール値を十分に下げる必要があるため、薬を使うことが多くなります。

特定健診などで「メタボリックシンドローム」といわれた人も、危険があると考える必要があります。糖尿病や高血圧、脂質異常症にあたらなければ、すぐに薬が必要なわけではありませんが、積極的に体を動かし、食生活を改善して、肥満の解消をはかり、喫煙している人は禁煙して、危険因子を減らしましょう。

慢性腎臓病、心血管疾患共通の危険因子

男性　加齢　高血圧　糖尿病

高尿酸血症　喫煙　肥満

脂質異常症（高LDLコレステロール血症、高中性脂肪血症、低HDLコレステロール血症）

メタボリックシンドローム

など

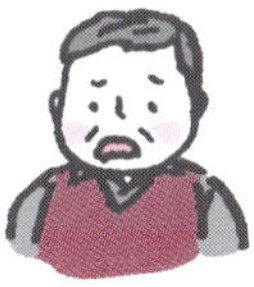

脂質異常症の治療のポイント（特に高LDLコレステロール血症）

食事療法

- **塩分は１日６ｇ未満３ｇ以上に**
- **摂取エネルギー量を適正に**
- **脂肪摂取量はエネルギー量の 20 ～ 25%に**
- **コレステロール摂取量は１日 200㎎以下に**
- **慢性腎臓病の病状に応じてたんぱく質制限**

運動

無理のない有酸素運動を行う。

薬物療法

- **スタチン**（HMG-CoA 還元酵素阻害薬）など

↓

脂質管理の目標

- LDL コレステロール 120mg /dL 未満（冠動脈疾患の既往があれば 100mg /dL 未満）
- 中性脂肪 150mg /dL 未満
- HDL コレステロール 40mg /dL 以上

Q&A 専門医に聞きたい!

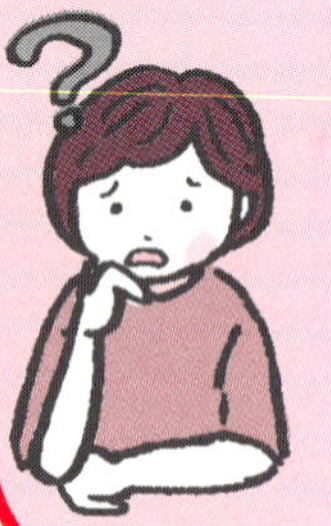

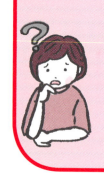

Q 腎臓がよくなる薬や治療法はないのでしょうか?

A 慢性的に悪化している腎臓病は、残念ながらなかなかよくはなりません。治療は、基本的にそれ以上悪化させないように、あるいは悪化するスピードをなるべく抑えるようにと考えて行われています。慢性糸球《しきゅう》体《たい》腎炎では腎臓そのものに対する薬も使いますが、生活習慣病に起因する慢性腎臓病では、血圧を下げ、尿たんぱくを減らすような薬が腎臓病の悪化を抑える治療となります。減塩やたんぱく質制限といった食事療法も同様です。

Q 慢性腎臓病では、どうなったら腎臓専門医の受診が必要ですか?

A 年代ごとに、40歳未満の人は腎機能がeGFR(推算糸球体濾過《ろか》量)60(mL/分/1.73㎡)未満、40~69歳の人は50未満、70歳以上の人は40未満を目安に専門医の受診が勧められています。また、尿たんぱくが1日に0.5g以上の場合や血尿がある場合は、何らかの腎臓の病気の可能性があるため、やはり専門医の受診が勧められます。

腎臓病になっても、大抵は何の症状もありません。「むくむ」「だるい」といった症状が現れるのはかなり進行してからのことが多いのです。それだけに、健康診断をきちんと受けて腎機能や尿たんぱくを調べることが、早期発見のために欠かせません。

Q 80歳代で慢性腎臓病といわれた場合も、同じ治療が必要?

A 後期高齢者ともなれば腎機能はある程度低下するのが普通です。治療の必要性は、若い人と一律には決められません。日本腎臓学会編「エビデンスに基づくCKD診療ガイドライン2013」でも高齢者の場合を分けており、血圧も下げすぎないほうがよいとされています。腎臓を保護するといわれるACE[*1]阻害薬やARB[*2]も、腎機能が低下した高齢者が使うとかえって悪化することがあるので、降圧にはむしろカルシウム拮抗《きっこう》薬のほうがよい場合もあります。

食事療法についても、たんぱく質制限はあまり厳しくせず、0.8g(1日に標準体重1kgあたり)くらいまでにとどめます。特に食が細くなっている人では、さらにたんぱく質を減らそうと肉や魚を食べなくなったら、体調が悪くなる場合も出てきます。そういう人は、制限するよりもむしろ好きなものをしっかり食べたほうが元気になって、状態がよくなることもあります。

Q 食事療法を頑張っても、うまくいっているのかどうかがわかりません

A もともと自覚症状がないので実感しにくいでしょうが、治療の効果は検査値が教えてくれます。家庭で血圧や体重を測定するのも、血圧や体重管理のよい目安になります。さらに、定期的に血液検査や尿たんぱくの検査を行って病状をみていきます。

食事療法についても、重要なのは塩分やたんぱく質をどれだけとったかではなく、それによって患者さんの状態がよくなって

＊1 アンジオテンシン変換酵素　＊2 アンジオテンシンⅡ《ツー》受容体拮抗薬

いるかです。検査値の変化により、そのやり方でよいのか、見直しが必要か、判断していくことになります。

Q 同じように食べているのに急にカリウムが高くなってしまいました

A 食事や生活は特に変わっていないのに急にカリウムの値が高くなったというときは、薬などの影響も考えられます。例えば痛み止めの非ステロイド抗炎症薬など、カリウムの値を上げやすい薬があります。腎臓病がある人に向くとされる降圧薬のACE阻害薬やARBも、カリウムの値を上げやすいものです。新たに薬を使い始めたり薬をかえたりしていたら、関連がないか医師に確認してもらったほうがよいでしょう。

Q 骨《こつ》粗《そ》鬆《しょう》症《しょう》が見つかり、整形外科ではカルシウムやたんぱく質をとるようにいわれました

A カルシウムやたんぱく質は骨をつくるのに重要な栄養素で、骨粗鬆症の治療では積極的にとることが勧められますが、腎臓病がある人はとりすぎに注意が必要です。骨粗鬆症の治療でカルシウム剤や、カルシウムの吸収を高めるビタミンD剤を使って、腎臓病が悪化することもあります。

個々の患者さんの状態に応じて治療の調整が必要なので、ほかの診療科で治療を受けるときは、腎臓病があってこういう治療を受けていると伝えて相談してください。

Q 水分は多めにとったほうがよい？それとも抑えたほうがよい？

A 慢性腎臓病のある人が脱水状態になるのはよくありませんが、水分をとりすぎるのもまたよくありません。末期腎不全になって体に水分がたまってきている状態のときは、水分摂取を控えることもありますが、一般には、普通にとるのがよいということになります。

Q 外食が多いのですが、食事療法を長く続けるコツは？

A 日常、外食が多い人では、毎日三食家庭でつくって食べられる人と同じ方法はとれません。管理栄養士と相談して、自分の生活状況に合ったやり方をアドバイスしてもらうとよいでしょう。外食ではどういう点に気をつければよいかなど、なるべく具体的に聞いてみましょう。選ぶ目を養い、自分が食べてよいもの、食べてよい量の見当をつけられるようになることが大切です。

また、夜は家で食べるなら、夕食をレトルトの低たんぱく食と低たんぱくご飯にしたり、宅配の低たんぱく食を利用したりするだけでも、だいぶ違います。

厳格に理想の食事を守れなくても、次善の策でよいので、少しおおらかにやりながら修正していくのがよいと思います。

Q どんな運動をどれくらいすればよいのかわかりません

A 基本は1日30分間以上の有酸素運動です。具体的には早足のウオーキングなどでよいのですが、それもできないほど筋力が落ちている人では、まず筋力をつけるリハビリが必要なこともあります。医療機関によっては理学療法士の指導を受けられる場合もあるので、相談してみるとよいでしょう。

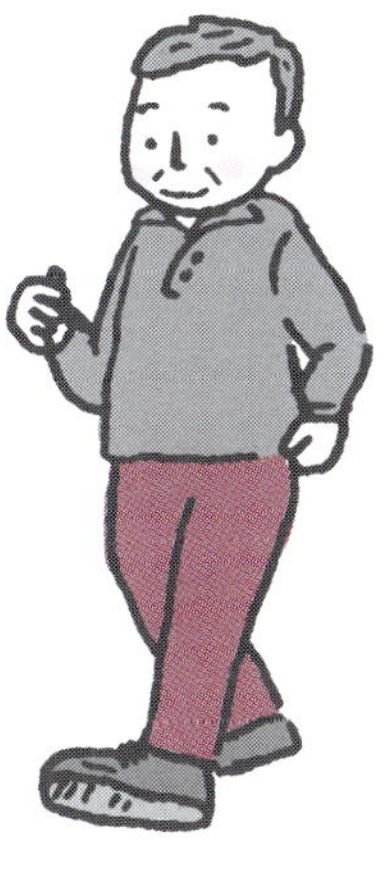

P.18「献立の考え方」を参考にして、「主食」+「主菜」+「副菜」、そして「もう一品」を組み合わせて、日々の献立づくりに役立ててください。

副菜

料理名	たんぱく質	塩分	ページ
くらげの中国風酢の物	2.2g	0.9g	58
マカロニサラダ	2.3g	0.3g	38
白菜としいたけの煮物	2.3g	0.8g	90
キャベツのマヨネーズ炒め	2.3g	0.4g	94
にんじんサラダ	2.5g	0.5g	48
小松菜とコーン炒め	2.5g	0.6g	60
春菊と桜えびのサラダ	2.5g	0.5g	62
ブロッコリーのマスタードあえ	2.6g	0.4g	72
わけぎの酢みそあえ	2.7g	0.6g	92
チャプチェ	2.9g	1.1g	95
大根ときゅうりのからしマヨあえ	3.1g	0.7g	34
小松菜と油揚げの炒め物	3.3g	0.4g	94
たまねぎのツナあえ	4.2g	0.5g	28
温やっこ	6.8g	0.7g	64
えびとみつばのかき揚げ	9.0g	0.1g	45

主食、主菜+主食

料理名	たんぱく質	塩分	ページ
バタートースト	0.6g	0.3g	32
ビタミンふりかけおにぎり	1.0g	0.2g	28
ホットケーキ	2.3g	0.1g	60
おろしサラダそば	4.6g	1.7g	45
クロワッサンサンド	4.8g	0.8g	56
あさりと菜の花のパスタ	6.1g	1.4g	29
ピザトースト	6.6g	1.1g	72
みそ仕立ての雑煮	6.7g	0.7g	64
炊き込みご飯	6.9g	1.3g	99
トマトスパゲッティ	7.6g	1.4g	98
フレンチトースト	8.4g	0.4g	48
カレーチャーハン	9.6g	1.3g	49
野菜そぼろご飯	10.1g	0.9g	33
マーボー豆腐丼	10.2g	2.0g	97
焼きうどん	10.8g	1.6g	37
カレーライス	11.3g	1.7g	96
うなぎの香味ご飯	12.1g	0.7g	50
かにの中国粥	12.9g	1.6g	61

主食

料理名	たんぱく質	塩分	ページ
海鮮チヂミ	13.2g	1.2g	69
汁なし担々トマト麺	13.3g	1.6g	53
ちらしずし	13.4g	0.9g	74
トロトロオムライス	13.7g	1.2g	41
焼きビーフン	13.7g	1.7g	73
ねぎトロ丼	14.2g	0.9g	65

もう一品

料理名	たんぱく質	塩分	ページ
くず湯	0g	0g	65
梅酒寒天	0.1g	0g	38
りんごのカラメルソテー	0.1g	0.1g	101
レモンティー	0.2g	0g	32
フルーツ寒天	0.2g	0g	53
ホットレモネード	0.2g	0g	72
レタススープ	0.3g	0.6g	70
抹茶寒天	0.3g	0g	101
わかめスープ	0.4g	0.5g	33
コーヒーゼリー	0.5g	0g	102
さつまいもの甘煮	0.6g	0g	42
とろろ昆布のすまし汁	0.7g	0.5g	74
ナタデココ入りフルーツポンチ	0.7g	0g	103
くるみもち	0.8g	0.1g	103
蒸しパン	0.9g	0g	100
紅茶のパンナコッタ	1.0g	0g	102
みたらしだんご	1.2g	0.4g	100
わらびもち	1.3g	0g	58
にらともやしのみそ汁	1.6g	0.7g	28
あずき寒天	1.7g	0g	74
麸とたまねぎのみそ汁	2.0g	0.7g	52
ココナツミルクアイス	2.1g	0.1g	49
オレンジのヨーグルト添え	2.3g	0g	32
ミルクティー	2.4g	0.1g	56
いちごヨーグルトムース	3.4g	0.1g	62
かぼちゃのポタージュ	4.3g	0.7g	60

腎臓病の食事　たんぱく質順索引

主菜

料理名	たんぱく質	塩分	ページ
トマトスクランブル	6.6g	0.6g	89
れんこんの鮭はさみ揚げ	7.5g	0.5g	84
揚げだし豆腐	7.5g	0.6g	87
野菜の卵とじ	7.7g	1.0g	88
ポーチドエッグサラダ	8.1g	0.6g	32
いわしのロール焼き野菜ビネガーソース	8.2g	0.9g	82
野菜と鶏肉の黒酢あん	8.4g	1.0g	80
厚揚げとキャベツの塩こしょう炒め	8.4g	0.7g	86
厚揚げのごまマヨ焼き	8.9g	0.3g	28
帆立てとねぎのクリームスープ	9.1g	0.9g	40
鮭のホイル焼き	9.4g	0.4g	44
かきフライ	9.5g	1.7g	62
ひじきの炒り豆腐	9.6g	1.1g	52
桜えびの卵焼き	9.8g	0.7g	36
豚のしょうが焼き 野菜炒め添え	9.8g	0.8g	78
たいの中国風刺身	10.0g	0.6g	83
鶏だんごのクリーム煮	10.2g	0.8g	79
牛肉の野菜巻き	10.3g	1.0g	66
あじの南蛮漬け	10.7g	1.0g	85
魚の香味野菜蒸し	10.8g	1.4g	34
さばの幽庵焼き	10.9g	0.6g	68
冷しゃぶのねぎソース	11.0g	0.7g	42
鶏肉のトマト煮	11.2g	1.3g	70
牛肉とピーマンの炒め物	12.0g	1.1g	58
白身魚の甘酢あん	12.1g	1.1g	57
ゴーヤーチャンプルー	12.6g	1.0g	46
さんまの香草パン粉焼き	12.7g	0.7g	54
さわらのハニーマスタードソース	12.8g	1.2g	38
トマトチーズサンドカツ	12.8g	0.9g	81
春キャベツのハンバーグ	13.6g	1.1g	30

副菜

料理名	たんぱく質	塩分	ページ
キャベツとラディッシュの柚子こしょうあえ	0.3g	0.3g	57
こんにゃくのバターソテー	0.3g	0.5g	90
トマトのもずくあえ	0.4g	0.5g	37
かぶのレモンあえ	0.5g	0.4g	36
大根の赤じそあえ	0.5g	0.4g	52
白菜と春雨の甘酢炒め	0.5g	0.4g	61
韓国風サラダ	0.5g	0.3g	69
コールスロー	0.6g	0.8g	41
トマトサラダ	0.6g	0.2g	49
レタスとりんごのサラダ	0.6g	0.3g	66
めかぶの土佐酢あえ	0.6g	0.4g	66
白菜とみかんのサラダ	0.6g	0.3g	73
こんにゃくサラダ	0.7g	0.6g	54
野菜のスープ煮	0.8g	1.0g	48
たたききゅうりのラー油あえ	0.8g	0.5g	91
野菜チップス	0.9g	0.3g	29
野菜のきんぴら	0.9g	0.4g	36
カレー風味のハッシュドポテト	0.9g	0.2g	56
なすのハーブグリル	0.9g	0.4g	95
新ごぼうの和風マリネ	1.0g	0.4g	33
焼きなすのナムル	1.1g	0.7g	46
夏野菜の揚げびたし	1.2g	0.5g	42
かぼちゃのサラダ	1.2g	0.1g	46
とうがんのしょうがあんかけ	1.2g	0.8g	50
チンゲンサイのあえ物	1.2g	0.5g	65
甘みそ炒め	1.2g	0.4g	74
きのこのバターしょうゆソテー	1.3g	0.5g	54
カリフラワーの簡単ピクルス	1.3g	0.3g	70
スライスオニオン	1.3g	0.6g	93
水菜の梅おかかあえ	1.4g	0.4g	68
切り干し大根煮	1.5g	0.6g	44
里芋の揚げだんご	1.6g	0.4g	93
春雨の酢の物	1.7g	0.5g	50
いんげんとにんじんのごまあえ	1.7g	0.4g	57
ほうれんそうのおひたし	1.7g	0.4g	92
オクラとたけのこの天ぷら	1.8g	0.4g	34
大根の田楽	1.9g	0.7g	91
コロコロ野菜のヨーグルトサラダ	2.0g	0.5g	30

木村健二郎（きむら・けんじろう）

独立行政法人 地域医療機能推進機構（JCHO）東京高輪病院 院長。1974年東京大学医学部卒業。東京大学医学部第二内科に入局後、デンマークのコペンハーゲン大学医学部に留学。帰国後は東京大学大学院講師（腎臓内科学）、聖マリアンナ医科大学教授（腎臓・高血圧内科）を務めたのち、2014年9月から現職。日本内科学会総合内科専門医、日本腎臓学会専門医、日本高血圧学会専門医。腎臓疾患全般、特に慢性腎臓病の管理治療を専門としている。

高村晴美（たかむら・はるみ）

国際医療福祉大学成田病院 管理栄養士。同志社女子大学家政学部食物学科管理栄養士専攻卒業。2002年せんぽ東京高輪病院勤務、2015年より独立行政法人地域医療機能推進機構（JCHO）東京高輪病院栄養管理室長を務めたのち、2020年4月より現職。日本糖尿病療養指導士。NST専門療法士。腎臓病、糖尿病などの栄養相談・栄養管理業務に従事している。

協力

徳永圭子（元・JCHO東京山手メディカルセンター 栄養管理室長）

大城常雄（元・㈱光洋、JCHO東京高輪病院担当調理師）

撮影協力

ホシザキ株式会社
https://www.hoshizaki.co.jp/

キッセイ薬品工業株式会社ヘルスケア事業部
https://healthcareinfo.kissei.co.jp

治療用特殊食品取り扱い（P.22）

A キッセイ薬品工業株式会社ヘルスケア事業部
TEL 0120-515-260
https://healthcareinfo.kissei.co.jp

B 株式会社バイオテックジャパン
TEL 0250-63-1555
https://tei-tanpaku.jp/

C ハインツ日本株式会社
TEL 0120-370-655

D 株式会社グンプン
TEL 0279-60-0006
https://gunpun.com
e-mail gunpun@gunpun.com

E ヘルシーフード株式会社
TEL 042-581-1191
https://www.healthy-food.co.jp/

株式会社ヘルシーネットワーク
TEL 0120-236-977
https://www.healthynetwork.co.jp/

F 日清オイリオグループ
TEL 0120-258-862
https://shop.nisshin.oilliogroup.com/

G 株式会社ハーバー研究所
ナビダイヤル 0570-200-404
https://www.haba.co.jp/

アートディレクション&デザイン
……本橋雅文（orangebird）
編集協力……川﨑由紀子、北村和可
撮影……馬場敬子
スタイリング……青野康子
イラスト……まえだまき、平山正子
校正……円水社
編集……山田葉子（NHK出版）
協力……日根野晶子

献立らくらく 無理なく続ける **腎臓病の食事**

2016年10月20日　第1刷発行
2021年12月30日　第6刷発行

監修……木村健二郎
料理……高村晴美

発行者……土井成紀
発行所……NHK出版
〒150-8081　東京都渋谷区宇田川町41-1
電話 0570-009-321（問い合わせ）
0570-000-321（注文）
ホームページ https://www.nhk-book.co.jp
振替　00110-1-49701
印刷・製本……共同印刷

Printed in Japan
ISBN978-4-14-033296-2 C2077